Kohlhammer

Herausgeberin und Herausgeber

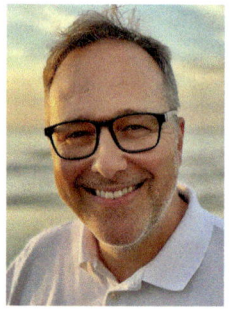

Roman Rolke
Seit Mai 2014 hat Prof. Roman Rolke den Lehrstuhl für Palliativmedizin am Uniklinikum der RWTH Aachen University inne, wo er seither Direktor der Klinik für Palliativmedizin ist. Zuvor arbeitete er ab 1999 in der Klinik und Poliklinik für Neurologie sowie in der Interdisziplinären Einrichtung für Palliativmedizin der Universitätsklinik Mainz und ab 2011 in der Universitätsmedizin Bonn als stellvertretender Klinikdirektor der Klinik für Palliativmedizin.

Als Neurologe und Palliativmediziner ist er Ko-Koordinator der 2023 erschienenen S2k-Leitlinie zur Palliativversorgung neurologischer Erkrankungen. Er ist Ko-Sprecher der Klinischen DGN-Kommission Neurologische Palliativmedizin sowie Ko-Sprecher der Sektion Ärztinnen und Ärzte der Deutschen Gesellschaft für Palliativmedizin. Er ist Mitherausgeber der Zeitschrift für Palliativmedizin.

Seine Forschungsinteressen umfassen die NeuroPalliativeCare, speziell die Pathophysiologie und Therapie neuropathischer Schmerzen bei Tumorerkrankung. Im Jahr 2007 gewann er den 1. Preis für klinische Schmerzforschung der Deutschen Schmerzgesellschaft, wo er Herausgeber eines Patientenratgebers dieser Fachgesellschaft ist.

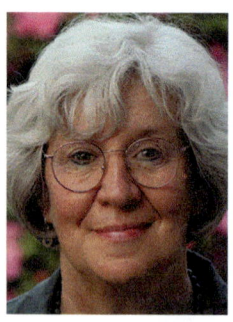

Veronika Schönhofer-Nellessen
Seit 2005 ist Frau Schönhofer-Nellessen Leiterin der Servicestelle Hospizarbeit, seit 2008 Geschäftsführerin des Palliativen Netzwerkes für Palliativmedizin für die Region Aachen und seit 2020 mit einer weiteren halben Stelle Leiterin des Bildungswerkes Aachen, eine vom Land zertifizierte gemeinwohlorientierte und berufsbezogene Weiterbildungseinrichtung für Erwachsene.

Sektorenübergreifende und multiprofessionelle Vernetzung, Implementierung von Palliative Care in Organisationen, Fort- und Weiterbildung zu den Themen Kommunikation, Ethikberatung im Gesundheitswesen, Gesundheitliche Versorgungsplanung sowie Projektmanagement zu aktuellen Bedarfen in der Region, Coaching von regionalen palliativen Netzwerken sind u. a. inhaltliche Schwerpunkte ihrer täglichen Arbeit.

Die politische und strukturelle Beschäftigung mit Caring Community und wie dies in einer Region in Verbindung mit starken Bündnispartner:innen aufgebaut werden kann, ist ein weiterer beruflicher Themenschwerpunkt, der in den letzten Jahren zunehmend Raum einnimmt.

Roman Rolke
Veronika Schönhofer-Nellessen
(Hrsg.)

Palliative Care multiprofessionell

Fallbasiertes Lernen

Verlag W. Kohlhammer

Dieses Werk einschließlich aller seiner Teile ist urheberrechtlich geschützt. Jede Verwendung außerhalb der engen Grenzen des Urheberrechts ist ohne Zustimmung des Verlags unzulässig und strafbar. Das gilt insbesondere für Vervielfältigungen, Übersetzungen, Mikroverfilmungen und für die Einspeicherung und Verarbeitung in elektronischen Systemen.

Pharmakologische Daten, d. h. u. a. Angaben von Medikamenten, ihren Dosierungen und Applikationen, verändern sich fortlaufend durch klinische Erfahrung, pharmakologische Forschung und Änderung von Produktionsverfahren. Verlag und Autoren haben große Sorgfalt darauf gelegt, dass alle in diesem Buch gemachten Angaben dem derzeitigen Wissensstand entsprechen. Da jedoch die Medizin als Wissenschaft ständig im Fluss ist, da menschliche Irrtümer und Druckfehler nie völlig auszuschließen sind, können Verlag und Autoren hierfür jedoch keine Gewähr und Haftung übernehmen. Jeder Benutzer ist daher dringend angehalten, die gemachten Angaben, insbesondere in Hinsicht auf Arzneimittelnamen, enthaltene Wirkstoffe, spezifische Anwendungsbereiche und Dosierungen anhand des Medikamentenbeipackzettels und der entsprechenden Fachinformationen zu überprüfen und in eigener Verantwortung im Bereich der Patientenversorgung zu handeln. Aufgrund der Auswahl häufig angewendeter Arzneimittel besteht kein Anspruch auf Vollständigkeit.

Die Wiedergabe von Warenbezeichnungen, Handelsnamen und sonstigen Kennzeichen in diesem Buch berechtigt nicht zu der Annahme, dass diese von jedermann frei benutzt werden dürfen. Vielmehr kann es sich auch dann um eingetragene Warenzeichen oder sonstige geschützte Kennzeichen handeln, wenn sie nicht eigens als solche gekennzeichnet sind.

Es konnten nicht alle Rechtsinhaber von Abbildungen ermittelt werden. Sollte dem Verlag gegenüber der Nachweis der Rechtsinhaberschaft geführt werden, wird das branchenübliche Honorar nachträglich gezahlt.

Dieses Werk enthält Hinweise/Links zu externen Websites Dritter, auf deren Inhalt der Verlag keinen Einfluss hat und die der Haftung der jeweiligen Seitenanbieter oder -betreiber unterliegen. Zum Zeitpunkt der Verlinkung wurden die externen Websites auf mögliche Rechtsverstöße überprüft und dabei keine Rechtsverletzung festgestellt. Ohne konkrete Hinweise auf eine solche Rechtsverletzung ist eine permanente inhaltliche Kontrolle der verlinkten Seiten nicht zumutbar. Sollten jedoch Rechtsverletzungen bekannt werden, werden die betroffenen externen Links soweit möglich unverzüglich entfernt.

1. Auflage 2024

Alle Rechte vorbehalten
© W. Kohlhammer GmbH, Stuttgart
Gesamtherstellung: W. Kohlhammer GmbH, Stuttgart

Print:
ISBN 978-3-17-038404-0

E-Book-Formate:
pdf: ISBN 978-3-17-038405-7
epub: ISBN 978-3-17-038406-4

Verzeichnis der Autorinnen und Autoren

Yvonne Adam
Institut für Migration, Kultur und Gesundheit (AMIKO)
Zelterstr. 3, 10439 Berlin
yvonne.adam@amiko-institut.de

Iris Appelmann, Dr. med.
Klinik für Palliativmedizin
Medizinische Fakultät RWTH Aachen University
Universitätsklinikum Aachen
Pauwelsstraße 30, 52074 Aachen
iappelmann@ukaachen.de

Julia Baron, Dipl.-Psych.
Praxis für tiefenpsychologisch fundierte Psychotherapie, Psychoonkologie und Palliativpsychologie
Franzstr. 81, 52064 Aachen
baron@aachenpsychotherapie.de

Doris Bartos, Dr. med.
Praxis für Psychotherapie, Psychotraumatologie und Psychoonkologie
Marienstraße 11, 52249 Eschweiler
dorisbartos@hotmail.com

Andrea Bischoff
Klinik für Kardiologie, Angiologie und Internistische Intensivmedizin
Medizinische Fakultät RWTH Aachen University
Universitätsklinikum Aachen
Pauwelsstraße 30, 52074 Aachen
abischoff@ukaachen.de

Andrea Blankenheim
Uniklinik RWTH Aachen, AöR
Klinik für Operative Intensivmedizin und Intermediate Care, Interdisziplinäre Weaningstation
Universitätsklinikum Aachen
Pauwelsstraße 30, 52074 Aachen
ablankenheim@ukaachen.de

Christian Blau
Chefarzt Innere Medizin, Kardiologie
Eifelklinik St. Brigida GmbH & Co. KG
Kammerbruchstraße 8, 52152 Simmerath
christian.blau@artemed.de

Gregor Borgs
StädteRegion Aachen; A53 Gesundheitsamt
Trierer Straße 1, 52078 Aachen
gregor.borgs@gmx.de

Annette Busch
Ambulanter Hospizdienst der ACD Stadt Aachen
Trautnerstraße 4, 52066 Aachen
a.busch@acd-aachen.de

Jeanette Curth
Haus Hörn gGmbH
Johannes-von-den-Driesch-Weg 4, 52074 Aachen
j.curth@haus-hoern.de

Elisabeth Ebner, Dr. med.
Praxis für Schmerztherapie und Palliativmedizin
Steinfeldstr. 5, 52222 Stolberg
elisabeth.ebner@web.de

Frank Elsner, Prof. Dr. med.
Klinik für Palliativmedizin
Medizinische Fakultät RWTH Aachen University
Universitätsklinikum Aachen
Pauwelsstraße 30, 52074 Aachen
felsner@ukaachen.de

Luise Elster, Psychologin (M.Sc.)
Psychosoziale Krebsberatungsstelle, Universitätsklinikum Freiburg
Hugstetter Str. 49, 79106 Freiburg im Breisgau
luise.elster@uniklinik-freiburg.de

Manfred Gaspar, M.A.
Psychoonkologe
Städtisches Krankenhaus Kiel GmbH
2. Medizinische Klinik, Psychoonkologie
Chemnitzstr. 33, 24116 Kiel
manfred.gaspar@krankenhaus-kiel.de

Christian Geber, Priv.-Doz. Dr. med.
DRK Schmerz-Zentrum Mainz
Auf der Steig 14–16, 55131 Mainz
christian.geber@drk-schmerz-zentrum.de

Katja Goudinoudis, MAS
Geschäftsführerin JAKOBUS Rosenheim (Hospizverein e.V. mit Netzwerk und SAPV gGmbH)
Innaustrasse 11, 83026 Rosenheim
Katja.Goudinoudis@jakobus-sapv-rosenheim.de

Ulrich Grabenhorst, Dr. med.
HomeCare Linker Niederrhein gGmbH
Venloer Straße 40, 41751 Viersen
dr.grabenhorst@homecare-lnr.de

Gerda Graf
Ehrenvorsitzende DHPV
graf-hoppermanns@t-online.de

Felix Grützner, Dr. phil.
ALPHA NRW – Ansprechstellen im Land Nordrhein-Westfalen zur Palliativversorgung, Hospizarbeit und Angehörigenbegleitung
Heinrich-Sauer-Str. 15, 53113 Bonn
gruetzner@lebenstaenzer.de

Michaela Hach
Fachverband SAPV Hessen e.V.
Weihergasse 15, 65203 Wiesbaden
michaela.hach@fachverband-sapv.de

Sarah Halfter, Dr. med.
Medizinische Klinik IV, Sektion Psychoonkologie
Medizinische Fakultät RWTH Aachen University
Universitätsklinikum Aachen
Pauwelsstraße 30, 52074 Aachen
shalfter@ukaachen.de

Beatrix Hillermann
Seelsorge an der Grabeskirche St. Elisabeth/Diözesanbeauftragte für Trauerseelsorge
Bökelstr. 178, 41063 Mönchengladbach
beatrix.hillermann@bistum-aachen.de

Helmut Hoffmann-Menzel, Dr. med.
helmut.hoffmann-menzel@netcologne.de

Astrid Holtrup
Medizinische Klinik V, Interdisziplinäre Weaningstation
Medizinische Fakultät RWTH Aachen University
Universitätsklinikum Aachen
Pauwelsstraße 30, 52074 Aachen
aholtrup@ukaachen.de

Mareike Hümmerich
Koordinatorin mobile Ethikberatung und Gesundheitliche Versorgungsplanung
Palliatives Netzwerk für die Region Aachen e. V.
c/o Bildungswerk Aachen
Adalbertsteinweg 257, 52066 Aachen
m.huemmerich@palliatives-netzwerk-region-aachen.de

Elisabeth Jentschke, Dr. phil.
Universitätsklinikum Würzburg, Comprehensive Cancer Center Mainfranken
Josef-Schneider Str. 6, 97080 Würzburg
jentschke_E@ukw.de

Thomas Joist, Dr. med.
Palliativteam SAPV Köln rechtsrheinisch
Frankfurter Straße 312, 51103 Köln
joist@palliativteam-koeln.de

Martina Kern
ALPHA Rheinland
Heinrich-Sauer-Straße 15, 53111 Bonn
rheinland@alpha-nrw.de

Susanne Kiepke-Ziemes, Dipl.-Soz.päd.
Lehrende für Systemische Beratung, Therapie, Supervision u. Coaching (DGSF)
Trainerin Palliative Care und Palliative Praxis (DGP)
Caritasverband für die Region Kempen-Viersen e.V.
Projekt »Würdige Sterbebegleitung«
Heierstr. 17, 41747 Viersen
s.ziemes@caritas-viersen.de

Karin Kieseritzky, Dipl.-Psych., PPT
AMEOS Klinika Bremerhaven, Sektion Schmerztherapie und Klinik für Hämatologie, Onkologie und Palliativmedizin
Schiffdorfer Chaussee 29, 27574 Bremerhaven
karin.kieseritzky@web.de

Helen Kohlen, Prof. Dr. phil.
Medizinische Fakultät RWTH Aachen University
Universitätsklinikum Aachen
Pauwelsstraße 30, 52074 Aachen
hkohlen@t-online.de

Norbert Krumm
Klinik für Palliativmedizin
Medizinische Fakultät RWTH Aachen University
Universitätsklinikum Aachen
Pauwelsstraße 30, 52074 Aachen
nkrumm@ukaachen.de

Rita Laufenberg-Feldmann, Priv.-Doz. Dr. med.
DRK Schmerz-Zentrum Mainz
Auf der Steig 16, 55131 Mainz
rita.laufenberg@drk-schmerz-zentrum.de

Heiner Melching
Geschäftsführer Deutsche Gesellschaft für Palliativmedizin
Aachener Str. 5, 10713 Berlin
heiner.melching@palliativmedizin.de

H. Christof Müller-Busch, Prof. Dr. med.
ehem. Leitender Arzt der Abt. für Anästhesiologie, Schmerztherapie und Palliativmedizin am Gemeinschaftskrankenhaus Havelhöhe, Berlin
ehem. Präsident der Deutschen Gesellschaft für Palliativmedizin (DGP)
Rüsternallee 45, 14050 Berlin
muebu@t-online.de

Inge Nadenau, Dipl.-Soz.päd.
Transaktionsanalytikerin CTA-B DGTA
inge.nadenau@t-online.de

Michael Nehls, Dipl.-Soz.päd./Pflegefachmann
Diakoniestation Schöneberg gGmbH
Hauptstr. 47/III, 10827 Berlin
michael.nehls@berlin.de

Wiebke Nehls, Dr. med.
Helios Klinikum Emil von Behring, Klinik für Palliativmedizin und Geriatrie
Walterhöferstraße 11, 14165 Berlin
wiebke.nehls@helios-gesundheit.de

Sabrina Neisius
Klinik für Kardiologie, Angiologie und Internistische Intensivmedizin
Medizinische Fakultät RWTH Aachen University
Universitätsklinikum Aachen
Pauwelsstraße 30, 52074 Aachen
sneisius@ukaachen.de

Piret Paal, Medizinanthropologin, Prof. Dr.
Abteilung Etnologie, Institut für Kulturforschung, Tartu Universität
Ülikooli 16, Tartu, Estland
piret.paal@ut.ee

Tania Pastrana, Priv.-Doz. Dr. med., Dipl.-Soz.
Klinik für Palliativmedizin
Medizinische Fakultät RWTH Aachen University
Universitätsklinikum Aachen
Pauwelsstraße 30, 52074 Aachen
tpastrana@ukaachen.de

Klaus Maria Perrar, Dr. med.
Facharzt für Psychiatrie, Psychotherapie, Palliativmedizin
vormals ärztliche Leitung der Palliativstation des Zentrums für Palliativmedizin der Uniklinik Köln
Kerpener Str. 62, 50937 Köln
km.perrar@t-online.de

Manuela Rheinberg
DIAS ambulante Krankenpflege
52222 Stolberg, Birkengangstr. 134
manuela.rheinberg@dias-pflegeteam.de

Roman Rolke, Prof. Dr. med.
Direktor der Klinik für Palliativmedizin
Medizinische Fakultät RWTH Aachen University
Universitätsklinikum Aachen
Pauwelsstraße 30, 52074 Aachen
rrolke@ukaachen.de

Silke Rolke, Dr. med.
vormals Klinik für Kardiologie, Angiologie und Internistische Intensivmedizin
Medizinische Fakultät RWTH Aachen University
Universitätsklinikum Aachen
Pauwelsstraße 30, 52074 Aachen
silke.rolke@gmx.de

Traugott Roser, Prof. Dr.
Lehrstuhl für Praktische Theologie, Universität Münster
Universitätsstraße 13–17, 48143 Münster
traugott.roser@uni-muenster.de

Tabea Sammer, M.Sc.
Psychologin der Klinik für Palliativmedizin
Franziskus Krankenhaus Berlin – Akademisches Lehrkrankenhaus der Charité
Budapester Str. 15–19, 10787 Berlin
tabea.sammer@franziskus-berlin.de

Manuela Schallenburger, Dr. PH, MSc
Interdisziplinäres Zentrum für Palliativmedizin
Universitätsklinikum Düsseldorf
Moorenstraße 5, 40225 Düsseldorf
manuela.schallenburger@med.uni-duesseldorf.de

Alexandra Scherg, Dr. med.
II. Medizinische Klinik, Palliativmedizin
UKE Hamburg
Martinistraße 52, 20246 Hamburg
alexandra.scherg@palliativmedizin.de

Karlotta Schlösser, Dr.
LVR-Klinik Bonn
Kaiser-Karl Ring 20, 53111 Bonn
Schloesserk@posteo.de

Mathias Schmidt, Priv.-Doz. Dr. rer. medic., M.A.
Institut für Geschichte, Theorie und Ethik der Medizin
Medizinische Fakultät RWTH Aachen University
Universitätsklinikum Aachen
Wendlingweg 2, Gebäude MTI 2, 52074 Aachen
maschmidt@ukaachen.de

Dagmar Schmitz, apl. Prof. Dr. med.
vormals Institut für Geschichte, Theorie und Ethik der Medizin
Medizinische Fakultät RWTH Aachen University
Universitätsklinikum Aachen
Wendlingweg 2, 52074 Aachen
dagmar.schmitz@profamilia.de

Bernd Schönhofer, Prof. Dr. med.
Klinik für Innere Medizin, Pneumologie und Intensivmedizin
Evangelisches Klinikum Bethel (EvKB),
Universitätsklinikum Ost Westphalen Lippe (OWL) der Universität Bielefeld
Haus Gilead I, Burgsteig 13, 33617 Bielefeld
Bernd.Schoenhofer@t-online.de

Veronika Schönhofer-Nellessen
Leitung des Bildungswerks Aachen e.V. und
Servicestelle Hospiz für die StädteRegion Aachen
Geschäftsführung Palliatives Netzwerk für die Region Aachen e.V.
Adalbertsteinweg 257, 52066 Aachen
info@servicestellehospizarbeit.de

Christian Schütte-Bäumner, Prof. Dr.
Hochschule RheinMain, FB Sozialwesen, Wiesbaden
Bleichstraße 3, 65183 Wiesbaden
Christian.Schuette-Baeumner@hs-rm.de

Anja Siegle, Prof. Dr.
Duale Hochschule Baden-Württemberg (DHBW) Stuttgart
Tübingerstraße 33, Raum 204, 70178 Stuttgart
anja.siegle@dhbw-stuttgart.de

Steffen Simon, Prof. Dr. med., MSc
Zentrum für Palliativmedizin
Uniklinik Köln
Kerpener Str. 62, 50924 Köln
steffen.simon@uk-koeln.de

Thomas Sitte, Dr. med.
Deutsche PalliativStiftung
Am Bahnhof 2, 36037 Fulda
info@doc-sitte.de

Jürgen Spicher
Ehem. Fachreferent für Altenhilfe und Hospiz des Caritasverbands
für das Bistum Aachen
spichermail@web.de

Henrikje Stanze, Prof. Dr.
Hochschule Bremen, Fakultät 3, Gesellschaftswissenschaften
Professorin und Studiengangsleitung Internationaler Master Palliative Care M.Sc.
Professorin des Studiengangs Internationaler Studiengang Pflege B.Sc.
Am Brill 2–4, 28195 Bremen
Henrikje.Stanze@hs-bremen.de

Tobias Steigleder, Dr. med.
Universitätsklinikum Erlangen, Palliativmedizinische Abteilung
Krankenhausstraße 12, 91054 Erlangen
Tobias.steigleder@uk-erlangen.de

Daniela Steinbusch
JC Goskowitz Haus Regina
An der Fahrt 8–10, 52249 Eschweiler
daniela.steinbusch@altenheime-goskowitz.de

Constanze Steinhusen
Käthe-Kollwitz-Schule Wetzlar
Frankfurterstr. 72, 35578 Wetzlar
constanze.steinhusen@t-online.de

Astrid Stephan, Dr. rer. medic.
Universitätsklinikum RWTH Aachen University
Pauwelsstraße 30, 52074 Aachen
asstephan@ukaachen.de

Stephanie Stiel, Prof. Dr. rer. medic.
Medizinische Hochschule Hannover
Institut für Allgemeinmedizin und Palliativmedizin
Carl-Neuberg-Str. 1, 30625 Hannover
stiel.stephanie@mh-hannover.de

Andreas Theilig, Dr. med.
Gemeinschaftspraxis für Neurologie, Psychiatrie und Psychotherapie
Karlsgraben 23, 52064 Aachen
atheilig@arcor.de

Renate Wahl, Dr. med.
Klinik für Palliativmedizin
Medizinische Fakultät RWTH Aachen University
Universitätsklinikum Aachen
Pauwelsstraße 30, 52074 Aachen
rwahl@ukaachen.de

Maria Wasner, Prof. Dr.
Katholische Stiftungshochschule München
Preysingstr. 83, 81667 München
maria.wasner@ksh-m.de

Sascha Weber, Dr. med.
Klinik für Psychiatrie, Psychotherapie und Psychosomatik und
Klinik für Palliativmedizin
Medizinische Fakultät RWTH Aachen University
Universitätsklinikum Aachen
Pauwelsstraße 30, 52074 Aachen
sasweber@ukaachen.de

Birgit Weihrauch, Dr. med.
Ärztin/Sozialmedizin, Staatsrätin a. D.
ehem. Vorstandsvorsitzende Deutscher Hospiz- und PalliativVerband
birgit.weihrauch@t-online.de

Eckhard Weimer
Evangelische Klinikseelsorge am Rhein Maas Klinikum
Mauerfeldchen 25, 52146 Würselen
eckhard.weimer@ekir.de

Stefan Wilop, PD Dr.
MVZ West GmbH Würselen
Hämatologie-Onkologie
Mauerfeldchen 72, 52146 Würselen
s.wilop@aachen-onkologie.de

Monika Winand
monika.winand@web.de

Pfarrerin Ulrike Windschmitt
Evangelische Klinikseelsorge an der Unimedizin Mainz
Evangelisches Klinikpfarramt
Langenbeckstraße 1, 55131 Mainz
Ulrike.windschmitt@seelsorge.unimedizin-mainz.de

Tatjana Zielke
Pflegefachkraft, Weiterbildung Palliative Care
Medizinische Hochschule Hannover
Klinik für Hämatologie, Hämostaseologie, Onkologie und Stammzelltransplantation, Palliativdienst und Klaus-Bahlsen-Zentrum für Integrative Onkologie
Carl-Neuberg-Str. 1, 30625 Hannover
zielke.tatjana@mh-hannover

Inhalt

Verzeichnis der Autorinnen und Autoren		5
Vorwort		19
1	**Einführung in die Multiprofessionalität der Palliativversorgung** .... *Roman Rolke und Veronika Schönhofer-Nellessen*	21
2	**Einführung in die multiprofessionelle Fallarbeit** .... *Roman Rolke und Veronika Schönhofer-Nellessen*	26
3	**Palliative Versorgung onkologischer Erkrankungen** .... *Iris Appelmann, Henrikje Stanze und Maria Wasner*	29
4	**Palliativversorgung neurologischer Erkrankungen** .... *Mareike Hümmerich, Jürgen Spicher und Tobias Steigleder*	39
5	**Palliative Versorgung kardiovaskulärer Erkrankungen** .... *Andrea Bischoff, Christian Blau, Sabrina Neisius und Silke Rolke*	50
6	**Schmerzen erkennen und behandeln** .... *Martina Kern, Karin Kieseritzky und Roman Rolke*	61
7	**Chronische Atemnot** .... *Karlotta Schlösser, Steffen T. Simon und Ulrike Windschmitt*	74
8	**Übelkeit und Erbrechen erkennen und behandeln** .... *Katja Goudinoudis, Ulrich Grabenhorst und Elisabeth Jentschke*	88
9	**Maligne intestinale Obstruktion** .... *Annette Busch, Gerda Graf, Sarah Halfter und Renate U. Wahl*	99
10	**Umgang mit Unruhezuständen und Schlafstörungen bei Demenz** .... *Gregor Borgs, Andreas Theilig und Eckhard Weimer*	111

Inhalt

11	**Wunden, exulzerierendes Tumorwachstum**	123
	Manuela Schallenburger, Tabea Sammer und Stefan Wilop	
12	**Akute Blutung**	136
	Doris Bartos, Elisabeth Ebner und Daniela Steinbusch	
13	**Epileptischer Anfall**	146
	Christian Geber, Alexandra Scherg und Monika Winand	
14	**Plötzliche Atemnot**	158
	Andrea Blankenheim, Astrid Holtrup und Rita Laufenberg-Feldmann	
15	**Hyperaktives Delir**	170
	Inge Nadenau, Manuela Rheinberg und Sascha Weber	
16	**Umgang mit Todeswünschen**	181
	Susanne Kiepke-Ziemes, Michael Nehls und Thomas Sitte	
17	**Das Überbringen schlechter Nachrichten**	192
	Frank Elsner, Luise Elster und Constanze Steinhusen	
18	**Familiengespräche**	203
	Wiebke Nehls, Christian Schütte-Bäumner und Anja Siegle	
19	**Über das Sterben sprechen**	213
	Jeanette Curth, Manfred Gaspar und Dagmar Schmitz	
20	**Angst und psychische Belastung**	224
	Julia Baron, Klaus Maria Perrar, Astrid Stephan und Sascha Weber	
21	**Angehörigenarbeit unter Berücksichtigung struktureller und ethischer Aspekte in der Palliativversorgung**	235
	Helen Kohlen, Heiner Melching und Birgit Weihrauch	
22	**Therapiezieländerung in der Sterbephase**	245
	Michaela Hach, Mathias Schmidt und Bernd Schönhofer	
23	**Essen und Trinken am Lebensende – worauf kommt es an?** ..	256
	Beatrix Hillermann, Norbert Krumm und Christof Müller-Busch	
24	**Umgang mit Trauer**	267
	Felix Grützner, Helmut Hoffmann-Menzel und Traugott Roser	
25	**Palliative Sedierungstherapie**	277
	Stephanie Stiel, Thomas Joist und Tatjana Zielke	

| 26 | Kultur- und migrationssensibler Umgang – kulturelle Sicherheit | 288 |

Yvonne Adam, Piret Paal und Tania Pastrana

Schlusswort der Herausgebenden **298**

Stichwortverzeichnis **305**

Vorwort

In unserem Buchprojekt *Palliative Care multiprofessionell* wagen wir einen Paradigmenwechsel. Unsere Vision ist es, den multiprofessionellen Teamansatz, der in der Praxis der Palliativversorgung längst Einzug gehalten hat, mit einem neuartigen Konzept schon beim gemeinsamen interdisziplinären Verfassen des Buches abzubilden.

Diese kreative Herangehensweise setzen wir mit einem innovativen Kapitel-Design um: Jedes Fachkapitel beginnt mit einer Fallvignette, die in eine fiktive Patient:innensituation einführt. Ausgehend von dieser realitätsnahen Darstellung tritt ein multiprofessionelles Autor:innen-Team auf den Plan, um den betroffenen Menschen samt An- und Zugehörige in den Blick zu nehmen.

In einem außergewöhnlichen Zusammenspiel aus gemeinsamen und spezifischen Perspektiven beantworten die Autor:innen-Teams Fragen zur Fallvignette. Dabei orientieren wir uns an einem klaren Schema: Fallvignette, multiprofessionelle Lösungsansätze, Fragen aus fachspezifischer Perspektive. Wir möchten nicht nur erklären, sondern auch zum Nachdenken aus verschiedenen Richtungen anregen. Das Buch ist dabei für alle hospizlich wie palliativ aktiven Berufsgruppen oder ehrenamtlich engagierte Menschen gleichermaßen geeignet, für Kurse, Team-Events oder als Lektüre für zwischendurch. Auch für Patient:innen und Angehörige finden sich viele wertvolle Impulse.

Mit unserem Buchprojekt *Palliative Care multiprofessionell* laden wir Sie ein, gemeinsam mit uns neue Wege zu beschreiten. Wir freuen uns darauf, Sie auf dieser spannenden Reise mit 24 ganz besonderen, multiprofessionellen Autor:innen-Teams zu begleiten.

Herzlichst, Ihr Team der Herausgebenden
Veronika Schönhofer-Nellessen und Roman Rolke, Juni 2024

Vorwort

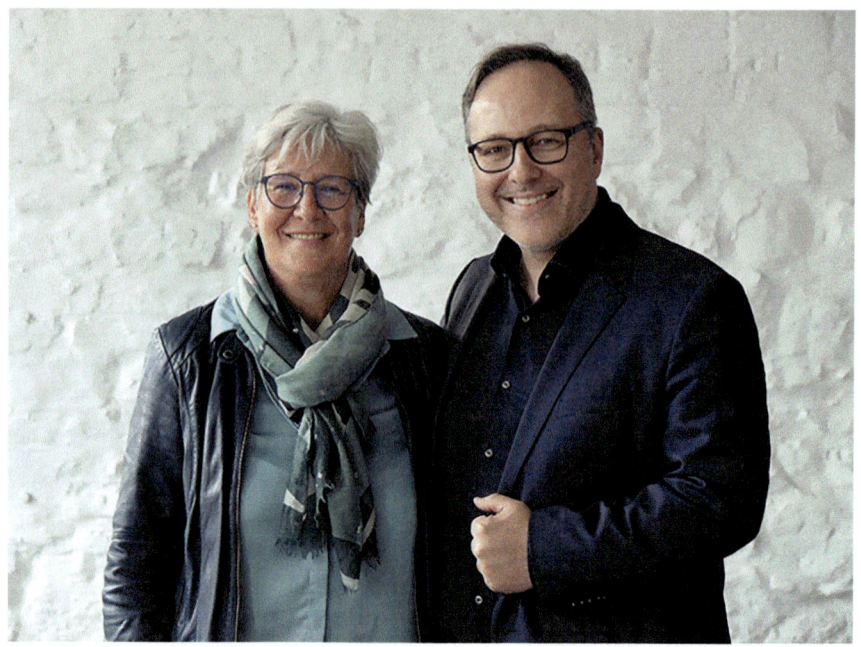

1 Einführung in die Multiprofessionalität der Palliativversorgung

Roman Rolke und Veronika Schönhofer-Nellessen

1.1 Motivation für dieses Buchprojekt

Es gab unseren Wunsch schon länger, ein Buch zu veröffentlichen, in dem multiprofessionelle Teamlösungen für belastende Symptome sowie herausfordernde Situationen am Lebensende behandelt werden. Bereits auf Ebene der Herausgebenden dieses Buchprojektes kommen wir aus unterschiedlichen Professionen, der Medizin und der Sozialen Arbeit. Es war unser Ansatz, auch für alle Kapitel und Querschnittsthemen Teams von Autor:innen zu gewinnen, die konkret in der Palliativversorgung von Patient:innen und ihren An- und Zugehörigen gemeinsam zur Lösung auftretender Probleme beitragen. Hinter dieser Idee steht die Überzeugung, dass vernetztes Arbeiten für alle Beteiligten einen großen Benefit bedeutet. Gleichzeitig entspricht dieses Konzept von vernetztem Denken und Handeln genau der gemeinsamen Haltung in unserem jeweiligen Berufsalltag. Ein wichtiger Aspekt ist uns hierbei die wertschätzende Begegnung aller Teammitglieder auf Augenhöhe: Jede Meinung kann hilfreich sein, auch ein Diskurs hin zu den besten individuellen Lösungswegen oder Korrekturen, wenn z. B. der Krankheitsverlauf eine andere Richtung nimmt.

Wichtig war uns dabei, alle Fragestellungen mit einem Schwerpunkt aus medizinischer und pflegefachlicher Sicht zu betrachten und zusätzlich mindestens noch eine weitere professionelle Perspektive einzubinden. Erfahrungsgemäß erhöht der multiprofessionelle gemeinsame Blick die Sicherheit in der Versorgung von Patient:innen, weil die Gefahr minimiert wird, etwas zu übersehen. Teamwork kann darüber hinaus auch das Sicherheitsempfinden der Profis steigern, weil die geteilte Unsicherheit in der Versorgung bei schwerer Krankheit oder am Lebensende leichter gemeinsam zu tragen ist. Diesen Zugewinn durch mehr Multiprofessionalität in Palliativteams möchten wir in allen Kapiteln dieses Buches herausstellen: »Das Ganze ist mehr als die Summe seiner Teile« (Aristoteles, 4. Jh. v. Chr.).

1.2 Warum braucht es multiprofessionelle Teams?

Jones und Thistlethwaite beschreiben die entscheidende Bedeutung interprofessioneller Teamarbeit und kooperativer Praxis für eine gelingende Palliativversorgung, die einen Fokus auf Patient:innen und deren Familien legt (Jones & Thistlethwaite, 2019). Nach Hearn und Higginson erhöhen spezialisierte multiprofessionelle Teams in der Palliativversorgung die Zufriedenheit von Patient:innen und identifizieren und behandeln deren Probleme und die ihrer Familien besser. Multiprofessionelle Palliativteams tragen dazu bei, die Zeit zu verlängern, die Patient:innen zuhause verbringen und reduzieren umgekehrt die Anzahl von im Krankenhaus verbrachten Tagen. Sie vermindern die Gesamtkosten einer Versorgung und erhöhen die Wahrscheinlichkeit für Patient:innen, an ihren bevorzugten Orten zu versterben (Hearn & Higginson, 1998). Über das Screenen von Triggerfaktoren kann es gerade für onkologische Patient:innen gelingen, frühzeitiger und verstärkt die Inanspruchnahme einer Palliativversorgung zu initiieren (Singh et al., 2022). Ein multiprofessioneller Ansatz in der Palliativversorgung verbessert eine ganzheitliche und nachhaltige Patientenversorgung, indem interprofessionelle Teamarbeit und die hierfür erforderlichen Kompetenzen der Mitarbeitenden gefördert werden, was zu besseren Behandlungsergebnissen führt (Kesonen et al., 2022).

In einer systematischen Übersichtsarbeit weisen Iupati und Kolleg:innen darauf hin, dass die Effektivität spezialisierter palliativmedizinischer Versorgungsangebote bis heute nicht gut gesichert ist. In 42 Artikeln und Beiträgen aus den Jahren 2012 bis 2020 fanden sie eine klare Evidenz, dass eine multiprofessionelle und spezialisierte ambulante Palliativversorgung die Symptomlast und Lebensqualität verbessert und die Inanspruchnahme sekundärer Dienste sowohl bei onkologischen wie auch nichtonkologischen Erkrankungen reduziert (Iupati et al., 2023). Einen weiteren wichtigen Beitrag zur Evidenzbasierung von Multiprofessionalität in der Palliativversorgung liefern Liu und Kollegen. Sie zeigen in einer randomisiert-kontrollierten Studie, dass im Vergleich von zwei Patient:innengruppen mit Krebs im Endstadium ein multiprofessioneller Teamansatz überlegen war. Das multiprofessionelle Team ermöglichte eine signifikante Reduktion von Angst und Depressivität sowie umfassende soziale Unterstützung und erhöhte effektiv die Lebensqualität der Betroffenen gegenüber einer Vergleichsgruppe mit alleiniger konventioneller Pflege. Das multiprofessionelle Palliativteam wurde dabei von Case Manager:innen geleitet und bestand aus Ärzt:innen, erfahrenen Pflegefachpersonen und Expert:innen in den Bereichen Tumorerkrankungen, Ernährung, Rehabilitation, Psychologie und anderen Gebieten (Liu et al., 2023). Feldstain und Kolleg:innen konnten in einer retrospektiven Analyse zeigen, dass ambulante Patient:innen mit Krebs im Endstadium und moderaten Symptomen von einer interdisziplinären palliativmedizinischen Beratungsintervention profitieren konnten, die medizinische und psychosoziale Aspekte umfasste (Feldstain et al., 2018). Das Autor:innen-Team empfiehlt diesen Ansatz auch für das fortlaufende Monitoring der Patient:innen, um Veränderungen der Symptomlast nicht zu übersehen.

Insgesamt genügt es aber nicht, nur einzelne Probleme im Netz der Versorgung zu betrachten, sondern auch deren Schnittstellen und damit möglicherweise verknüpfte soziale Ungleichheiten, etwa eine schlechtere Versorgung von Menschen mit Migrationshintergrund. Um Lösungen für komplexe Probleme zu finden, muss das Verhältnis von Theorie und Praxis in der klinischen Versorgung, Forschung und Gestaltung von Gesundheitspolitik optimiert werden (Yardley, 2023).

1.3 Querschnittsthemen

In den 24 Kapiteln mit direktem Bezug zu verschiedenen Krankheitssituationen von fiktiven Patient:innen haben unsere Autor:innen-Teams häufig auftretende Fragestellungen und Herausforderungen multiperspektivisch in fünf Querschnittsbereichen bearbeitet:

- neue und alte Themenfelder in der Palliativversorgung
- Symptombehandlung
- Kommunikation
- (ethische) Entscheidungsfindung am Lebensende
- Sorgekultur

1.3.1 Neue und alte Themenfelder in der Palliativversorgung

In den ersten drei Kapiteln adressieren wir neue und alte Themenfelder in der Palliativmedizin: neben der palliativen Versorgung onkologischer Erkrankungen greifen wir die großen Entwicklungsbereiche von Palliative Care bei neurologischen und kardiovaskulären Erkrankungen auf. Laut Weltgesundheitsorganisation (WHO) sind nach wie vor kardiovaskuläre Erkrankungen weltweit die häufigsten Todesursachen. Bisher ist die Versorgung schwerer Herzprobleme, etwa bei koronarer Herzerkrankung oder Herzinsuffizienz, noch nicht umfassend in der Palliativversorgung angekommen. Leider bestehen noch größere Defizite im Bereich der Integration palliativer Konzepte in der Kardiologie. Einen Schritt weiter ist die Neurologie, wo sich insbesondere in Deutschland mit der neuen »S2k-Leitlinie Palliativversorgung neurologischer Erkrankungen« positive Entwicklungen andeuten, mehr Palliative Care in die Neurologie und gleichzeitig mehr neurologisches »Know-how« in die palliative Versorgung am Lebensende einzubringen (Ploner et al., 2023).

1.3.2 Symptombehandlung

Zu den bei Palliativpatient:innen alltäglich auftretenden belastenden körperlichen Problemen gehören u. a. Schmerzen, Atemnot, Übelkeit, Erbrechen oder ein epileptischer Anfall. Zu den psychisch häufig beschriebenen Symptomen zählen u. a. Angst, Unruhe, Delir oder Depression. Mit elf von 24 Kapiteln nehmen diese Bereiche einen entsprechend großen Raum ein. Bezogen auf exemplarische Fallvignetten aus dem beruflichen Alltag werden aus den verschiedenen professionellen Perspektiven wie Medizin, Pflege, Psychologie, Soziale Arbeit, Seelsorge etc. sehr konkrete Handlungsoptionen beschrieben. Die Struktur der Kapitel – Fallvignette, multiprofessionelle Lösungsansätze und Fragen aus fachspezifischer Perspektive – zieht sich dabei wie ein roter Faden durch alle Abschnitte.

1.3.3 Kommunikation

Behandlungsteams nehmen Gespräche mit Betroffenen, aber auch mit Zugehörigen, am Lebensende oft als Herausforderung wahr. Häufig geht es um die Frage: Wie kann es weitergehen? Das zentrale Thema »Kommunikation« wird dabei zwischen verschiedenen Ebenen aufgespannt. Im Vordergrund steht der Austausch zwischen dem multiprofessionellen Behandlungsteam und den Patient:innen und ihren An- und Zugehörigen. Aber auch das Fördern und Begleiten von Gesprächen zwischen Betroffenen und ihren Familien, oder auch innerhalb der multiprofessionellen Teams, werden in fünf detaillierten Kapiteln thematisiert.

1.3.4 Entscheidungsfindung am Lebensende

Die oft medizinethische wie auch sozialethische Entscheidungsfindung wird u. a. in Kapiteln zu den Themen »Therapiezieländerung« oder »Gabe von Ernährung und Flüssigkeit am Lebensende« aufgegriffen. Die Beiträge sprechen auch wichtige Grundlagen, Fakten und Missverständnisse an. Beispielsweise wird die Sorge vieler Angehöriger in den Blick genommen, dass Patient:innen am Lebensende zu wenig essen und trinken.

1.3.5 Sorgekultur

Die Frage nach einer Sorgekultur am Lebensende wird immer wieder in verschiedenen Beiträgen thematisiert. Was heißt jetzt »gutes Leben«, eine »gute Entscheidung« in dieser konkreten Lebenssituation für die Betroffenen und für die an der Versorgung Beteiligten? Was ist ihr dokumentierter, mutmaßlicher oder auch natürlicher Wille? Gibt es im ambulanten oder stationären Setting eine Kultur hinsichtlich gemeinsam durchgeführter Fallbesprechungen, um möglichst den Willen der Betroffenen zu erforschen? In diesem Sinne einen Konsens zu erzielen, der von allen mitgetragen wird, kann ein wichtiges Ziel sein. Hier wird nicht nur eine Haltung im Ansprechen und Begleiten von beispielsweise Trauer thematisiert, sondern auch im Kontext eines migrationssensiblen Umgangs.

1.3.6 Übergeordnete Themen

Viele Kapitel sprechen auch übergeordnete Themen an wie die strukturelle Ebene der Palliativversorgung. Die Charta zur Betreuung schwerstkranker und sterbender Menschen, die 2010 auf Bundesebene von den großen Verbänden der Bundesärztekammer, der Deutschen Gesellschaft für Palliativmedizin (DGP) und dem Deutschen Hospiz- und Palliativverband (DHPV) konsentiert wurde, beschreibt der Beitrag zur »Angehörigenarbeit unter Berücksichtigung struktureller und ethischer Aspekte in der Palliativversorgung« (▶ Kap. 21). Die regionale multiprofessionelle und sektorenübergreifende Vernetzung wird auch von der Gesetzgebung seit 2022 unterstützt, indem die Koordination regionaler palliativer Netzwerke von Krankenkassen finanziell gefördert wird, wenn die Kommune diese Netzwerke gleichermaßen unterstützt (§ 39 d, SGB V).

Wir folgen in diesem Buch dem Konzept einer vernetzten Versorgung für die schwerstkranken Betroffenen und ihre Zugehörigen. Diesen systemischen Zugang braucht es, damit das Netzwerk sektorenübergreifend vertrauensvoll und fachlich qualifiziert zusammenarbeiten kann. So gelingen auch sektorenübergreifende Überleitungen, damit Palliative Care nicht an diesen Schnittstellen abbricht.

Wir wünschen Ihnen mit diesem Buch Freude beim Lesen, ob im gemütlichen Zuhause, in einer Fort- oder Weiterbildung, in einem Befähigungskurs für ehrenamtlich Tätige, oder als an- oder zugehöriger Mensch an der Seite von Schwerstkranken. Für Sie alle ist dieses Buch geschrieben!

Literatur

Aristoteles. »Das Ganze ist mehr als die Summe seiner Teile.« Verkürztes Zitat aus Metaphysik VII 17, 1041b. *Ausführlicher:* »Das, was aus Bestandteilen so zusammengesetzt ist, dass es ein einheitliches Ganzes bildet – nicht nach Art eines Haufens, sondern wie eine Silbe –, das ist offenbar mehr als bloß die Summe seiner Bestandteile. Eine Silbe ist nicht die Summe ihrer Laute: ba ist nicht dasselbe wie b plus a, und Fleisch ist nicht dasselbe wie Feuer plus Erde«. In: Aristoteles, editor. Metaphysik. 384–322 v. Chr.

Feldstain A, Bultz BD, de Groot J et al. (2018) Outcomes From a Patient-Centered, Interprofessional, Palliative Consult Team in Oncology. J Natl Compr Canc Netw;16(6):719–26.

Hearn J, Higginson IJ (1998) Do specialist palliative care teams improve outcomes for cancer patients? A systematic literature review. Palliat Med.;12(5):317–32.

Iupati S, Stanley J, Egan R et al. (2023) Systematic Review of Models of Effective Community Specialist Palliative Care Services for Evidence of Improved Patient-Related Outcomes, Equity, Integration, and Health Service Utilization. J Palliat Med;26(11):1562–77.

Jones M, Thistlethwaite J (2019) Interprofessional Practice in Palliative Care. Textbook of Palliative Care. p. 527–39.

Kesonen P, Salminen L, Kero J et al. (2022) An Integrative Review of Interprofessional Teamwork and Required Competence in Specialized Palliative Care. Omega (Westport):302228221085468.

Liu YJ, Wu LP, Wang H et al. (2023) The clinical effect evaluation of multidisciplinary collaborative team combined with palliative care model in patients with terminal cancer: a randomised controlled study. BMC Palliat Care;22(1):71.

Ploner C.J., Rolke R. et al. (2023) Palliativmedizinische Versorgung neurologischer Erkrankungen, S2k-Leitlinie; in: Deutsche Gesellschaft für Neurologie (Hrsg.) Leitlinien für Diagnostik und Therapie in der Neurologie. Online: www.dgn.org/leitlinien (abgerufen am 01.04.2024).

Singh V, Vyas C, Fichadiya H et al. (2022) Trigger-based pathways to increase utilization of palliative care services for cancer patients: A multi-disciplinary approach. Journal of Clinical Oncology;40(16_suppl):e24007-e.

Yardley S (2023) ›Theory and practice‹: Why does it matter? Palliat Med;37(1):4–6.

2 Einführung in die multiprofessionelle Fallarbeit

Roman Rolke und Veronika Schönhofer-Nellessen

2.1 Vorbemerkung zum Umgang mit den Fallvignetten

Für uns Herausgebende ist es eine wichtige Vorbemerkung, dass sich die Fallvignetten als Herzstück vieler Kapitel in fiktiver Weise an reale Patient:innensituationen anlehnen. Menschen sind keine Fallvignetten. Diese bleiben holzschnittartige Skizzen, um die wesentlichen Probleme und Herausforderungen einer Krankheitssituation pointiert nachzustellen. Unser Dank gilt hier den Autor:innen-Teams, die in allen Kapiteln ganz besondere Fallvignetten entworfen haben. Diese sind den Patient:innen gewidmet, die Inspiration für diese Skizzen sind. Mit ihren Lebens- und Krankheitsgeschichten waren diese Patient:innen wertvolle Lehrende für uns Professionelle in der Palliativversorgung. Jeder Mensch und jede Palliativsituation sind einzigartig und bedürfen individueller Lösungsansätze. Dennoch glauben wir, dass viele der hier vorgestellten Konzepte lehrreich und auch sehr gut übertragbar sind auf die konkrete Praxis im Alltag von Profis und auch von An- und Zugehörigen von Schwerstkranken.

2.2 Das Konzept multiprofessioneller Autor:innen-Teams

Mit diesem Buch möchten wir zusammen mit 24 multiprofessionell aufgestellten Autor:innen-Teams zeigen, dass Antworten auf die wichtigsten Fragen am besten interdisziplinär in multiprofessioneller Perspektive gefunden werden. Nicht nur in der klinischen Praxis, sondern bereits beim Verfassen der Kapitel haben wir dies als wichtigen Bestandteil unseres Buchkonzepts aufgegriffen. Alle Kapitel wurden von mindestens drei Autor:innen geschrieben, die selbst Erfahrung aus der multiprofessionellen Teamarbeit einbringen konnten oder dieser nahe stehen. Die Autor:innen-Teams setzen sich meist aus Ärzt:innen und Pflegefachpersonen zusammen, den häufigsten Professionen in der Palliativversorgung. Weitere Autor:innen kommen aus der Sozialen Arbeit, Psychologie, Seelsorge und einer ganzen Reihe weiterer beruflicher Hintergründe. Dieser berufliche Background ist in der Forschung, Lehre oder klinischen Praxis verortet.

2.3 Wie kann dieses Buch für Sie nützlich sein?

2.3.1 Verwendung des Buchs durch Sie als individuelle Leser:innen

Es kann sinnvoll sein, alle Artikel in diesem Buch nacheinander, inklusive Literaturhinweise, wissenschaftliche Forschungsergebnisse sowie aktuelle Leitlinien zu lesen und zu studieren. Dieses Vorgehen kann sinnvoll sein, wenn Sie sich als Ärzt:in auf die Prüfung für die Zusatzbezeichnung Palliativmedizin vorbereiten. Eine ebenfalls gute Möglichkeit ist es, sich die Themen einzelner Kapitel herauszusuchen, die für Sie persönlich von Interesse sind. Es kommt vor, dass zu verschiedenen Symptomen ähnliche Interventionen der verschiedenen Berufsgruppen empfohlen werden, weil z. B. sowohl bei Angst als auch bei Atemnot ähnliche medizinische, pflegerische, spirituelle oder psychosoziale Handlungsoptionen sinnvoll sind. Das sind keine unbeabsichtigten Wiederholungen, sondern bewusste und fachlich begründete Empfehlungen aus verschiedenen Disziplinen, die sich ähnlich in ganz unterschiedlichen Kontexten ableiten lassen. Jedes Kapitel steht dabei für sich selbst. Es braucht keine bestimmte Reihenfolge beim Durcharbeiten.

2.3.2 Zum Gebrauch in Kursen oder bei Team-Fortbildungen

Von Beginn an haben wir die Nutzung der Fallvignetten innerhalb von Fort- und Weiterbildungskursen oder im Rahmen von internen Teamweiterbildungen im Blick gehabt. Wir empfehlen hier das kurze Vorstellen und Verteilen der Fallvignette als Grundlage für eine Kleingruppenarbeit. In monofachlichen Fort- und Weiterbildungen könnten dann z. B. auf einem Flip-Chart ausgewählte fachspezifische Fragestellungen für eine Gruppenarbeit aufgeschrieben werden. Für uns wäre es dabei ideal, insbesondere auch Fragen einzuschließen, die auf multiprofessionelle Lösungsansätze zielen. Sofern die Fallvignetten in multiprofessionellen Fort- und Weiterbildungen eingesetzt werden, sollte für die Gruppenarbeit darauf geachtet werden, diese mit Personen aus unterschiedlichen Professionen zu besetzen. Wir erwarten hier einen besonderen Nutzen im gegenseitigen Lernen voneinander, wenn es dabei gelingt, die unterschiedlichen Perspektiven zur Lösung von Problemen zusammenzubringen.

Ein günstiger Abschluss wäre ein Reflektieren durch die jeweilige Kursleitung zu den gefundenen multiprofessionellen Lösungsideen im Team sowie auf fachspezifischer Ebene. Es kann davon ausgegangen werden, dass jede Gruppe von Profis Behandlungs- und Beratungsideen entwickeln wird, die von den im Buch vorgestellten Lösungen auch abweichen können, diese erweitern oder verkürzen. Das ist gut so und weist darauf hin, dass Sie, liebe Leser:in – ggf. auch in der Rolle als Kursteilnehmende – ebenfalls einzigartig sind, voller Fachwissen, Ideen und hoffentlich ganz viel Inspiration, von der auch die Menschen profitieren, die Ihnen anvertraut sind.

2.3.3 Wie Sie das Buch als An- oder Zugehöriger eines Schwerstkranken nutzen können

Wenn Sie als nahestehende Person eines schwerkranken oder sterbenden Menschen in dieses Buch schauen, möchten wir als Herausgebende Ihnen zuerst unsere Wertschätzung ausdrücken für alles, was Sie derzeit für einen geliebten oder geschätzten Menschen tun! In vielen Kapiteln werden Sie Informationen oder Parallelen zur eigenen Situation entdecken, die Ihnen hoffentlich weiterhelfen. Es kann dabei auch Ihr Verständnis für die Herausforderungen auf Seite der Profis fördern. Etwa bei den Themen »Über das Sterben sprechen« (▶ Kap. 19), »Umgang mit Trauer« (▶ Kap. 24) oder »Therapiezieländerung in der Sterbephase« (▶ Kap. 22) können Sie leicht erkennen, wie schwer es Professionellen fallen kann, die richtigen Worte zu finden oder Ihnen dabei zu helfen, selbst die richtigen Entscheidungen zu treffen. Wir hoffen, dass dieses Buch auch das gegenseitige Verstehen unterstützt und fördert, um den schweren gemeinsamen Weg besser zusammen gehen zu können.

3 Palliative Versorgung onkologischer Erkrankungen

Iris Appelmann, Henrikje Stanze und Maria Wasner

3.1 Fallvignette

Frau Huber ist 83 Jahre alt, alleinstehend und lebt in einem Dorf. Sie hat eine Tochter, die mit ihrer Familie in München lebt (ca. 100 km entfernt).

Frau Huber leidet an einem metastasierten Adenokarzinom des Pankreas. Bereits bei Erstdiagnose ist die Erkrankung mit einem Stadium IV weit fortgeschritten. Aufgefallen sind bei Frau Huber ein schmerzloser Ikterus (Gelbsucht), Übelkeit, Appetitlosigkeit und rezidivierendes Erbrechen. Aufgrund des fortgeschrittenen Stadiums kommt keine operative Therapie der Erkrankung in Frage. Aufgrund des hohen Lebensalters und reduzierten Allgemeinzustands wird mit Frau Huber der Verzicht auf eine palliative systemische Chemotherapie besprochen. Die Symptomlast mit prädominanter Übelkeit und Erbrechen würde sich durch eine Chemotherapie eher verschlechtern. Die im Befundgespräch anwesende Tochter hinterfragt die Entscheidung des Verzichts auf eine Chemotherapie. Sie überredet ihre Mutter zu weiteren Schritten, was zur Vorstellung in der Onkologischen Abteilung einer Münchner Klinik führt. Hier wird die Empfehlung des Therapieverzichts in einer interdisziplinären Tumorkonferenz bekräftigt.

Frau Huber wird nun auf der onkologischen Station des Krankenhauses weiterbehandelt. Sie erhält aufgrund der räumlichen Distanz keine Besuche von Bekannten außer der Tochter. Das macht sie sehr traurig, sie zieht sich immer mehr zurück.

Der Stationsarzt bittet den palliativmedizinischen Dienst des Hauses um Unterstützung bei der Symptomkontrolle und im Kontakt mit den Angehörigen. Beim Erstkontakt mit der Patientin berichtet sie, dass trotz der Einnahme von Metoclopramid und Dimenhydrinat weiterhin eine schlecht kontrollierte Übelkeit und rezidivierendes Erbrechen fortbestünden. Es belastet sie insbesondere, dass sie gleichzeitig noch Lust auf Essen verspürt und bestimmte Gerichte gerne noch mal essen würde. Sobald sie diese aber sieht, kehrt die Übelkeit zurück und sie kann keinen Bissen zu sich nehmen.

Ihre größte Sorge sei zudem, dass sie sich nicht mehr selbst versorgen könne und zu ihrer Tochter ziehen müsse. Sie möchte in ihrer Heimat und möglichst in ihrem Haus bleiben. Sie wolle zum einen der Familie ihrer Tochter keine Arbeit machen und weiter selbständig bleiben, zum anderen beschreibt sie ihre Tochter zwar als sehr liebevoll, aber auch sehr bestimmend. Sie selbst habe ein gutes Leben gelebt und wünsche sich, ohne langes Leiden sterben zu dürfen.

Im Verlauf des Gesprächs kommt die Tochter hinzu. Als sich die Mitarbeiter:innen des palliativmedizinischen Dienstes bei ihr vorstellen, wirkt sie sehr angespannt und versucht das Gespräch zu unterbrechen. Sie wirkt sehr besorgt um ihre Mutter. Sie hat etwas zu essen mitgebracht. Immer wieder fordert sie ihre Mutter auf, etwas zu essen, damit sie wieder zu Kräften komme. Frau Huber lehnt das Essen vehement ab und erklärt ihrer Tochter, dass dies ihre Übelkeit verstärke. Die Tochter fragt die Ärztin des palliativmedizinischen Dienstes, ob sie ihr das eingeredet habe.

3.2 Multiprofessionelle Fragestellungen

Welche Problemfelder nehmen Sie bei der Fallgeschichte wahr?

Bei Diagnosestellung des Adenokarzinoms der Bauchspeicheldrüse ist die Erkrankung bereits weit fortgeschritten. Es gibt keine kausalen Therapieoptionen. Frau Huber wurde von der Diagnose völlig überrascht, sie sieht sich dadurch mit einer Vielzahl von Problemen konfrontiert. Zuallererst leidet sie unter ausgeprägter Übelkeit und Erbrechen, was sie extrem belastet. Ihr größter Wunsch ist es, die verbleibende Lebenszeit im eigenen Haus, im gewohnten Umfeld zu verbringen. Sie fragt sich, wie dies möglich sein könne, wenn die Erkrankung fortschreitet und sie zunehmend mehr Unterstützung benötigt. Die Tochter von Frau Huber macht sich große Sorgen um ihre Mutter, es fällt ihr sehr schwer die Situation zu akzeptieren und sie ist gegenüber dem Behandlungsteam extrem misstrauisch, was die Kommunikation deutlich erschwert.

Misstrauen und erschwerte Kommunikation potenzieren die Sorge von Frau Hubers Tochter vor einem »Verhungern« der Mutter, was sich in der unentwegt angebotenen Nahrung und der bedrängenden Fürsorge widerspiegelt, doch endlich etwas zu sich zu nehmen.

Konkrete Behandlungsziele: Nennen Sie drei Behandlungsziele!

Ziel 1: Symptomkontrolle von Übelkeit und Erbrechen

Eine Symptomkontrolle von Übelkeit und Erbrechen ist das medizinisch vordringliche körperliche Problem im dargelegten Fall. Die Patientin leidet erheblich unter den geschilderten Symptomen und der zusätzliche Wunsch, am Lebensende noch einmal einige geliebte Speisen zu sich zu nehmen, auf die ihr jeweils durch die Symptomlast immer wieder der Appetit vergeht, schränken die Lebensqualität von Frau Huber in entscheidendem Ausmaß ein.

Ziel 2: Konflikte zwischen Team und Familie bzw. innerhalb der Familie bearbeiten

Das Behandlungsteam findet keinen guten Zugang zur Tochter und hat zudem den Eindruck, dass Frau Huber selbst eine Behandlung ablehnt und am liebsten in ein heimatnahes Krankenhaus verlegt und dann ins häusliche Umfeld entlassen werden möchte. Für eine gelingende Behandlung und Begleitung ist ein Vertrauensverhältnis unabdingbar und daher sollten die Konflikte angesprochen und bearbeitet werden, Kommunikation ist daher von zentraler Bedeutung. Wichtig ist dabei aber auch die Reflexion der eigenen Gefühle und Haltung: Erlebe ich die Tochter der Patientin als »undankbar«? Was macht das mit mir? Wie würde ich mich verhalten, wenn es sich um meine Mutter handeln würde? Wie kann es gleichzeitig gelingen, authentisch zu bleiben, die Perspektive der Angehörigen zu würdigen und deren Vertrauen zu gewinnen?

Ziel 3: Versorgung im häuslichen Umfeld ermöglichen

Da Frau Huber immer wieder den Wunsch äußert, in ihrer gewohnten Umgebung verbleiben zu können, sollte gemeinsam überlegt werden, ob und wie dieser Wunsch realisiert werden kann. Mögliche Ressourcen sollten gesammelt und dann der Familie vorgestellt werden. Gemeinsam wird ein Entlassungsplan erstellt und durchgeführt. Im Idealfall sind daran – je nach zu lösenden Problemen – mehrere Professionen beteiligt, z. B. Ärzt:innen zur Klärung medizinischer Fragen, Pflegefachpersonen zur Einschätzung des Pflegebedarfs und benötigter Hilfsmittel, Sozialarbeiter:innen für sozialrechtliche und psychosoziale Fragen und die praktische Organisation der Entlassung.

Wie kann die Kommunikation innerhalb der Familie und zwischen der Familie und dem behandelnden Team verbessert werden?

Zwischen Frau Huber und ihrer Tochter kommt es immer wieder zu Kommunikationsstörungen. Dies führt auch zu potenziellen Konflikten zwischen der Familie und dem Behandlungsteam. Aus diesem Grund ist es unabdingbar, mit allen Beteiligten zu sprechen: Zum einen ist es wichtig, mehr von Frau Huber zu erfahren, um u. a. die Wünsche für die letzte Lebensphase zu kennen und evtl. auch schriftlich festhalten zu können. Zum anderen sollte auch herausgefunden werden, welche Ängste und Wünsche die Tochter hat und wieso sie so misstrauisch gegenüber dem Behandlungsteam ist. Dies kann unterschiedliche Ursachen haben, wie beispielsweise schlechte Vorerfahrungen mit dem Gesundheitswesen oder ein grundsätzlich schwieriges Verhältnis zur Mutter. In Einzelgesprächen sollte eine psychosoziale Anamnese durchgeführt und Ängste und Wünsche erfasst werden. In einem nächsten Schritt wäre ein von einer Fachkraft moderiertes Familiengespräch denkbar (Jonas et al., 2020). Die moderierende Person sollte auf ausgewogene Gesprächsanteile achten und wahrnehmbare starke Emotionen wie Wut oder Verzweiflung beim Gegenüber ansprechen und in einen jeweils wertschätzenden

Kontext stellen. Auf der Grundlage der geäußerten Wünsche können Patientin und Tochter mögliche Unterstützungsangebote vorgestellt und gemeinsam nächste Schritte besprochen und geplant werden.

Kompetente Gesprächspartner:innen brauchen neben der jeweiligen professionellen Fachkompetenz auch kommunikative Kompetenz in Bezug auf herausfordernde Gesprächssituationen. Der personenzentrierte Ansatz nach Carl Rogers geht davon aus, dass jeder Mensch die Fähigkeit besitzt, sich weiterzuentwickeln, um selbstverantwortlich seine Probleme zu lösen. Entscheidend ist dabei eine Grundhaltung der Beratenden, die aus drei Elementen besteht: Empathie, Kongruenz und Akzeptanz (Rogers, 1981, S. 68 ff). Speziell Empathie meint dabei das echte Verständnis einer Person, d. h. eine Haltung, bei der Gesprächsbegleitende »genau die Gefühle und persönlichen Bedeutungen [spüren], die der Klient erlebt, und dass […] dieses Verstehen dem Klienten« mitgeteilt wird (Rogers, 1981, S. 68).

Welches Netzwerk sollte für die Zeit nach Entlassung aufgebaut werden, damit Frau Huber möglichst weiter zu Hause leben kann?

Frau Huber möchte gern wieder in ihrem eigenen Haus leben und in ihrer vertrauten Umgebung bleiben. Gleichzeitig muss gewährleistet werden, Frau Hubers Symptomlast zu reduzieren, ihre Ressourcen zu fördern und ihr soziales Leben bis zum Lebensende aufrechtzuerhalten. Dies sind mehrere interagierende Faktoren, die nicht allein durch die Regelversorgung abgedeckt werden können. Da Frau Huber auf dem Land lebt und ihre Tochter einen längeren Anfahrtsweg zu ihr hat, fehlt zudem eine wichtige Ressource durch regelmäßige familiäre Unterstützung. Bei Frau Huber liegt eine komplexe Bedarfslage vor, die in diesem Fall ein Case Management rechtfertigt. Beim Case Management handelt es sich um eine Verfahrensweise, um im individuellen Sonderfall, wie bei Frau Huber, die notwendige Unterstützung, Behandlung und Versorgung durch professionelle Begleitung arrangieren und somit gewährleisten zu können (DGCC, 2020). Auf der Grundlage von Beobachtungen werden entsprechende Leistungen auf die medizinischen, sozialen, finanziellen und persönlichen Bedürfnisse von Frau Huber ausgerichtet und durchgeführt, um ihre Krankheits- und Lebenssituation zu verbessern (Ewers & Schaeffer, 2005; Santi et al., 2020).

Die Case Manager:in bespricht beim Assessment mit Frau Huber ihre Wünsche und Bedarfe. Auf der Grundlage dessen werden für Frau Huber die in ihrem ländlichen Lebensraum zur Verfügung stehenden formellen und informellen Möglichkeiten recherchiert und für eine gute Vernetzung dieser Angebote und Akteure gesorgt.

Formelle Fragen bei Frau Huber wären u. a. folgende:

- Gibt es eine Ärzt:in mit Zusatzbezeichnung Palliativmedizin in der Nähe?
- Gewährleistet die Hausärzt:in regelmäßige Hausbesuche?
- Gibt es einen ambulanten Pflegedienst mit Angebot der SAPV?
- Gibt es einen ambulanten Hospizdienst?
- Gibt es eine Pflegeeinrichtung, die den Bedarfen von Frau Huber gerecht wird?

- Gibt es ein professionell organisiertes Ehrenamt vor Ort?
- Gibt es ein ortsnahes »Essen auf Rädern«, bei dem Wunschkost angeboten wird?
- Sind die technischen Voraussetzungen und Fähigkeiten zur Internetnutzung bei Frau Huber gegeben?
- Kann Frau Huber auf eigene finanzielle Mittel zurückgreifen?

Zu den informellen Möglichkeiten zählen bei Frau Huber beispielsweise soziale Ressourcen wie die Tochter und die Dorfgemeinschaft, zu der Nachbarn und Gemeindemitglieder zählen, die einzelne Aufgaben übernehmen könnten.

3.3 Zusätzliche Fragen aus spezifisch medizinischer Perspektive

Wie hoch ist die Prävalenz des Symptomkomplexes »Übelkeit und Erbrechen« bei Patient:innen mit einer nicht heilbaren Krebserkrankung?

Die Prävalenz von nicht durch eine Tumortherapie induzierter Übelkeit und konsekutivem Erbrechen liegt bei Krebspatienten in einem fortgeschrittenen Stadium in Bezug auf Übelkeit bei 10–70 % und in Bezug auf Erbrechen bei ca. 10–40 % (Dunlop, 1989; Kirkova et al., 2012). Zwar werden in vielen Studien beide Symptome gleichzeitig und ohne weitere Differenzierung erfasst, dennoch zeigen die Daten eindrücklich die Bedeutung des Symptomenkomplexes in der Palliativmedizin.

Nennen Sie fünf Kategorien, nach denen sich die Genese von Übelkeit und Erbrechen bei Patient:innen mit nicht heilbaren Krebserkrankungen einteilen lässt!

In die Differenzialdiagnose von Übelkeit und Erbrechen bei Patienten mit einer nicht heilbaren Krebserkrankung sollten die Kategorien der medikamentös-toxischen, metabolischen, lokal-gastrointestinalen, zentralnervösen und der psychogen-psychosozialen Genese einbezogen werden (Bausewein et al., 2020).

Welche Verbesserungsvorschläge hätten Sie für die antiemetische Behandlung der Patientin im Hinblick auf die drohende Ileus-Symptomatik?

Bei drohender Ileus-Symptomatik ist Metoclopramid kein gut geeignetes Antiemetikum aufgrund seiner über einen 5HT4-Agonismus induzierten ausgeprägt prokinetischen Wirkung. Hier wären beispielsweise Neuroleptika als D2-Rezeptor-antagonisten wie Haloperidol oder Levomepromazin bessere Alternativen (Bausewein et al., 2020; Fainsinger et al., 1991).

Welchen Stellenwert haben Cannabinoide in der Behandlung nicht Tumortherapie induzierter Übelkeit bei Krebspatient:innen?

Cannabinoide können bei unzureichendem Ansprechen auf eine Ätiologie-basierte Pharmakotherapie von Übelkeit und Erbrechen als Reservemittel bei Patienten mit einer nicht heilbaren Krebserkrankung eingesetzt werden (Bausewein et al., 2020).

3.4 Zusätzliche Fragen aus spezifisch pflegefachlicher Perspektive

Wie können Sie Frau Huber und ihre Tochter gemeinsam in die Aktivität des alltäglichen Lebens »Essen und Trinken« einbeziehen und die Beziehung der beiden trotz der neuen Lebenssituation fördern?

Nach Schulz von Thun weist das Kommunikationsmuster der Tochter auf deren selbst empfundene Hilflosigkeit hin. Die Tochter ist mit der permanenten Aufforderung, ihre Mutter solle essen, in ihrer Art sehr aufdringlich und verfolgt einen »helfenden Stil«. Dies kann ein Indiz dafür sein, dass sie mit dieser Umgangsweise von ihrem eigenen Defizit ablenkt, die Mutter in deren zuhause nicht in Präsenz versorgen zu können. Um nicht schwach, sondern stark zu wirken, versucht sie ihrer Mutter zu helfen und sie in ihrer bedürftigen Situation zu unterstützen – an dieser Stelle sogar zu viel (Schulz von Thun, 2001). Um die Tochter mit ihrem Bedürfnis, helfen zu wollen, nicht zu frustrieren und gleichzeitig Frau Huber mit ihrem Bedürfnis, nicht essen zu wollen, gerecht zu werden, sollten der Tochter Alternativen aufgezeigt werden, wie sie ihrer Mutter etwas Gutes tun kann.

Es ist normal, dass zum Lebensende hin das Bedürfnis nach Essen und Trinken abnimmt und zuletzt darauf ganz verzichtet wird. Der Tochter sollte dieser natürliche Verlauf von Seite der Pflegefachpersonen des multiprofessionellen Teams in Gesprächen sensibel vermittelt werden. Relevant ist dabei, wertschätzend und verständnisvoll zu kommunizieren und sich beispielsweise auf die fünf Trauerphasen nach Kübler-Ross einzustellen (Kübler-Ross, 1998). Sollte die Tochter etwa mit Wut und Unverständnis gegenüber der Pflegekraft reagieren, so ist dies womöglich auf eine Trauerphase zurückzuführen und nicht als persönlicher Angriff zu werten. Dies ist eine Grundvoraussetzung einer Pflegekraft für eine wertfreie Kommunikation: die eigene Einstellung zu reflektieren und dadurch zu beeinflussen. Einfühlung in sein Gegenüber ist die Empathie, die zu einer gewaltfreien und somit guten Kommunikation führt (Rosenberg, 2004).

Frau Huber und ihre Tochter sollten gemeinsam darüber aufgeklärt werden, dass durch eine gute Mundpflege das Durstgefühl gelindert wird und das Erleben von Geschmack dabei in den Fokus genommen werden kann. Eine Mundpflege sollte in zeitlich sehr nahen Abständen (tagsüber stündlich) erfolgen und kann mit beliebigen Flüssigkeiten wie Saft, Brause, Bier, oder Nahrungsmitteln wie Schokoladencreme, Obst, Gemüse usw. durchgeführt werden. Die Häufigkeit sollte dem Wunsch von Frau Huber angepasst werden. Neben einer entsprechenden Körperlagerung, d. h. Oberkörper hoch gesetzt oder auf der Seite liegend, können Hilfsmittel wie Fruchtsauger verwendet werden, um die Gefahr einer Aspiration zu vermeiden. Diese Maßnahmen sollten eher dann angewendet werden, wenn Frau Huber eine Aspirationsgefahr droht. So wird das Gefühl bei Frau Hubers Tochter gefördert, ihrer Mutter helfen zu können und ihr Beistand zu geben, und gleichzeitig wird Frau Huber in ihrer Situation entlastet, essen zu müssen, obwohl sie dies nicht möchte.

Wie können Sie Frau Huber die Gelegenheit geben, ihre Behandlung im Voraus zu planen bzw. eine Gesundheitliche Versorgungsplanung durchzuführen, um der Tochter eine Unterstützung zu bieten im Fall der Einwilligungsunfähigkeit ihrer Mutter?

Frau Huber äußert das Bedürfnis, keine lebensverlängernden Maßnahmen mehr erhalten zu wollen. Dies steht Frau Huber rechtlich zu, denn jede medizinische Behandlung setzt eine sogenannte informierte Einwilligung (informed consent) voraus. Im Rahmen des Selbstbestimmungsrechts von Frau Huber muss sie einem medizinischen Eingriff bzw. einer therapeutischen Maßnahme zustimmen, bevor diese durchgeführt werden darf. Sollte sie in einem einwilligungsunfähigen Zustand nicht gefragt werden können, so können juristisch stellvertretende Personen (z. B. ihre Tochter, wenn sie diese als Bevollmächtigte benennt) die Einwilligung stellvertretend vornehmen. Die Einwilligung hat sich dabei am (mutmaßlichen) Willen der Patientin zu orientieren. Frühzeitige Gespräche über den Willen und die Wünsche von Frau Huber zu medizinischen Behandlungen und weiteren Bedürfnissen können für die Tochter und die an der Behandlung beteiligten Personen aufschlussreich sein (BGB, 2009).

Entsprechend sollte Frau Huber ein Gesprächsangebot gemacht werden, worin mit ihr die Vorsorgeplanung besprochen wird. In diesem Gespräch sollte Frau Huber die Möglichkeit bekommen, im Vorfeld über mögliche Krankheitsszenarien und dazugehörige Behandlungsmaßnahmen der Notfall- und Intensivtherapie sowie der palliativen Therapie informiert zu werden. Das Konzept der Patientenorientierung steht in der modernen Patientenversorgung für eine an den individuellen Bedürfnissen der Patienten ausgerichtete Behandlung, die den Patienten durch Information und Beratung von medizinischem bzw. qualifiziertem Fachpersonal und ggf. unter Einbezug ihrer Angehörigen eine partizipative Entscheidungsfindung ermöglicht (Weis et al., 2011). Das internationale Konzept des Advance Care Planning sieht einen professionell begleiteten Gesprächsprozess vor, in dem Frau Huber nach Wunsch andere Personen einbinden kann, z. B. ihre Tochter, behandelnde Ärzt:innen und weitere an der Behandlung beteiligte Personen (hier Pflegefachkräfte, Case Manager:innen usw.) (Hammes & Harter, 2015). Frau Huber bekommt so die Möglichkeit, ihre medizinischen, pflegerischen, psychosozialen und spirituellen (Behandlungs-)Wünsche vorab zu kommunizieren, einen Bevollmächtigten oder eine Bevollmächtigte festzulegen und dies – wenn sie dies wünscht – in einem Dokument wie einer Patientenverfügung festzuhalten (Stanze & Nauck, 2020). Speziell im Bereich der »Gesundheitlichen Versorgungsplanung für die letzte Lebensphase« weitergebildete Fachkräfte aus der Pflege, der Sozialen Arbeit oder vergleichbaren professionellen Hintergründen könnten beispielsweise diese Gespräche mit Frau Huber führen.

3.5 Zusätzliche Fragen aus psychosozialer Perspektive

Welche psychosozialen Maßnahmen können eingesetzt werden, um den Umgang mit Übelkeit und Erbrechen zu verbessern?

Übelkeit und Erbrechen gehen oft mit einem ausgeprägten Krankheits- und Schwächegefühl einher, welches die Lebensqualität erheblich belasten kann. Die Diagnostik sollte interdisziplinär und unter Einbezug der Betroffenen und ihrer Zugehörigen erfolgen. Dabei sollten auch psychische Faktoren erkannt und kommuniziert werden, um den Betroffenen den Leidensdruck lindern zu können. Auch wenn bei der Behandlung von Übelkeit und Erbrechen zumeist medikamentöse Therapien im Vordergrund stehen, so können doch psychosoziale Interventionen als Entlastung eingesetzt werden. Hier haben sich in der Praxis vor allem unterschiedliche Entspannungsverfahren bewährt wie die Progressive Muskelrelaxation, angeleitete Imaginationen oder Musiktherapie (Bühring et al., 2019).

Manchmal empfinden Zugehörige Ekel und Hilflosigkeit im Umgang mit Übelkeit und Erbrechen der Betroffenen. Sie brauchen dann einen Ort, an dem sie über ihre Gefühle und Ängste sprechen können. Psychoedukative Elemente können die Zugehörigen zudem dazu befähigen, die Symptome frühzeitig zu erkennen und zu lernen, damit umzugehen.

Welche psychosozialen Interventionen können eingesetzt werden, um die psychische Belastung von Frau Huber und ihrer Tochter zu reduzieren?

Für Frau Huber und ihre Familie kam die Diagnose »Krebs« völlig überraschend. Das Familiensystem scheint mit der Krankheitssituation ganz und gar überfordert. Es könnte hilfreich sein, die aktuelle Situation immer wieder mit der Patientin und ihrer Tochter zu besprechen und nachzufragen, was dies für sie bedeutet, welche Gedanken sie beschäftigen und was ihre größte Sorge ist.

Bei Frau Huber wird eine gute Symptomkontrolle höchstwahrscheinlich zu einer verminderten psychischen Belastung führen. Aus der Literatur ist bekannt, dass sich ein verbessertes Wohlbefinden beim Patienten auch auf das psychische Wohlbefinden der Angehörigen auswirkt und umgekehrt (Krug et al., 2016; Lund et al., 2014). Daneben sollte eine psychosoziale Anamnese durchgeführt werden, mithilfe derer herausgefunden werden kann, was sie im Moment am meisten belastet und über welche (inneren und äußeren) Ressourcen die beiden Akteurinnen Mutter und Tochter verfügen (Fischer, 2014). Gemeinsam sollte überlegt werden, welche dieser Ressourcen in der aktuellen Situation hilfreich sein könnten, zum Beispiel um eine häusliche Versorgung zu gewährleisten. Außerdem sollten weitere unterstützende Angebote vorgestellt werden wie beispielsweise psychologische bzw. psychotherapeutische Unterstützungsangebote oder die Anleitung von Entspannungsverfahren.

Literatur

Bausewein C, Voltz R, Radbruch L et al. (2020) Leitlinienprogramm Onkologie (Deutsche Krebsgesellschaft, Deutsche Krebshilfe, AWMF): Palliativmedizin für Patienten mit einer nicht heilbaren Krebserkrankung, Kurzversion 2.3, 2021, AWMF-Registernummer: 128/001OL, https://www.leitlinienprogramm-onkologie.de/leitlinien/palliativmedizin/ Zugriff am: 15.03.2024).
Bühring U, Casagrande C, Wagenlechner D (2019) Übelkeit/Erbrechen. In. Huber G, Casagrande C (Hrsg.) Sterben begleiten. Interdisziplinäre und naturheilkundliche Konzepte. 2. Aufl. Stuttgart: Thieme, S. 128–130.
Bürgerliches Gesetzbuch (BGB) (2009) § 1901a Patientenverfügung, In: Drittes Gesetz zur Änderung des Betreuungsrechts, Bundesgesetzblatt Jahrgang, Teil I Nr. 48.
Dunlop GM (1989) A study of the relative frequency and importance of gastrointestinal symptoms, and weakness in patients with far advanced cancer. Palliat Med, p. 37–43.
Deutsche Gesellschaft für Care und Case Management e.V. (DGCC) (Hrsg.) (2020) Case Management. Leitlinien. Rahmenempfehlungen, Standards und ethische Grundlagen. 2. neu bearbeitete Aufl. Heidelberg: medhochzwei Verlag GmbH.
Deutschsprachige interprofessionelle Vereinigung für Behandlung im Voraus Planen und Advance Care Planning (DiV BVP e.V.) (2017) Behandlung im Voraus planen, Im Internet: https://www.div-bvp.de/ (Stand 22.03.2021).
Ewers M, Schaeffer D (2005) Case Management in der Theorie und Praxis. 2. ergänzte Aufl. Bern: Verlag Hans Huber.
Fainsinger R, Miller MJ, Bruera E et al. (1991) Symptom control during the last week of life on a palliative care unit. J Palliat Care; 7(1):5–11.
Fischer B. (2014) Psychosoziale Anamnese – Methoden. In: Wasner M, Pankofer S (Hrsg.) Soziale Arbeit in Palliative Care. Ein Handbuch für Studium und Praxis. Stuttgart: Kohlhammer, S. 116–120.
Jonas D, Scanlon C, Schmidt L et al. (2020) Creating a Seat at the Table: How Family Meetings Elucidate the PalliativeCare Social Work Role. Journal of Palliative Medicine.
Hammes BJ, Harter T (2015) Philosophisch-ethische Gründe für Advanced Care Planning; In: Coors M, Jox RJ, In der Schmitten J (Hrsg.) Advance Care Planning: von der Patientenverfügung zur gesundheitlichen Vorausplanung. 1. Aufl. Stuttgart: Kohlhammer.
Kirkova J, Rybicki L, Walsh D et al. (2012) Symptom prevalence in advanced cancer: age, gender, and performance status interactions. Am J Hosp Palliat Care; 29(2):139–45.

Krug K, Miksch A, Peters-Klimm F et al. (2016) Correlation between patient quality of life in palliative care and burden of their family caregivers: a prospective observational cohort study. BMC Palliat Care; 15: 4.

Kübler-Ross E (1998) Interviews mit Sterbenden. 17. Aufl. Gütersloh: Gütersloher Verlagshaus.

Lund L, Ross L, Petersen MA et al. (2014) cancer caregiving tasks and consequences and their associations with caregiver status and caregiver's relationship to the patient: a survey. BMC Cancer; 14:541.

Rogers C (1981) Der neue Mensch. Stuttgart: Klett-Cotta.

Rosenberg MB (2004) Konflikte lösen durch Gewaltfreie Kommunikation. Ein Gespräch mit Gabriele Seils. 6. Aufl. Freiburg im Breisgau: Herder Verlag.

Santi S, Schmidiger K, Rex C (2020) Interprofessionelle Zusammenarbeit im Care Management: Sozialarbeit und Pflege rund um den Gesundheitsstandort Privathaushalt. Case Management. S. 32–37.

Schulz von Thun F (2001) Miteinander Reden 2. Stile, Werte und Persönlichkeitsentwicklungen. Differentielle Psychologie der Kommunikation. 20. Aufl. Hamburg: Rowohlt Verlag.

Stanze H, Nauck F (2020) Advance Care Planning bei Patienten mit onkologischen Erkrankungen. Der Onkologe; 26: 763–770.

Weis J, Härter M, Schulte H et al. (2011) Patientenorientierung in der Onkologie: Konzepte und Perspektiven im Nationalen Krebsplan. Der Onkologe 17 (12): 1115–26.

4 Palliativversorgung neurologischer Erkrankungen

Mareike Hümmerich, Jürgen Spicher und Tobias Steigleder

4.1 Fallvignette »Dem Grün beim Wachsen zuschauen«

Sequenz 1: Diagnose

Gerd Schuster ist 63 Jahre alt und frühberentet. Mit seiner Ehefrau Isa ist er seit 42 Jahren verheiratet. Die Eheleute Schuster haben einen 40-jährigen Sohn und eine 38-jährige Tochter. Ihr Sohn ist unverheiratet und beruflich viel in der Welt unterwegs. Ihre alleinerziehende Tochter lebt mit dem 8-jährigen Enkel Hugo in räumlicher Nähe.

Als passionierter Hobbygärtner liebt es Herr Schuster, durch seinen großen Garten zu schlendern und »dem Grün beim Wachsen zuzuschauen«. Hugo reagiert darauf lachend: »Opa, man kann doch den Pflanzen nicht beim Wachsen zuschauen«. Die beiden stöbern oft unzertrennlich durch den Garten.

Bei Herrn Schuster wird ein idiopathisches Parkinsonsyndrom (iPS) diagnostiziert. Es begann mit Schulterschmerzen rechts, als Gerd Schuster das Schneiden der Rosen zunehmend schwerfiel. Erst als seine Frau energisch darauf bestand, hat er einen Arzt aufgesucht. Die Diagnose »iPS« ist ein Schock. »Das war eine schwierige Zeit für mich und meine Frau.« Seine geliebte Arbeit im Garten musste er zunehmend einschränken: »Ich will das nicht! Das iPS nimmt mir alles weg.«

Sequenz 2: Krise

Zehn Jahre lebt Gerd Schuster nun mit dem iPS. Langsam, vorsichtig und mit Gehstütze kann er noch in seinem Garten spazieren. In den beiden vergangenen Tagen hat sich die Beweglichkeit deutlich verschlechtert. Das Sprechen und Schlucken fällt ihm schwerer.

Es wird eine stationäre Einweisung notwendig. Seine Frau begleitet ihn und weicht ihrem Mann nicht von der Seite. Bei Aufnahme sagt sie heftig zu dem Assistenzarzt: »Da stimmt doch etwas nicht. Zuerst will er nichts mehr und jetzt das.« Ihr Mann wirkt müde, erschöpft und fast apathisch. Beinahe wütend fährt sie ihn an: »Nun lass dich nicht so hängen wie vom Frost überraschte Kapuzinerkresse!«, und etwas ruhiger: »Wir schaffen das schon irgendwie.«

Sequenz 3: Sterbephase

Nach fünf weiteren Jahren ist Gerd Schuster dauerhaft bettlägerig und wird von seiner Ehefrau und seiner Tochter sowie einem ambulanten Pflegedienst versorgt. Hugo kommt ab und zu vorbei. Er studiert in der näher gelegenen Stadt. Der Sohn ist beruflich längere Zeit in Hong Kong. Er erkundigt sich täglich bei seiner Schwester, da er seine Mutter nicht belasten will.

In den vergangenen sieben Wochen musste Herr Schuster dreimal in die Klinik eingewiesen werden. Der Hausarzt verordnet eine spezialisierte ambulante Palliativversorgung (SAPV). Als das SAPV-Team zuhause eintrifft, ist Gerd Schuster nicht kontaktfähig, angespannt und schwer atmend. Er grimassiert und stöhnt. Das intensiviert sich auf Ansprache und Berührung. Ehefrau und Tochter stehen am Bett. Beide weinen und es ist unklar, ob aus Trauer oder Erschöpfung oder auch beidem.

4.2   Multiprofessionelle Lösungsansätze

Wie lässt sich das multidimensionale Konzept der Palliativmedizin in der vorliegenden Situation in den drei Sequenzen »Diagnose«, »Krise« und »Sterben« anwenden?

Zum multidimensionalen Konzept zählen: spirituelle/seelsorgerische, psychische, soziale und somatische Dimensionen (Saunders, 1967). Das multidimensionale Konzept hilft, bedarfsgerechte Angebote zu finden. Betrachtet man die Sequenzen 1 und 2, zeigen sich Ängste und Sorgen und soziale Herausforderungen bei Versorgung und Planung. In Sequenz 2 treten mit gestörter oraler Aufnahme und Beweglichkeit körperliche, aber auch spirituelle Aspekte in den Vordergrund. In Sequenz 3 folgen die Behandlung und die Auseinandersetzung mit dem Sterben. Das multidimensionale Konzept unterstützt eine vorausschauende Infrastruktur.

Was geht in den einzelnen Protagonisten vor und wie können Sie darauf reagieren?

Für die Betroffenen kann es entlastend sein, Gedanken und Emotionen auszusprechen. Dies unterstützt das multiprofessionelle Team unter anderem mit empathischem aktivem Zuhören.

Philip und Kissane schlagen folgende Reaktionen auf emotionale Belastung von Patient:innen vor (Kissane et al., 2010):

1. Hören Sie zu, stellen Sie offene Fragen und zeigen Sie Fürsorge, Empathie und Interesse!

2. Achten Sie darauf, sich nicht zu distanzieren oder zu vermitteln, dass emotionale Themen unwillkommen seien. Zum Beispiel fokussieren Sie sich nicht auf somatische Aspekte, wenn der Patient Hinweise auf emotionale Aspekte gibt!
3. Leisten Sie Unterstützung: diese mag von Ihnen und Ihrem Team kommen, kann aber auch aus dem sozialen Netzwerk der Patient:innen stammen. Daher nehmen Sie Kenntnis davon, wer und was die Patient:innen stützt!
4. Folgetermin organisieren und terminieren!

Welche Herausforderungen erwarten Sie für das familiäre System?

Familienmitglieder stehen untereinander und mit der Umwelt in Wechselbeziehung und streben Balance an, ähnlich wie ein Mobile (▶ Abb. 4.1). Hierzu entwickeln sie Denk- und Kommunikationsmuster. Störungen, wie die Diagnose, beeinträchtigen die Balance und das System Familie reagiert mit den entwickelten Denk- und Kommunikationsmustern. Kohler beschreibt die Veränderungen und deren Belastungen durch iPS, z. B. irrationale Reaktionen der Betroffenen (Kohler et al., 2014). Werden die eingespielten Denk- oder Kommunikationsmuster ausreichen und/oder müssen sie angepasst werden? Können die Eheleute z. B. über die Grenzen der Belastbarkeit und das Sterben sprechen oder wird Beratung gewünscht, um eine Anpassungsleistung herzustellen? Dabei zielt systemische Beratung auf die Wirklichkeitskonstruktionen der Betroffenen ab, bezieht Ressourcen des Systems ein, schafft Raum, um Alternativen zu entwickeln, informiert fachgerecht, aber belässt die Verantwortung für die Lösungen bei den Betroffenen (Simon, 2006). So können in psychosozialen Begegnungsräumen (Mennemann & Dummann, 2020) mittels verschiedener Settings ressourcenorientierte Denk-, Verhaltens- und Kommunikationsmuster zur besseren Anpassung an die Situation genutzt werden.

Welche orogastrointestinalen Beschwerden identifizieren Sie und welche kennen Sie insbesondere bei iPS-Patienten?

Sialorrhoe (gesteigerter Speichelfluss) tritt bei 75 % der iPS-Patienten auf. Häufig sind auch: Gastroparese, Obstipation und gestörte Defakation.

- **Schluckstörung:** Verbesserung der dopaminergen Therapie und Logopädie/Physiotherapie (Therapie des Facio-Oralen Trakts, FOTT).
- **Sialorrhoe:** Belastung wegen Scham, Kontroll- und Autonomieverlust, sozialer Isolation; Aspiration und lokale Reizung (Rhagaden, Ekzeme); Behandlung: Schlucktraining und Reduktion der Speichelproduktion. Vorsicht bei zentral wirksamen anticholinergen Medikamenten (z. B. Scopolamin-Pflaster), da die kognitiven Einschränkungen aggravieren und zu einem Delir führen können.
Die Mundpflege kann mit adstringierenden Inhaltsstoffen ergänzt werden, z. B. Rosenblüten, Himbeere, Frauenmantel (Bühring, 2011).
Alternativ: Botulinumtoxin in die Speicheldrüsen (Gll. submandibulares und parotides). Applikation alle drei bis sechs Monate. Die topische Wirkung ver-

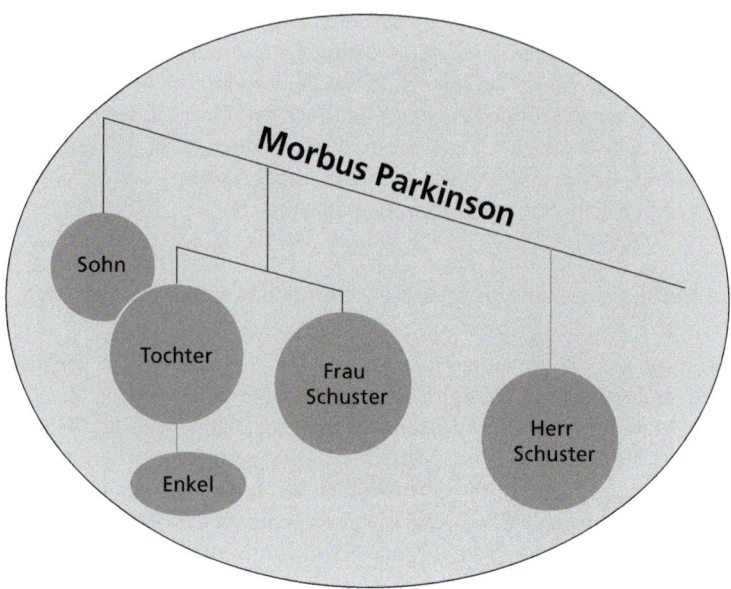

Abb. 4.1: Gleichgewicht des familiären Systems

hindert systemische Nebenwirkungen. Oder: einseitige Bestrahlung der Speicheldrüsen. Ungünstig: keine bedarfsgerechte Anpassung im Verlauf möglich.
- **Gastroparese:** Völlegefühl, Inappetenz und Übelkeit. Die Gastroparese ist durch die dopaminerge Therapie nicht beeinflussbar. Behandlungsversuch mit Domperidon (3 × 10–20 mg/die, CAVE: QT-Zeit-Verlängerung) zur Steigerung der Peristaltik und Antiemese. Komplementär: Ingwer, regt Verdauungssekrete sowie Darmperistaltik an und lindert Übelkeit (Bühring, 2011).

Welche Tabuthemen können Sie sich in der Behandlung von Familie Schuster vorstellen?

Jedes Stadium der iPS-Erkrankung bringt seine eigenen Veränderungen mit, die zur Herausforderung für alle Beteiligten mutieren können. Die Rollen und Erwartungen verändern sich. Die Krankheit nimmt Einfluss auf den Umgang mit Tod und Sterben. Selbstbild, Selbstwertgefühl und Sexualität sind einem ständig belastenden Wandel unterworfen.

Die Amerikanische onkologische Gesellschaft empfiehlt in ihren Leitlinien, das Thema Sexualität zu Beginn der Diagnosestellung anzusprechen und auch den (möglichen) Einfluss der Therapie hierauf einzubinden. Das Gespräch sollte von Betreuenden aus initiiert werden und regelmäßig angesprochen werden (Carter et al., 2018). Erwartungen und Sorgen machen beide Ehepartner verletzlich. Signale können anhand von Kommentaren erkannt werden, »da sexuelle Sorgen oft durch Humor, Sarkasmus und/oder leichtfertige Bemerkungen getarnt werden«. Es sind begünstigende Faktoren zu ermitteln, unter denen Gerd Schuster seine sexuelle Funktionsstörung schildern kann (Doenges et al., 2018).

Darf Gerd Schuster und der Familie Hoffnung gemacht werden?

Wenn Hoffnung sich von dem Gedanken der Heilung löst, kann sie in jeder Lebensphase eine Handlungs- und Gestaltungsfähigkeit darstellen. Hoffnung führt zur Handlungsfähigkeit und alle Mitglieder eines multiprofessionellen Teams sollten zur Hoffnungsarbeit ermutigt werden. Der Mensch, der hofft, ist davon überzeugt, seine Lebenssituation zu gestalten, autonom und partizipierend zu sein. Wenn der Punkt des Loslassens von medizinischer Heilung erreicht wird, tritt eine (innere) Gestaltungsfreiheit ein (Zegelin 2020). In der Hoffnungsarbeit motivieren Sie kommunikativ, zum Beispiel auf einen schmerzfreien Tag. Als Hoffnungsarbeitende ermutigen Sie Menschen, wieder handlungsfähig zu sein.

4.3 Fragen aus spezifisch psychosozialer Perspektive

Wie reagiere ich auf Hugo, ein Kind, das mit einer unheilbaren Krankheit und dem Tod des Großvaters konfrontiert ist?

Unsicherheiten, was Minderjährige über Krankheitsverläufe, Sterben und Tod vermeintlich zuzumuten ist, mögen aus einem Schutzbedürfnis und/oder Sprachlosigkeit resultieren. Fatal wäre es, wenn die spürbare Krise tabuisiert würde, weil Hugo dann annehmen könnte, dass dazu nicht gesprochen werden darf! Die Kommunikation sollte altersentsprechend und authentisch sein, um existenzielle Sicherheit zu vermitteln. Nachfolgende Ausführungen sind an einen Beitrag von Angelika Bacher angelehnt (Bacher, 2020): Entsprechend ihrer kognitiven Entwicklung können Kinder die Konsequenzen schwerer Krankheit erfassen. Der 8-jährige Hugo kann Sterben und Tod als Tatsachen verstehen. Allerdings sollte sich der Umfang der Informationen zur Krankheit an den Bedürfnissen Hugos ausrichten.

Welche Bedeutung kann das soziale Umfeld haben?

Das soziale Umfeld ist einen Ressource (Becker, 1999), weil die Existenz eines Netzwerkes von Familie und Freund:innen sowie das Zugehörigkeitsgefühl eine protektive Funktion hat. iPS kann zu sozialem Rückzug (Scham, Immobilität) führen. Das soziale Netzwerk, mit dem man Belangloses, aber auch Sorgen austauschen kann, stellt hier eine psychosoziale Balance und gesundheitliche Prävention her. Ist die Familie durch das multiprofessionelle Team hinreichend unterstützt, kann sie proaktiv auf das weitere soziale Umfeld zugehen und den Erkrankungsverlauf kommunizieren.

4.4 Fragen aus spezifisch pflegerischer Perspektive

Welche Pflegeprobleme erkennen Sie und welche Maßnahmen schlagen Sie vor?

Die Erhebung und Feststellung des individuellen Pflegebedarfs, die Organisation, Gestaltung und Steuerung des Pflegeprozesses ist Pflegefachpersonen vorbehalten. Pflegediagnosen sind das evidenzbasierte Steuerungsinstrument für Pflegende weltweit: »Eine Pflegediagnose ist eine klinische Beurteilung einer menschlichen Reaktion auf Gesundheitszustände/Lebensprozesse oder die Vulnerabilität eines Individuums, einer Familie, Gruppe oder Gemeinschaft für diese Reaktion. [...] Eine Pflegediagnose besteht aus drei essenziellen Elementen, die als PES-Schema formuliert sind: P = Problem, E = Einflussfaktoren, S = Symptome (bestimmende Merkmale)« (Doenges et al., 2018, S. 98).

Wenn sich Pflegende im Clinical Reasoning entwickeln, ist die Diagnosestellung genauer, die Pflegeintervention zielgerichtet und führt damit zu besseren Pflegeergebnissen (Leoni-Schreiber et al., 2021). Oberste Maxime ist es, die Selbstpflegefähigkeit zu erhalten.

Nachfolgend sind ausgewählte Pflegediagnosen der NANDA-Taxonomie exemplarisch für Gerd Schuster (GS) aufgeführt:

Sequenz 1

- P: Hoffnungslosigkeit
- E: soziale Isolation, Verschlechterung des körperlichen Zustands
- S: GS glaubt nicht, dass sich etwas verändern wird, mutlose verbale/nonverbale Hinweise, reduzierte Reaktion auf Reize
- Ressource: GS schöpft Kraft aus der Natur, Enkel und Ehefrau, erkennt den Krankenhausaufenthalt als wichtig an
- Ziel: GS nimmt sich in der Phase der Trauer Zeit, Raum und Ausdruck, setzt aufbauende Nahziele fest
- Intervention: beachten der familiären, sozialen und körperlichen Situation, ermitteln kultureller/spiritueller Werte, feststellen früher genutzter Bewältigungsstrategien.
  Prozessbegleitung: ermutigen, der Trauer Ausdruck zu geben, z. B. durch Schreiben oder Malen. Unterstützen, kurzfristige Ziele zu identifizieren. In emotional belastenden Phasen können Einreibungen, wenn gewünscht, durchgeführt werden (Handmassage mit Lavendelölmischung 1 % über 5 Min., zur

Nacht atemstimulierende Einreibungen (ASE) mit Rosen-Lavendelölmischung mindestens 10 Min.). Aktives Zuhören oder auch Emotionen zulassen kann ebenfalls hilfreich sein

Sequenz 2

P: Mangelernährung
E: unzureichende Nahrungsaufnahme (Übelkeit), Unfähigkeit genügend Nährstoffe aufzunehmen
S: Nahrungsaversion, Veränderung des Geschmacksempfindens, Nahrungsaufnahme weniger als die erforderliche Tagesdosis
Ressource: GS isst gerne Gemüse, ist überzeugt von der Heilkraft von Pflanzen, trinkt gerne Wein
Ziel: GS zeigt fortschreitende Gewichtszunahme
Interventionen: feststellen, ob GS kauen, schlucken und schmecken kann, Mundschleimhaut (MSH) und Zahnstatus beurteilen (interdisziplinär Logopädie hinzuziehen), anhand Minimal Nutritional Assessment eine mögliche Mangelernährung einschätzen, Tagesbedarf Kalorien berechnen, Evaluieren der gesamten Kalorienzufuhr pro Tag, in Fallbesprechung klären, wie Ernährung angepasst werden sollte, z. B. durch viele kleinere Mahlzeiten.

Sequenz 3:

P: geschädigte MSH
E: Malnutrition, Dehydratation, Mundatmung
S: Xerostomie, beeinträchtigte Fähigkeit zu schlucken
Ressource: GS mag gerne (Heil-)Kräutertees, Eis
Ziel: spezifische Interventionen zur Förderung einer gesunden MSH
Interventionen: Screening mittels OHAT (oral health assessment tool), feststellen der Menge der Ernährungs-/Flüssigkeitszufuhr, Anleitung zur Mundpflege, Eiswürfel aus Malvenblütentee mind. 2 ×/Schicht anbieten.

Die Bewegung wird zunehmend eingeschränkt. Wie unterstützen Sie Gerd Schuster?

Im Verlauf der Erkrankung nehmen der Rigor, Tremor und die posturale Instabilität zu. Phasen guter Beweglichkeit wechseln sich mit Phasen schlechter Beweglichkeit ab. Pflegende ermutigen zu bewusster Bewegung, z. B. bei der Körperpflege, oder zu Freizeitaktivitäten wie Nordic Walking (Schubert 2018).
Der Expertenstandard Sturzprophylaxe ist zu beachten. Für Gerd Schuster treffen folgende Sturzrisiken zu: Beeinträchtigung sensomotorischer Funktionen und der Balance; psychotrope Medikamente, Polypharmazie; Gefahren in der Umgebung (z. B. Unebenheiten im Garten). Der Garten scheint mehr Ressource als Risiko für Gerd Schuster zu sein, so dass er möglichst barrierefrei genutzt werden sollte. Die

Pflegediagnose Sturzgefahr findet bei Gerd Schuster Anwendung (Doenges et al., 2018).

Die Leitlinie zum iPS empfiehlt den Zugang zu physiotherapeutischer Behandlung u. a. mit dem Ziel des Gangtrainings, Verbesserung/Erhalt des Gleichgewichtes, Kraft und Dehnübungen ergänzt durch gezielte Pflegeinterventionen.

Cues sind kurze optische oder akustische Kommandos, um ein Freezing (Bewegungsstarre) zu überwinden, z. B. »linker Fuß geht nach vorne« oder im Rhythmus klatschen, oder ein Lichtsignal, das aus der Gehhilfe auf den Boden vor der/dem Patient:in projiziert wird. Tägliche aktive oder passive Übungen tragen zur Stabilität bei. In Bezug auf die orthostatische Hypotension muss die tägliche Flüssigkeits- und Salzzufuhr bedacht werden.

Wie kann Pflege bei der Dysphagie die Nahrungszufuhr gewährleisten und vor Aspirationspneumonie schützen?

Die Therapie des Facio-Oralen Traktes (FOTT) bietet neben der funktionellen Dysphagie-Therapie als multidisziplinäres Konzept eine Antwort auf diese Frage.

Der Mund gilt als zu schützende Intimsphäre (Nydahl & Bartoszek, 2000). Isa und Gerd Schuster werden angeleitet und in der Anwendung begleitet, so dass FOTT in den Alltag eingebaut werden kann. Das multiprofessionelle Team arbeitet Hand in Hand mit dem Ehepaar Schuster. Im »Algorithmus für Facial Oral Tract Therapy« (Schow, 2019) wird beschrieben, wie strukturiert vorgegangen werden kann. Ebenso ist das Lehrbuch »F.O.T.T.: Die Therapie des Facio-Oralen Trakts nach Kay Coombes« von Nusser-Müller-Busch (2023) eine gute Ergänzung zu einer fachlichen Weiterqualifikation.

4.5 Fragen aus spezifisch medizinischer Perspektive

Welche neuropsychiatrischen Probleme identifizieren Sie bei Herrn Schuster?

Depressive Verstimmung. Differenzialdiagnosen: Anpassungsstörung, Dysthymie oder antizipierte Trauerreaktion. Bei iPS treten häufig weitere neuropsychiatrische Komplikationen auf, u. a. mild cognitive impairment (früh etwa in 10 %, insgesamt bis zu 25 % der Fälle; Weintraub et al., 2015), Demenz (25–35 %; Aarsland & Kurz, 2010), psychotische Symptome (30 %), Apathie (bis zu 30 %) (Zahodne & Fernandez, 2008).

Medikamentöse Therapie: zuerst dopaminerge Therapie optimieren, ggf. Safinamid (MAO-B-Hemmer mit antidepressiver Wirkung; reduziert auch Tagesmüdigkeit bei iPS). In zweiter Linie Antidepressiva. Die multidimensionale palliativmedizinische Behandlung ermöglicht, Kofaktoren zu adressieren (z. B. Schmerzen, Schlafstörung, soziale Isolation).

Woran müssen Sie bei der dopaminergen Medikation eines iPS-Patienten denken?

Bei neurologischen Erkrankungen ist die kausale Therapie symptomlindernd. Das Gefühl, im eigenen Körper gefesselt zu sein, wird von iPS-Patienten als sehr belastend beschrieben. Die nicht-motorischen Symptome (z. B. Depression, Apathie, Angst, Schmerzen) treten oftmals früh im Verlauf auf. Beides lässt sich durch eine optimierte dopaminerge Therapie verbessern.

Herausforderungen im Verlauf:

- Aufnahmeprobleme (Schluckstörungen, Gastroparese, Obstipation): unzureichende Substitution und Exsikkose, die auch die Beweglichkeit verschlechtert.
- Reduzierte Dopaminspeichermöglichkeiten aufgrund Neurodegeneration: ggf. psychotische Symptome und rascher Wirkverlust.

Maßnahmen:

- Beweglichkeit dokumentieren (mind. vier- bis sechsmal am Tag).
- Tagesdosis in mehr Einzelgaben aufteilen und zeitlich anpassen.

Einschränkungen sind die Adhärenz zu mehrfach täglichen Medikamenteneinnahmen und die Koordination der Nahrungsaufnahme (L-Dopa wird in Konkurrenz mit Aminosäuren resorbiert und muss daher mindestens eine halbe Stunde vor und mindestens zwei Stunden nach den Mahlzeiten eingenommen werden). Sollte daher eine hinreichende Behandlung nicht möglich sein, sind nicht-orale dopaminerge Behandlungswege zu erwägen.

Alternativen:
Lebenszeiterwartung mehr als sechs Monate: Duodopa-Gel-Therapie über PEG/PEJ, über PEG-Schenkel: Flüssigkeitszufuhr.

Mgl. Lebenszeiterwartung eher Wochen als Monate: transdermale Dopaminagonisten (z. B. Rotigotin-Pflaster) oder subkutane Apomorphin-Therapie. Dies sind auch Therapieoptionen zur symptomatisch dopaminergen Behandlung in der letzten Lebensphase; alternativ: parenterale Benzodiazepine.

Literatur

Aarsland D, Kurz MW (2010) The epidemiology of dementia associated with IPS disease. Journal of the neurological sciences 289(1–2): 18–22.

Bacher A (2020) Wenn Kinder nach Sterben und Tod fragen. Elternbildung. (https://www.el tern-bildung.at/expert-inn-enstimmen/wenn-kinder-nach-sterben-und-tod-fragen/, Zugriff am 16.04.2021)

Bauer C (2010) »Das wäre doch gelacht!«—Humor als Ressource in der Beratung und Therapie von Familien. Zeitschrift für Systemische Therapie 28(4): 160–166.

Becker P (1999) Allgemeine und Differentielle Psychotherapie auf systemischer Grundlage. In: Wagner R F, Becker P (Hrsg.) Allgemeine Psychotherapie: neue Ansätze einer Integration psychotherapeutischer Schulen. Hogrefe Verlag.

Bühring U (2011) Praxis-Lehrbuch der modernen Heilpflanzenkunde: Grundlagen – Anwendung – Therapie. 3. Aufl.: Haug.

Burton CR, Payne S, Addington-Hall J et al. (2010) The palliative care needs of acute stroke patients: a prospective study of hospital admissions. Age and ageing 39(5): 554–559.

Büscher A (2013) Expertenstandard Sturzprophylaxe in der Pflege. 1. Aktualisierung. Osnabrück: Deutsches Netzwerk für Qualitätsentwicklung in der Pflege (DNQP).

Busch MA, Kuhnert R (2017) 12-Monats-Prävalenz von Schlaganfall oder chronischen Beschwerden infolge eines Schlaganfalls in Deutschland.

Carter J, Lacchetti C, Andersen BL et al. (2018) Interventions to address sexual problems in people with cancer: American Society of Clinical Oncology clinical practice guideline adaptation of Cancer Care Ontario guideline. J Clin Oncol 36(5): 492–511.

Chinn PL, Kramer MK (1996) Pflegetheorie. Ullstein Medical.

Dempsey L, Dowling M, Larkin P et al. (2015) The unmet palliative care needs of those dying with dementia. International journal of palliative nursing 21(3): 126–133.

Deutsches Zentrum für Altersfragen (2009) Statistisches Informationssystem GeroStat. Alzheimer Europe.

Deuschl G, Maier W (2016) S3-Leitlinie Demenzen. In: Deutsche Gesellschaft für Neurologie (Hrsg.) Leitlinien für Diagnostik und Therapie in der Neurologie: 33.

Doenges ME, Moorhouse MF, Murr AC et al. (2018) Pflegediagnosen und Pflegemaßnahmen. Bern:Hogrefe.

Ebersbach DG (2016) Idiopathisches IPS-Syndrom. (https://register.awmf.org/, Zugriff am 18.04.2024)

Exton MS, Krüger TH, Koch M et al. (2001) Coitus-induced orgasm stimulates prolactin secretion in healthy subjects. Psychoneuroendocrinology 26(3): 287–294.

Fowler LP (1998) Improving critical thinking in nursing practice. Jorunal for nurses in staff development: 183–187.

Galushko M, Golla H, Strupp J et al. (2014) Unmet needs of patients feeling severely affected by multiple sclerosis in Germany: a qualitative study. Journal of palliative medicine, 17(3): 274–281.

Glare PA, Chow K (2015) Validation of a simple screening tool for identifying unmet palliative care needs in patients with cancer. Journal of oncology practice 11(1): e81-e86.

Gómez-González J, Martín-Casas P, Cano-de-la-Cuerda R (2019) Effects of auditory cues on gait initiation and turning in patients with IPS's disease. Neurología (English Edition) 34(6): 396–407.

Heinzel S, Berg D, Binder S et al. (2018) Do we need to rethink the epidemiology and healthcare utilization of IPS's disease in Germany? Frontiers in neurology 9: 500.

Kissane DW, Bultz BD, Butow PN et al. (2010) Handbook of Communication in Oncology and Palliative Care. Oxford University Press.

Kohler M, Saxer S & Fringer A (2014) Im Körper gefangen sein – Das Erleben und die Bewältigung der krankheitsbedingt veränderten Bewegungsmuster von Menschen mit IPS und ihren Angehörigen. Pflege; Hogrefe Verlag: S. 153–161.

Kuckeland H, Scherpe M, Schneider K (2008) Beratung in der Pflege – zukunftsorientierte Aufgaben für Pflegekräfte. Unterricht Pflege – Beratung 13(3): 2–11.

Lennaerts-Kats H, van der Steen JT, Vijftigschild Z et al. (2020) RADPAC-PD: A tool to support healthcare professionals in timely identifying palliative care needs of people with IPS's disease. PloS one 15(4): e0230611.

Leoni-Scheiber C, Mayer H, Müller-Staub M (2021) Effekte von Guided Clinical Reasoning auf die Qualität des Advanced Nursing Process – Eine experimentelle Interventionsstudie. Pflege 34: 92–102.

Mai T (2018) Stand und Entwicklung der Rolle als IPS Nurse in Deutschland – Eine Online-Befragung. Pflege 37(4): 181–189.

Mennemann H, Dummann J (2020) Einführung in die Soziale Arbeit. 3. und erweiterte Aufl. Baden-Baden: Nomos Verlagsgesellschaft.

Moss AH, Lunney JR, Culp S et al. (2010) Prognostic significance of the »surprise« question in cancer patients. Journal of palliative medicine 13(7): 837–840.

NANDA; North American Nursing Diagnosis Association International, International Journal of Nursing Terminologies and Classifications, Wiley-Blackwell (ISSN 1541–5147)

Nydahl P, Bartoszek G (2000) Basale Stimulation: Neue Wege in der Intensivpflege. München: Urban und Fischer.

Quarks (2021) Phasen einer Krise. (https://www.quarks.de/gesellschaft/psychologie/phasen-einer-krise/, Zugriff am 16.04.2021).

Saleem TZ, Higginson IJ, Chaudhuri KR et al. (2013) Symptom prevalence, severity and palliative care needs assessment using the Palliative Outcome Scale: a cross-sectional study of patients with IPS's disease and related neurological conditions. Palliative Medicine 27(8): 722–731.

Saunders CM (1967) The care of the terminal stages of cancer. Annals of the Royal College of Surgeons of England 41. Suppl: 162–169.

Schow T (2019) Algorithmus für Facial Oral Tract Therapy. (https://www.formatt.org, Zugriff am 16.04.2021)

Schubert B (2018) Aus der Starre heraushelfen. Die Schwester Der Pfleger 9/2018: 50.

Simon FB (2006) Gemeinsam sind wir blöd!? 2. Aufl.: Carl Auer-Verlag GmbH.

Sepúlveda C, Marlin A, Yoshida T et al. (2002) Palliative care: the World Health Organization's global perspective. Journal of pain and symptom management 24(2): 91–96.

Staudacher D (2021) Das »Haus« der Hoffnung. Pflegen: Palliativ 49: 4–11.

Temlett JA, Thompson PD (2006) Reasons for admission to hospital for IPS's disease. Internal medicine journal 36(8): 524–526.

Weintraub D, Simuni T, Caspell-Garcia C et al. (2015) Cognitive performance and neuropsychiatric symptoms in early, untreated IPS's disease. Movement Disorders 30(7): 919–927.

Woodford H, Walker R (2005) Emergency hospital admissions in idiopathic IPS's disease. Movement disorders: official journal of the Movement Disorder Society 20(9): 1104–1108.

World Health Organization (1990) Cancer pain relief and palliative care. Report of a WHO Expert Committee. World Health Organ Tech Rep Ser. 804: 1–75. PMID: 1702248.

Zahodne LB, Fernandez HH (2008) Pathophysiology and treatment of psychosis in IPS's disease. Drugs & aging 25(8): 665–682.

Zegelin A (2020) Hoffnung unterstützen – eine wichtige Pflegeaufgabe. Die Schwester Der Pfleger 1/2020: 4–7.

5 Palliative Versorgung kardiovaskulärer Erkrankungen

Andrea Bischoff, Christian Blau, Sabrina Neisius und Silke Rolke

5.1 Fallvignette

Herr Münch (63 Jahre) wird mit kardialer Dekompensation und ICD-Schockabgabe (implantierbarer Cardioverter-Defibrillator) in die Notaufnahme eingeliefert.

Was zuvor passierte: Vor neun Jahren verspürte Herr Münch am Abend eines beruflich herausfordernden Tages Schmerzen im Bereich der linken Brust, die er auf eine Muskelzerrung zurückführte. Im Verlauf der Nacht nahmen die Schmerzen zu. Die Ehefrau rief daraufhin den Notarzt. Bei einem ST-Hebungsinfarkt wurde in einer sofort durchgeführten Herzkatheteruntersuchung eine schwere koronare 3-Gefäßerkrankung (KHK; koronare Herzerkrankung) festgestellt. Trotz Stentimplantation zur Aufweitung einer Engstelle eines Herzkranzgefäßes bildete sich eine große Narbe mit Aneurysma im Bereich der Herzvorderwand. Anamnestisch wird ein lange bestehender und bis dato unbehandelter Bluthochdruck genannt. Auch besteht eine familiäre Prädisposition mit Herzinfarkt des Vaters im Alter von 46 Jahren sowie eine Hypercholesterinämie. Eine medikamentöse Therapie (Betablocker, Amlodipin, Acetylsalicylsäure, Prasugrel, Statin) wurde nach dem damaligen Infarktereignis eingeleitet.

Herr Münch arbeitete damals als selbständiger IT-Ingenieur 60–80 Stunden/Woche. Nach dem Herzinfarkt führte er auch aus wirtschaftlichen Gründen seinen Betrieb mit gleichem Engagement weiter wie zuvor. Einen Nikotinkonsum schränkte er ein, die komplette Nikotinkarenz gelang nicht. Bei fehlender kardiologischer Anbindung wurde die Medikation durch den Hausarzt verordnet. Fünf Jahre nach dem beschriebenen Herzinfarkt wurde Herr Münch zu Hause reanimationspflichtig. Die Ehefrau führte zunächst eine Laienreanimation durch. Nach 20-minütiger Reanimation und zweimaliger Defibrillation durch den Notarzt bei ventrikulärer Tachykardie (Herzrasen) wurde Herr Münch erneut koronarangiographiert. Hier stellte sich ein Fortschreiten der KHK dar. Bei Verengung aller drei Herzkranzgefäße erfolgte eine Bypass-Operation mit einem Gefäßersatz zur Überbrückung der Engstellen. Sekundärprophylaktisch wurde ein ICD implantiert. Eine anschließende stationäre Rehabilitation lehnte Herr Münch ab. Seine berufliche Tätigkeit konnte Herr Münch nur noch eingeschränkt ausführen. Seit dem Herzinfarkt vor neun Jahren hatte er 33 kg Gewicht zugenommen. Darüber hinaus wurde nun ein Diabetes mellitus Typ II diagnostiziert.

Auf dringenden Wunsch der Ehefrau wurde Herr Münch in einer spezialisierten Herzinsuffizienzsprechstunde vorstellig. Die linksventrikuläre Pumpfunktion zeigte sich mittelschwer eingeschränkt, die Mitralklappe beginnend hochgradig insuffizient. Trotz Optimierung der Herzinsuffizienztherapie (Hinzunahme eines SGLT-2 Inhibitors und Schleifendiuretikums, Umstellung von Amlodipin auf Sacubitril/Valsartan) konnte zwar die Mitralklappeninsuffizienz reduziert werden, Herr Münch beklagte jedoch weiterhin eine Atemnot bei nur geringer Belastung sowie Thoraxschmerzen bei stärkerer Anstrengung. Trotz entwässernder Therapie neigte Herr Münch zu peripheren Ödemen. Bei bekanntem kompletten Linksschenkelblock erfolgte eine Aufrüstung des ICDs auf ein biventrikuläres System (Synchronisierung der Herzkontraktion). Herr Münch erfuhr nach der OP in den nächsten 13 Monaten eine Verbesserung seiner Symptomatik. Vor zwei Jahren wurden nach wiederholten kardialen Dekompensationen mit stationären Aufenthalten zwei MitraClips bei nun wiederholt festgestellter relevanter Mitralklappeninsuffizienz implantiert. Dies führte jedoch nur passager zu einer leichten Verbesserung der Beschwerden.

Vor acht Monaten erlitt Herr Münch eine ICD-Schockabgabe bei ventrikulärer Tachykardie, eine anschließende Herzkatheteruntersuchung erbrachte keine Interventionsmöglichkeit bei desolatem Gefäßstatus. Bei bekannter Niereninsuffizienz (Bluthochdruck, Diabetes mellitus, Herzinsuffizienz) zeigte sich im Verlauf eine deutliche weitere Abnahme der Nierenfunktion.

Wie es aktuell weitergeht: Bei erneuter kardialer Dekompensation sowie ICD-Schockabgaben bei ventrikulären Tachykardien wird eine stationäre Aufnahme auf eine Überwachungsstation notwendig. Die erste Schockabgabe habe Herr Münch am Frühstückstisch bei vollem Bewusstsein erlebt, die Ehefrau war anwesend. Sie habe anschließend den Notarzt gerufen. Nach intravenöser diuretischer Therapie und passagerer nicht-invasiver Beatmungstherapie kann Herr Münch stabilisiert werden. Er wünscht explizit, eine solche ICD-Schockabgabe nie mehr erleben zu müssen. Auch lehnt er jegliche weitere, invasive Eingriffe ab. Sein sehnlichster Wunsch sei, mit wenig Atemnot nach Hause gehen zu dürfen.

5.2 Multiprofessionelle Lösungsansätze

Was sind die für das Behandlungsteam wichtigen Symptome einer Herzinsuffizienz und welche Symptome treten bei einer Dekompensation (Entgleisung der Herzmuskelschwäche) in den Vordergrund?

Bei der Herzinsuffizienz kann zwischen einer Insuffizienz des rechten sowie des linken Herzens unterschieden werden. Häufig hat man es aber mit Mischformen zu tun. Da es sich beim Blutkreislauf um ein geschlossenes System handelt, sind früher oder später immer das rechte und das linke Herz von der Insuffizienz betroffen.

Bei rechtsführenden Herzinsuffizienzen kommt es zu einem Rückstau in den Körperkreislauf, das Blut kann nicht richtig zur Lunge befördert werden. Dadurch kann es zur Ödembildung der Beine und Aszites (Bauchwasser) sowie zu einer Beeinträchtigung der Leber- und Nierenfunktion kommen. Klinisch fällt häufig eine Schwellung der Unterschenkel zuerst auf. Im weiteren Verlauf der Erkrankung kann die dauerhafte Stauung dann zu einem Leber- und/oder Nierenversagen führen. Da das Blut auch nicht ausreichend zur Lunge befördert wird, ist Atemnot ein häufiges Symptom, wobei im Röntgenbild nicht immer eine Stauung im Bereich der Lunge zu sehen ist.

Bei der linksführenden Dekompensation ist das Herz nicht richtig in der Lage, das Blut in den Körper zu pumpen. Hier kommt es zu einem Rückstau in den Lungenkreislauf mit einer entsprechenden Belastung des rechten Herzens sowie einem Anstieg des Druckes in den Lungengefäßen. Klinisch zeigt sich hier die Atemnot als führendes Symptom. Im Röntgenbild zeigt sich eine deutliche Stauung der Lunge bis hin zum ausgeprägten Lungenödem.

Die Intensität der Atemnot wird hier meistens anhand der NYHA-Klassifikation (New York Heart Association) beschrieben (▶ Tab. 5.1).

Tab. 5.1: NYHA-Klassifikation

Stadium	Definition
NYHA I	Herzerkrankung ohne körperliche Einschränkung. Alltägliche körperliche Belastung verursacht keine inadäquate Erschöpfung, Rhythmusstörungen, Atemnot oder Angina pectoris (Engegefühl der Brust).
NYHA II	Herzerkrankung mit leichter Einschränkung der körperlichen Leistungsfähigkeit. Keine Beschwerden in Ruhe. Alltägliche körperliche Belastung verursacht Erschöpfung, Rhythmusstörungen, Atemnot oder Angina pectoris.
NYHA III	Herzerkrankung mit höhergradiger Einschränkung der körperlichen Leistungsfähigkeit bei gewohnter Tätigkeit. Keine Beschwerden in Ruhe. Geringe körperliche Belastung verursacht Erschöpfung, Rhythmusstörungen, Atemnot oder Angina pectoris.
NYHA IV	Herzerkrankung mit Beschwerden bei allen körperlichen Aktivitäten und in Ruhe. Bettlägerigkeit.

Wie können Symptome der akuten Herzinsuffizienz behandelt werden?

Zunächst steht die Behandlung der Ursache im Vordergrund. Zur Behandlung der Symptome ist meist eine Entwässerung notwendig. Diese sollte sowohl medikamentös durch die Gabe diuretisch wirksamer Medikamente (Schleifendiuretika) als auch minimalinvasiv erfolgen. Aszites und Pleuraergüsse können rasch und relativ komplikationsarm punktiert werden, wenn keine orale Antikoagulation (Blutverdünnung) dem entgegensteht.

Bei der medikamentösen Therapie ist eine engmaschige Kontrolle der Nierenwerte und Elektrolytparameter obligat, um keine schweren Herzrhythmusstörungen auszulösen oder eine Dialysepflichtigkeit zu riskieren.

Wie schätzen Sie die Lebenserwartung bei einer fortgeschrittenen Herzinsuffizienz ein?

Die Lebenserwartung bei einer weit fortgeschrittenen Herzinsuffizienz ist deutlich reduziert und dennoch individuell unterschiedlich. So ist es gerade bei wiederholten Komplikationen (im Sinne von Dekompensationen) äußerst wichtig, auf die Schwere der Erkrankung hinzuweisen. Insbesondere die Reduktion möglicher Risikofaktoren für die Grunderkrankung, wie zum Beispiel das Rauchen oder Diabetes, ist zentral.

Welchen Stellenwert hat ein Advance Care Planning für Menschen mit Herzinsuffizienz?

Bezugnehmend auf die begrenzte Lebenserwartung macht es Sinn, mit Betroffenen und ihren Angehörigen über Wünsche und Vorstellungen am Lebensende zu sprechen. Häufig wird dieses Thema im familiären Kreis nicht oder nur unzureichend angesprochen und verfasste Patientenverfügungen sind sehr allgemein gehalten. Es gibt verschiedenste Systeme, mit deren Hilfe der Patientenwille klar formuliert und eindeutig festgehalten werden kann. Häufig gibt es lokale Initiativen wie zum Beispiel den »Wiesbadener Palliativpass« (www.zapv.de) oder den »Notfallbogen in einfacher Sprache aus der Region Aachen« (www.palliatives-netzwerk-region-aachen.de). Entscheidend ist hier nicht das verwendete Dokument, sondern die Akzeptanz im jeweiligen Bereich. Daher macht eine Besprechung mit dem betreuenden medizinischen Team Sinn. Viele Kliniken verwenden nach wie vor eigene Dokumente, um die gewünschte Versorgung nach einer Krankenhausaufnahme zu dokumentieren.

5.3 Zusätzliche Fragen aus spezifisch medizinischer Perspektive

Welche Therapieoptionen gibt es vielleicht noch für Herrn Münch?

In den letzten Jahren sind immer neue technische Verfahren entwickelt worden. Neben der Implantation eines Defibrillators zur Vermeidung eines plötzlichen

Herztodes bei malignen Herzrhythmusstörungen sind inzwischen Herzschrittmacher und Defibrillatoren zur Resynchronisation des Kontraktionsablaufes (CRT = Cardiac Resynchronisation Therapy) verfügbar. Diese Systeme optimieren das aufeinander abgestimmte Kontrahieren des rechten und linken Herzens und wirken auf diese Weise Stauungsphänomenen im kleinen und großen Körperkreislauf entgegen.

Zudem können schwere Erkrankungen der Herzklappen, die entweder ursächlich für die Herzinsuffizienz sein können (Aortenklappenstenose) oder in deren Folge sekundär aufgetreten sind (Mitralklappen- und Trikuspidalklappeninsuffizienz), immer besser minimalinvasiv behandelt werden.

Als Eskalation nach den ausgeschöpften Therapieoptionen besteht noch die Möglichkeit eines kardialen Assist Devices, also die Implantation einer elektrisch betriebenen Pumpe, um das Herz zu entlasten oder die Vorstellung zur Herztransplantation. Diese Therapiemöglichkeiten stehen nur in speziellen überregionalen Herzinsuffizienz-Zentren zur Verfügung. Informationen über Standorte findet man zum Beispiel auf der Internetseite der deutschen Gesellschaft für Kardiologie.

Gibt es eine Möglichkeit, die medikamentöse Therapie zu erweitern?

Die medikamentöse Therapie ist bei dem Patienten schon sehr komplex und umfasst neuere Wirkstoffe wie einen SGLT-2 Inhibitor sowie die Kombination aus Sacubitril/Valsartan. Somit ergeben sich hier nur wenige neue Möglichkeiten. Da insbesondere die wiederholte Schockabgabe durch den implantierten Defibrillator problematisch ist, kann ein Therapieversuch mit antiarrhythmischen Medikamenten unternommen werden. Herr Münch könnte zum Beispiel mit Amiodaron behandelt werden. Mögliche Nebenwirkungen bei der langfristigen Anwendung stehen hier im Hintergrund. Ein engmaschiges Monitoring des Patienten muss ohnehin erfolgen, so dass hier eine entsprechende Überwachung problemlos möglich ist. Außerdem könnte die Medikation noch auf Vericiguat umgestellt werden. Vericiguat stimuliert die lösliche Guanylatzyklase (sGC) und erhöht hierdurch den intrazellulären Guanosinmonophosphat-Spiegel, welcher unabhängig von NO (Stickstoffmonoxid) zu einer Vasodilatation der glatten Muskulatur und Herzentlastung führt. SGLT-2 Hemmer inhibieren den Glukosetransporter SGLT-2 in der Niere, der für den größten Teil der Glukose-Rückresorption verantwortlich ist. Die Glukose-senkende Wirkung ist damit unabhängig von Insulin und entsteht durch eine vermehrte Glukoseausscheidung über den Urin (Glukosurie). SGLT-2-Hemmer erlangen als wichtiges Standbein aktuell eine immer größer werdende Bedeutung in der Behandlung der Herzinsuffizienz (NVL Chronische Herzinsuffizienz, 2023).

Welche Optionen bestehen in der letzten Lebensphase in Bezug auf Medikamente? Können implantierte Devices (Schrittmacher, Defibrillatoren) deaktiviert werden?

Falls keine Therapieoption zu einer Verbesserung führt, so ist im Rahmen eines palliativen Ansatzes eine Reduktion der Medikation häufig gewünscht. Gerade bei dem Krankheitsbild einer terminalen Herzinsuffizienz ist jedoch ein Absetzen aller Medikamente problematisch. Insbesondere die spezifische Herzinsuffizienzmedikation sowie die entwässernde Medikation ist essenziell für eine effektive Symptomkontrolle. Darüber hinaus kann es zu einer rapiden Verschlechterung des Allgemeinbefindens mit ausgeprägter Atemnot und schweren Herzrhythmusstörungen kommen. Eine Rücksprache mit den primär Behandelnden sollte erfolgen, auch wenn ein strikt palliatives Prozedere angestrebt wird.

Bezüglich der implantierten Devices kann eine Umprogrammierung zur Verhinderung negativer Effekte erfolgen. So kann bei Defibrillatoren die Schockfunktion deaktiviert werden, ohne die Schrittmacherfunktion zu beeinträchtigen. Herzschrittmacher können zwar nicht komplett deaktiviert, jedoch technisch unwirksam geschaltet werden. Auch hier ist jedoch beispielsweise die Funktionalität eines CRT-Devices enorm wichtig für die Symptomkontrolle und sollte nur in Ausnahmefällen ausgeschaltet werden. Die CRT-gestützte Synchronisation der Funktion vom rechten und linken Herzen kann Atemnot in der Sterbephase entgegenwirken, so dass bei Kombinationsgeräten am Lebensende die ICD-Funktion ausgeschaltet werden sollte, während die CRT-Funktion eingeschaltet bleiben kann (Schick et al., 2022).

Kommt es bei implantiertem Defibrillator in der Sterbephase zu einer wiederholten Schockabgabe, so kann das Auflegen eines Magneten auf den Defibrillator dies wirksam unterdrücken. Dabei bleibt die CRT-Einheit zur Herzsynchronisation weiterhin aktiv.

Besteht für Patient:innen mit einer terminalen Herzinsuffizienz die Möglichkeit, in ein Hospiz bzw. in eine SAPV-Versorgung aufgenommen zu werden?

Trotz aller Therapieoptionen und Entwicklungen der letzten Jahre sind die meisten Therapiekonzepte der Herzinsuffizienz palliativer Natur. Im Fall des Fortschreitens der Herzschwäche soll der Patientenwille bezüglich einer Eskalation der Therapie erfasst und dokumentiert werden. Eine umfassende Aufklärung aller betroffenen Personen sollte frühzeitig erfolgen. Hierdurch kann eine unerwünschte »Übertherapie« vermieden werden. Bei fortgeschrittenem Krankheitsstadium kann auch eine Einweisung in ein Hospiz oder die Verordnung einer SAPV-Unterstützung erfolgen. Im Zweifel kann auch eine Kontaktaufnahme mit den sog. »Heart Failure Units« (HFUs) als spezialisierten Herzinsuffizienz-Zentren Sicherheit geben.

5.4 Zusätzliche Fragen aus spezifisch pflegefachlicher Perspektive

Welche Bedeutung hat die Betreuung von Herzinsuffizienzpatienten durch Heart-Failure-Nurses (HFN)?

Seit wenigen Jahren wird die Ausbildung zur Heart-Failure-Nurse an mehreren HFU-Zentren in Deutschland angeboten. Mit Erhalt des Zertifikats sind Pflegefachpersonen in Herz-Kreislauf-Physiologie und Pathophysiologie, Medikation, Device-Therapie, Life-Style-Modifikation und Monitoring von Herzpatient:innen ausgebildet.

Optimalerweise beginnt eine Betreuung von herzinsuffizienten Patienten durch HFNs bereits nach dem Indexereignis (z. B. Herzinfarkt). Ziel ist die Verbesserung der Lebensqualität durch Stabilisierung oder Steigerung der Herzleistung sowie frühzeitiges Erkennen kardialer Dekompensationen. Letztere können zu Hospitalisierungen, Abnahme der Pumpleistung sowie Verschlechterung der Lebenserwartung führen. Studien weisen eine signifikante Reduktion der Sterbe- sowie Hospitalisierungsrate aufgrund engmaschiger persönlicher bzw. telefonischer Betreuung von Herzinsuffizienzpatienten durch Heart-Failure-Nurses nach (Inglis et al., 2015).

Wie sähe eine optimale Betreuung unseres Patienten durch Heart-Failure-Nurses aus?

Viele Patient:innen können nach einem kardialen Ereignis wie einem Herzinfarkt oftmals die medizinischen Informationen kognitiv sowie emotional nicht adäquat aufnehmen und verarbeiten. Hier ist es hilfreich, wenn HFNs in einem angemessenen Zeitrahmen patientenrelevante Fragen beantworten. Der erste persönliche Kontakt und die Planung des weiteren Prozederes schaffen Vertrauen und können die Compliance, Eigenverantwortlichkeit und Selbstfürsorge des Patienten stärken. Kernpunkt der Betreuung ist die telefonische Anbindung, die zunächst wöchentlich erfolgt. Findet sich eine stabile klinische Situation, kann der Abstand vergrößert werden. Gestärkt und begleitet wird insbesondere die Selbstkontrolle durch tägliches Erfassen nicht-invasiver Parameter (Vitalwerte, Gewicht). Nach Rücksprache mit der Ärzt:in kann so direkt z. B. bei einem zu hohen Blutdruck oder Wassereinlagerung eine Anpassung der medikamentösen Therapie erfolgen. Diese Betreuung ist darauf ausgelegt, lebenslang und in letzter Konsequenz auch ergänzend zu einer palliativen Versorgung, z. B. im Rahmen der allgemeinen (AAPV) oder spezialisierten ambulanten Palliativversorgung (SAPV), fortgeführt zu werden.

Wie kann Herrn Münch aus pflegerischer Sicht am besten geholfen werden?

Patient:innen und Pflegekräfte werden dafür sensibilisiert, bereits leichte Veränderungen der Körperfunktionen des Betroffenen wahrzunehmen. Eine Zunahme der peripheren Ödeme an Knöcheln und/oder Atemnot stellt einen frühen Indikator für eine beginnende akute Herzinsuffizienz dar. Eine Gewichtszunahme von 1 kg über Nacht oder 2 kg über drei Tage kann bereits ein sensibles Zeichen einer beginnenden kardialen Dekompensation sein, die durch eine kurzfristige Steigerung der diuretischen Therapie verhindert werden könnte. Die sorgsame Wahrnehmung einer möglichen Überwässerung auch im terminalen Stadium zur Symptomkontrolle ist wichtig. Eine Intensivierung der Entwässerungstherapie führt durch Reduktion des Lungenödems zu einer Verbesserung der Atemnot. Ebenso können Schmerzen gelindert werden, die durch eine periphere Stauung z. B. im Bereich der Unterschenkel entstehen.

5.5 Zusätzliche Fragen aus spezifisch psychokardiologischer Perspektive

Warum ist Psychokardiologie so wichtig?

So wie unser Patient Herr Münch kommen viele Herzpatienten lediglich für die Ausstellung eines Rezeptes in die ärztliche Sprechstunde und antworten auf die Frage, wie es ihnen gehe, mit einem knappen »gut!«. Nur selten gelingt ein Blick hinter die Fassade. Dann wird evtl. zaghaft über Schlafstörungen berichtet und über eine nicht erklärbare Gewichtszunahme, darüber, dass man soziale Kontakte meide und kaum noch vor die Tür gehe. Und meist erst auf Nachfrage wird deutlich, dass körperliche Nähe zwischen den Partner:innen nicht oder nur noch selten vorkomme. Hieraus leitet sich ein wichtiges Gesprächsanliegen ab. Herzpatienten sollten frühzeitig aktiv nach ihrem seelischen Befinden befragt werden! Denn psychische Aspekte in der Kardiologie werden oft nur unzureichend erkannt und damit auch nicht therapiert. Dabei findet sich eine hohe Prävalenz psychischer Störungen im Rahmen kardiovaskulärer Erkrankungen – von Depressionen über posttraumatische Belastungsstörungen, Angst- und Anpassungsstörungen. Ca. 42 % der Patient:innen mit Herzinsuffizienz leiden an einer manifesten Depression (Moradi et al., 2022). Frauen sind nach einem Herzinfarkt besonders betroffen. Fast jede zweite entwickelt im Verlauf eine Depression. Insbesondere nach ICD-Schockabgabe wie bei unserem Patienten berichten viele über Ängste oder Belastungsreaktionen.

Ein Herz und eine »Seele« – ein unglückliches Doppel?

Herz und Psyche beeinflussen sich gegenseitig. Im ungünstigen Fall führt dies zu einem Teufelskreis. Angst kann z. B. Herzrhythmusstörungen auslösen und diese können wiederum Angst erzeugen. Psychische Belastungen beeinflussen nicht nur die Lebensqualität, sie können auch das Herz gefährden! Und zwar unabhängig davon, ob bereits eine Herzerkrankung besteht oder nicht. Eine Depression ist bereits bei Herzgesunden ein kardiovaskulärer Risikofaktor – ebenso gewichtig wie z. B. Hypercholesterinämie oder Übergewicht (Ladwig et al., 2022). Andererseits erhöht eine Depression nach einem Herzinfarkt die Sterblichkeitsrate im ersten Jahr um das 2–4-fache.

Die Mortalität von ICD-Patient:innen mit posttraumatischer Belastungs-Symptomatik ist ebenfalls deutlich erhöht. Gerade diese Patient:innen reagieren oft hoch sensibel auf minimale Auffälligkeiten des Herzrhythmus. Nicht selten führt dies zu einem niederschwelligen Aufsuchen von Notfallambulanzen sowie zu einer Überdiagnostik ohne neue Erkenntnisse.

Wie kann eine psychische Komorbidität diagnostiziert werden?

Symptome wie Müdigkeit, Antriebslosigkeit, Schlafstörungen oder auch veränderter Appetit können sowohl Bestandteil einer Herzinsuffizienz als auch einer Depression sein. Dies stellt eine Schwierigkeit in der Diagnosestellung dar. Eine differenzialdiagnostische Abklärung einer Depression oder Angststörung wird mit Hilfe standardisierter Fragebögen (z. B. PHQ-9, HADS) empfohlen. Oftmals bietet bereits das Verhalten der Patient:innen einen Hinweis: depressive Herzpatient:innen nehmen häufiger ihre Herzmedikamente nicht adäquat ein und/oder sagen häufiger Arzttermine ab. Stellen Sie bei Verdacht auf Depression gezielt zwei Fragen:

1. Fühlten Sie sich im letzten Monat oft niedergeschlagen, traurig bedrückt oder hoffnungslos?
2. Hatten Sie im letzten Monat deutlich weniger Lust und Freude an Dingen, die Sie sonst gerne tun?

Wird bereits eine Frage mit ja beantwortet, so liegt die Wahrscheinlichkeit einer Depression bei über 50 % (Whooley et al., 1997).

Welche Therapieoptionen bei psychischen Komorbiditäten im Rahmen einer Herzerkrankung stehen zur Verfügung?

Psychopharmaka, Psychotherapie, angepasstes körperliches Training, kollaborative Pflegeintervention (z. B. telefonische Betreuung durch HFNs) sind mögliche Behandlungsansätze. Ziele der Therapie sind die Optimierung der Lebensqualität und körperlichen Belastbarkeit sowie Reduktion der Mortalität, Morbidität als auch der psychischen Erkrankung selbst. Bisher gibt es keine Empfehlung für eine einzelne Intervention, um diese Ziele zu erreichen.

Der Einsatz von Antidepressiva bei Herzpatienten mit mittelgradiger oder schwerer Depression sollte aufgrund der unerwünschten Neben- und Wechselwirkungen nach kritischer Risiko-Nutzen-Abwägung erfolgen. So zeigte die Mood-HF Studie keine Überlegenheit einer medikamentösen Therapie mit Escitalopram (SSRI) gegenüber Placebo bei depressiven Herzinsuffizienzpatienten (Angermann et al., 2016). KHK-Patienten profitieren eher von einer SSRI-Therapie mit Reduzierung depressiver Symptome (Akosile et al., 2023). Auch wenn es in neueren Studien Hinweise darauf gibt, dass eine Therapie mit Escitalopram oder Sertralin bei Patienten mit stabiler KHK und Depression bezüglich des Endpunktes Mortalität als kardiovaskulär sicher bewertet wurde (Fernandes et al., 2021), so ist doch bei bekannter möglicher QT-Zeit-Verlängerung unter SSRI-Therapie eine regelmäßige EKG-Überwachung zu empfehlen. Trizyklische Antidepressiva sind bei bestehender Herzerkrankung wegen des erhöhten Risikos für Hypotonie, Arrhythmie und Myokardinfarkt kontraindiziert.

Ausdauertraining kann das Überleben und Depressivität verbessern und Symptome der Herzschwäche lindern (Angermann et al., 2016). Auch bei eingeschränkter Belastbarkeit sollten Patienten zu regelmäßiger Bewegung ermutigt werden. Hier sind Herzinsuffizienz-Sportgruppen sinnvoll. Ebenso finden sich Übungen bei Herzinsuffizienz im Internet (z. B. http://www.ratgeber-herzinsuffizienz.de).

Eine optimale Herzinsuffizienztherapie mit Verbesserung der Atemnot und Belastbarkeit oder auch die regelmäßige persönliche Zuwendung durch Heart-Failure-Nurses weisen in Studien eine signifikante Verminderung depressiver Symptome nach.

Psychotherapeutische Interventionen, insbesondere die kognitive Verhaltenstherapie (KVT), erzielen leichte positive Effekte auf Depressivität ohne Verbesserung der Gesamtmortalität bei herzerkrankten Personen (Rutledge et al., 2013). Eine Gruppentherapie mit KVT-Schwerpunkt zeigt ähnliche Ergebnisse (Holdgaard et al., 2023). Letztendlich profitieren Herzpatient:innen am ehesten von einer multimodalen personalisierten Therapie unter Berücksichtigung der führenden Teilaspekte der psychischen Störungen.

Literatur

Akosile W, Tiyatiye B, Colquhoun D, Young R (2023) Management of depression in patients with coronary artery disease: A systematic review. Asian J Psychiatr; 83:103534.

Angermann CE, Gelbrich G, Störk S et al. (2016) Effect of escitalopram on all-cause mortality and hospitalization in patients with heart failure and depression: the MOOD-HF Randomized Clinical Trial. JAMA; 315:2683–2693.

Bundesärztekammer (BÄK), Kassenärztliche Bundesvereinigung (KBV), Arbeitsgemeinschaft der Wissenschaftlichen Medizinischen Fachgesellschaften (AWMF) (2023) Nationale Versorgungsleitlinie Chronische Herzinsuffizienz – Langfassung. Version 4.0. DOI: 10.6101/AZQ/000510. www.leitlinien.de/herzinsuffizienz; zugegriffen 14.03.2024.

Deutsche Gesellschaft für Kardiologie – Herz- und Kreislaufforschung e.V. (2017) ESC Pocket Guidelines. Herzinsuffizienz, Version 2016. Börm Bruckmeier Verlag GmbH, Grünwald, 2. Auflage, Kurzfassung der »ESC Guidelines for the Diagnosis and Treatment of Acute and Chronic Heart Failure« European Heart Journal 2016 – doi:10.1093/eurheartj/ehw128

Fernandes N, Prada L, Rosa M et al. (2021) The impact of SSRIs on mortality and cardiovascular events in patients with coronary artery disease and depression: systematic review and meta-analysis Clin Res Cardiol; 110:183–193)

Holdgaard A, Eckhardt-Hansen C, Lassen CF et al. (2023) Cognitive-behavioural therapy reduces psychological distress in younger patients with cardiac disease: a randomized trial. Eur Heart J; 44(11):986–996.

Hoppe UC, Bohm M, Dietz R et al. (2005) Richtlinien für die Therapie chronischer Herzinsuffizienz. Z Kardiol; 94(8):488–509.

Inglis SC, Clark RA, Dierckx R et al. (2015) Structured telephone support or non-invasive telemonitoring for patients with heart failure. Cochrane Database Syst Rev; 10:CD007228.

Ladwig KH, Baghai, TC, Doyle F et al. (2022) Mental health-related risk factors and interventions in patients with heart failure: a position paper endorsed by the European Association of preventive cardiology (EAPC). European Journal of Preventive Cardiology; 29:1124–1141.

Moradi M, Doostkami M, Behnamfar N et al. (2022) Global Prevalence of Depression among Heart Failure Patients: A Systematic Review and Meta-Analysis. Curr Probl Cardiol; 47:100848.

Rutledge T, Redwine LS, Linke SE, Mills PJ (2013) A meta-analysis of mental health treatments and cardiac rehabilitation for improving clincal outcomes and depression among patients with coronary heart disease. Psychosom Med; 75:335–49.

Schick D, Straw S, Witte K, Napp A (2022) Palliativversorgung bei Herzinsuffizienz. Zeitschrift für Palliativmedizin; 23(06): 327–344. DOI: 10.1055/a-1675-0747.

Whooley MA, Avins AL, Miranda J, Browner WS (1997) Case-finding instruments for depression. Two questions are as good as many. J Gen Intern Med; 12(7):439–445.

6 Schmerzen erkennen und behandeln

Martina Kern, Karin Kieseritzky und Roman Rolke

6.1 Fallvignette

Herr Simons ist ein 37-jähriger leitender Angestellter in einem mittelständischen Unternehmen und hauptverantwortlich für das Tagesgeschäft. Er arbeitet mit großem Einsatz und stets 100%iger Sorgfalt. Er hat einen hohen Anspruch an sich selbst. Im Privatleben spielt die Verlobte eine wichtige Rolle. Beide haben Pläne für die gemeinsame Zukunft, als Herr Simons nach wochenlangem und gelegentlich blutigem Husten und Schmerzen am seitlichen Brustkorb die Diagnose eines nicht-kleinzelligen Bronchialkarzinoms erhält. Der Lungenkrebs ist zu diesem Zeitpunkt regional weit fortgeschritten (▶ Abb. 6.1). Es folgen eine Operation mit Tumorentfernung und mehreren Chemotherapien, die aber bei erneutem und fortschreitendem Tumorwachstum sowie schlechtem Allgemeinzustand des Patienten abgebrochen werden. Eine Bestrahlung der Lunge ist nicht erfolgt, sondern nur des Gehirns nach Operation einer Hirnmetastase.

»Ich kann vor Schmerzen nicht mehr weiter«, sagt Herr Simons zuhause zu seiner Lebensgefährtin. Aufgrund der inzwischen sehr starken Schmerzen liegt der Patient zuhause fast durchgehend im Bett (ECOG-Score 4). Selbst das Anheben des rechten Armes gelingt schmerzbedingt nicht mehr. So kann er nicht mehr selbstständig essen und trinken oder den elektrischen Rasierapparat halten. Er fühle sich elend und traurig, weil er fast vollständig auf fremde Hilfe angewiesen ist und nach seinen Worten »einer düsteren Zukunft« entgegenblicke. »Ich kann nachts überhaupt nicht mehr schlafen wegen der Schmerzen«, sagt er. »Außerdem vermisse ich körperliche Nähe. Es tut gut, wenn meine Verlobte mir zärtlich über den Kopf fährt, alles andere klappt schon lange nicht mehr, auch der Sex nicht, der immer so wichtig für uns war. Aber in allem ist sie eine wunderbare Stütze für mich. Nichts ist ihr zu viel!«

Die verordneten Schmerzmittel würden nicht ausreichend helfen. Neben Metamizol 3 × 1.000 mg und einer großen Menge von mehr als 200 mg Oxycodon retard pro Tag würde er etwa stündlich eine schnellwirksame Menge von je 10 mg Morphin einnehmen. Hierzu sagt Herr Simons: »Die sind wie Bonbons und lindern kaum die Schmerzen!«

Aktuell wird Herr Simons auf eine Palliativstation aufgenommen, um die vor allem bewegungsabhängigen Schmerzen zu behandeln.

6 Schmerzen erkennen und behandeln

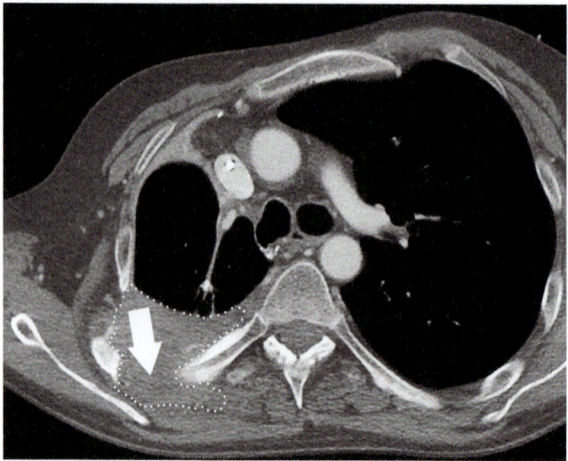

Abb. 6.1: Tumorausbreitung in den Interkostalraum
Die Computertomografie zeigt die im Bild links dargestellte, operierte rechte Lungenseite. Der Pfeil markiert ein zerstörendes Wachstum eines Tumorrezidivs zwischen den Rippen. Dabei werden Knochen und das Interkostalgewebe angegriffen.

Die Stärke von überwiegend brennenden, teils einschießenden Schmerzen der rechten seitlichen Brustwand wird mit 8–9/10 NRS (numerische Ratingskala) bei Bewegung des Brustkorbs angegeben. Bewegungen wie das Anheben des Armes würden die Schmerzen rasch verstärken. Die Ruheschmerzen liegen bei NRS 6/10. Am rechten seitlichen Brustkorb findet sich klinisch ein Nebeneinander von sensiblen Plus- und Minuszeichen mit einer Allodynie und Hyperalgesie neben einem Taubheitsgefühl im Versorgungsgebiet zweier Interkostalnerven.

Herr Simons und seine Verlobte verbinden mit der Aufnahme auf die Palliativstation die Hoffnung auf vollständige Schmerzfreiheit und eine Wiedererlangung von mehr Selbstständigkeit im Alltag zuhause. »Sie sind meine letzte Rettung«, beschreibt Herr Simons seine Erwartung an den Krankenhausaufenthalt.

6.2 Multiprofessionelle Lösungsansätze

Welche Gefühle löst diese Fallgeschichte in Ihnen aus?

Die Wahrnehmung und Reflexion der eigenen Gefühle, der erste Eindruck, das Sammeln von Problemen und Ressourcen sind oft ein erster Schlüssel zur Behandlung und Begleitung von Patient:innen. Der Blick ist häufig unverstellt auf die Situation, die erste Intuition und das Bilden von Hypothesen sind wertvolle Anhaltspunkte, die dann im Verlauf der Behandlung überprüft werden. Je länger die

Behandlung andauert, je stärker die Involvierung in die Behandlung und Begleitung ist, desto größer ist die Gefahr, Zugang zu Themen und Lösungen zu verlieren, die am Anfang möglich schienen. Die Auseinandersetzung mit den eigenen Gefühlen, Problemen und Ressourcen gibt erste Hinweise zu Aufträgen, die Sie für sich ableiten und Ideen, die den Patient:innen und ihre Angehörigen beim Umgang mit der Krankheit unterstützen können. Gleichzeitig bietet sich so für Sie die Chance, auch eigene Ressourcen besser zu nutzen oder Barrieren beim Zugang zur Patient:in zu erkennen und zu überlegen, wie Sie einen hilfreichen Umgang damit finden können.

Welche Lebensbereiche könnten bei Herrn Simons betroffen sein?

Die nicht mehr heilbare und auch unter verschiedenen Chemotherapien fortschreitende Tumorerkrankung konfrontiert Herrn Simons mit einer veränderten Lebensperspektive. Die ausgeprägte und kaum aushaltbare Tumorschmerzsituation am rechten seitlichen Brustkorb betrifft alle Lebensbereiche, über die sich Herr Simons bisher identifiziert hat. Sie betrifft Körper und Gesundheit, dazu gehört u. a. eine gestörte Körperwahrnehmung, der Bereich der sozialen Beziehungen ist durch die Schmerzsituation vollständig abgebrochen. Arbeit und Leistungsfähigkeit sind stark betroffen. Dies hat Einfluss auf die materielle Sicherheit. Seine Werte und Ideale, seine Arbeit 100%ig zu tun und für seine Verlobte zu sorgen, sind erschüttert (5 Säulen der Identität nach Petzold, 2003). Seine Rolle in der Partnerschaft hat sich durch die Hilfsbedürftigkeit stark verändert. Durch die ausgeprägte Immobilität geht sogar die Möglichkeit zum selbstständigen Essen oder der Körperpflege verloren. Mögliche Ressourcen liegen in der lebendigen Partnerschaft, die sich durch die Erkrankung vertieft hat, seiner Genauigkeit und hohen Disziplin, in dem Interesse am Verständnis der Erkrankung, sowie in seiner großen Offenheit und Vertrauen trotz der vielen Schicksalsschläge.

Die Erfahrungen des Patienten lassen sich mit dem »Total Pain«-Konzept nach Cicely Saunders beschreiben (Clark, 1999), das Tumorschmerzen in ihrer Mehrdimensionalität beschreibt (▶ Abb. 6.2).

Zunächst stellen sich Tumorschmerzen in ihrer körperlichen Dimension dar. Der Tumor wächst in gesundes Gewebe hinein und führt zu einer Aktivierung von sog. Schmerzfasern (Nozizeptoren), die Schmerzimpulse zum Rückenmark weiterleiten. Erst nach der Weitergabe dieser Schmerzinformation können im Gehirn die Schmerzen wahrgenommen werden. Dabei erreichen die vom Rückenmark weitergeleiteten Schmerzimpulse im Gehirn verschiedene und nebeneinanderher arbeitende Schmerzareale, die etwa die Schmerzstärke, den Schmerzcharakter, aber auch die kognitive Bewertung der Schmerzen und die daraus resultierende gefühlsmäßige Verarbeitung zuordnen. Gleichzeitig beschreibt Cicely Saunders auch eine psychische Dimension, die sich beispielsweise in einer begleitenden Traurigkeit, Depressivität, Ängsten oder Schlafstörungen ausdrücken kann. Die soziale Dimension wird spürbar, wenn sich z. B. An- und Zugehörige nicht mehr zu den Patient:innen trauen, soziale Isolation entsteht und andere ungeklärte soziale Fragen wie die finanzielle Absicherung belasten. Die spirituelle Dimension spricht die auf-

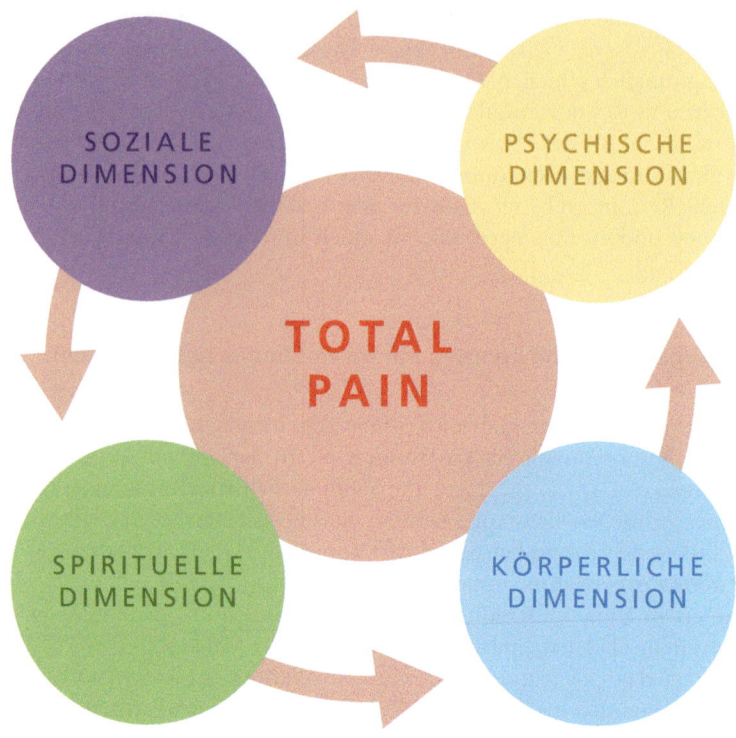

Abb. 6.2: »Total Pain«-Konzept

kommenden Sinnfragen im Leben der Patient:in an: »Hatte mein Leben bis hierhin einen Sinn? Wie kann ich sinnerfüllt bis zuletzt weiterleben? Was kommt danach?«

Je nach Zielgruppe: welche Aspekte sind im Rahmen eines Schmerz-Assessments wichtig?

Das Schmerz-Assessment kann Fragebogen-Instrumente einbeziehen, die geeignet sind, die Schmerzstärke (numerische oder visuelle Ratingskala), Schmerzdeskriptoren (z. B. »stechend«, »brennend« usw.), die Schmerzdynamik und Schmerzausbreitung zu erfassen. Hier können auch Schmerzzeichnungen hilfreich sein, die zeigen, ob sich die Schmerzen etwa entlang des Versorgungsgebiets eines peripheren Nervens oder einer Nervenwurzel ausbreiten oder einem mehr ausgebreiteten Schmerz (»wide-spread pain«) entsprechen. Ein weit verbreitetes Screening-Instrument zur Unterscheidung von nozizeptiven vs. neuropathischen Schmerzen ist der painDETECT (Freynhagen et al., 2006) Fragebogen, aus dem die Schmerzzeichnung von Herrn Simons stammt (▶ Abb. 6.3).

Die regelmäßige, mehrmals tägliche Erfassung der Schmerzstärke kann einen wichtigen Verlaufsparameter darstellen, um die Wirksamkeit einer Schmerzbehandlung darzustellen. Dabei sollte nach der maximalen und minimalen

6.2 Multiprofessionelle Lösungsansätze

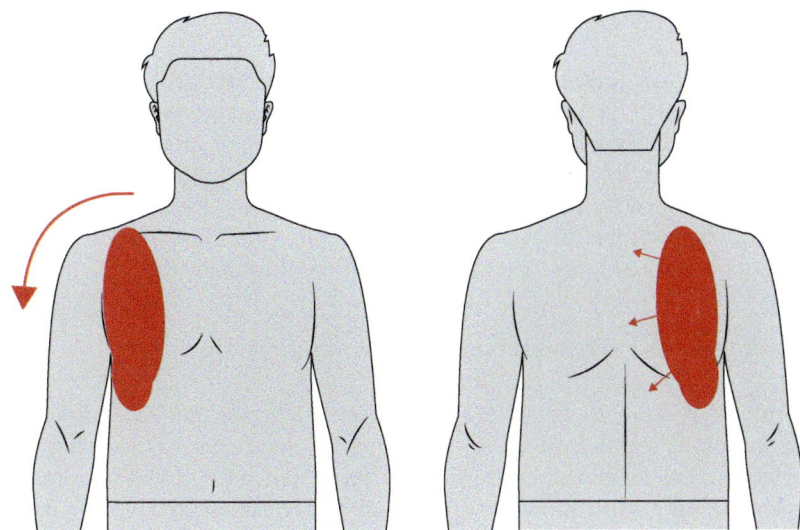

Abb. 6.3: Schmerzzeichnung des Patienten

Schmerzstärke sowie schmerzfreien und schmerzärmeren Intervallen gefragt werden. Die durchschnittliche Schmerzstärke ist dabei eher ein virtuelles Maß und von nachrangiger Bedeutung, da dieser Mittelwert möglicherweise zu kaum einem Zeitpunkt des Tages tatsächlich zu beobachten ist. Vor allem ist es bei Tumorschmerzen wichtig, die Ruheschmerzen von Schmerzen bei Bewegung zu unterscheiden.

Neben körperlichen Einflussfaktoren auf den Schmerz wie »Zunahme bei Hitze, Kälte oder Bewegung« sollte auch nach psychischen Einflüssen gefragt werden, etwa einer Schmerzzunahme bei Stress.

Nennen Sie drei weitere konkrete Behandlungsziele für Herrn Simons und führen diese aus!

Ziel 1: Soziale Teilhabe und Intimität in der Partnerschaft steigern

Bei der Schmerztherapie ist zu beachten, dass die eingesetzten Medikamente möglichst keine negativen Effekte auf seine Potenz haben. Darüber hinaus ist der Raum für Intimität zu ermöglichen. Ein »Bitte nicht stören«-Schild kann das Thema öffnen und Gefühle von Scham und Schuld einordnen helfen. Beratung kann in solchen Situationen auch Hinführung sein, dass Zärtlichkeit auch möglich ist, wenn der Geschlechtsakt nicht vollzogen wird.

Ziel 2: Verbesserung des Nachtschlafes

Ein zweites Behandlungsziel kann die Verbesserung des Nachtschlafs sein. Die Behandlung sollte sich nach den Ursachen richten. Dazu ist eine Anamnese wichtig. Grundsätzlich gilt: Es sollte nicht zu schnell und vor allem nicht nach zu vielen Medikamenten gleichzeitig gegriffen werden. Hier können pflegerische Maßnahmen wie z. B. eine schlafinduzierende Massage hilfreich sein. Lavendelöl wirkt u. a. beruhigend bei Unruhe/Anspannung sowie bei Ein- und Durchschlafstörungen. Eine warme Kompresse mit Lavendelöl wird auf die Brust aufgelegt.

Ziel 3: Unterstützung beim Umgang mit der Erkrankung

Ein drittes Ziel kann in der Unterstützung beim Umgang mit der Erkrankung liegen. Es könnte hilfreich sein, den Patienten und seine Partnerin in wiederholten Gesprächen dabei zu unterstützen, sich der fortschreitenden Krankheitssituation anzunähern. Dabei kann es im Verlauf auch zu Trauerreaktionen kommen, die für die Verarbeitung notwendig und normal sind und keiner Behandlung, sondern Raum und Begleitung bedürfen.

Für wie realistisch halten Sie die Behandlungswünsche des Patienten?

Es sollte Teil des multiprofessionellen gemeinsamen Kommunikationsansatzes sein, stets realistische und vor allem zwischen den Berufsgruppen übereinstimmende Einschätzungen zur Erreichbarkeit der vom Patienten beschriebenen Ziele abzugeben.

Die von Patient:innen erwartete komplette Schmerzfreiheit ist insbesondere beim neuropathischen Schmerz nahezu nie zu erreichen! Oft sind die Ruheschmerzen besser als die Bewegungsschmerzen einzustellen, da mit der Belastung größere Scher- oder Zugkräfte auf das schmerzhafte Tumorgebiet einwirken, die unter Ruhebedingungen nicht vorhanden sind.

Es kann in der Kommunikation hilfreich sein, als Behandlungsziel die Linderung der sehr starken Schmerzen hin zu schwachen Schmerzen niedriger Intensität zu beschreiben. Überzogene Erwartungen an die Schmerztherapie können zu einer Enttäuschung über das Erreichte führen.

Welche Möglichkeiten sehen Sie für den Patienten, sich selbst an der Schmerzbehandlung zu beteiligen?

Hier spielen Konzepte wie »Selbstmanagement« (Expertenstand Schmerzmanagement in der Pflege) und »Selbstwirksamkeit« aus dem psychologischen Bereich eine wichtige Rolle. Dies kann alle Maßnahmen umfassen, die es den Patient:innen ermöglichen, Autonomie innerhalb einer von Verlusten geprägten Krankheitssituation zurückzugewinnen. Ein Beispiel kann sein, dass der Patient erfährt, wie sich durch frühzeitige Gaben schnell wirksamer Schmerzmittel als Bedarf eine Kontrolle über die Schmerzsituation durch den Patienten selbst erreichen lässt. Wenn die Bedarfsgaben im Rahmen einer PCA (patient controlled analgesia) oder durch die selbstständige Einnahme bereitgelegter Einmalgaben in Tablettenform erfolgten, kann der Patient das Empfinden entwickeln, unabhängig von anderen wieder die eigenen Schmerzen zu steuern, statt diesen ohnmächtig ausgeliefert zu sein.

6.3 Zusätzliche Fragen aus spezifisch medizinischer Perspektive

Wie können die Tumorschmerzen nach zugrunde liegendem Schmerzmechanismus/Schmerztyp zugeordnet werden?

Zunächst liegen bei Herr Simons Tumorschmerzen vor, die durch eine Schädigung von Pleura, Muskulatur oder Rippen im rechten Thoraxbereich zu nozizeptiven Schmerzen führen, also Schmerzen nach Gewebeschädigung. Zusätzlich liegen neuropathische Schmerzanteile durch Infiltration von Interkostalnerven vor, also Schmerzen infolge einer Nervenschädigung. Das gleichzeitige Nebeneinander nozizeptiver und neuropathischer Schmerzen wird auch als »mixed pain« bezeichnet.

Welche klinischen Zeichen und Schmerzcharakteristika sprechen für nozizeptive, welche für evtl. neuropathische Schmerzen?

Passend zu einer neuropathischen Schmerzkomponente besteht im Versorgungsgebiet wahrscheinlich von mindestens zwei Interkostalnerven ein sensibles Defizit im Sinn eines »Taubheitsgefühls« oder »Pelzigkeitsgefühls«. Dieses sensible Defizit (sensible Minuszeichen) ist das Kardinalzeichen neuropathischer Schmerzen, wenn sich Defizit und Schmerzbereich überlagern. Oft kann es in benachbarten Bereichen zu sensiblen Pluszeichen kommen, beispielsweise mit einer Allodynie (Schmerz nach leichter Berührung) oder Hyperalgesie (ein bereits leichter Schmerz wird als verstärkt schmerzhaft empfunden). Typisch kann bei neuropathischen Schmerzen auch ein brennender Schmerzcharakter sein, der aber auch weniger häufig bei nozizeptiven Schmerzen vorkommt, etwa bei Sonnenbrand.

Nozizeptive Schmerzen werden oft von weiteren klinischen Zeichen wie beispielsweise einer Entzündungsreaktion begleitet, also Rötung, Schwellung, Überwärmung. Ein sensibles Defizit fehlt.

Was trägt die CT-Bildgebung zusätzlich zur Einordnung der Schmerzursache bei?

Die Computertomographie des Thorax zeigt die Tumorausbreitung in den Zwischenrippenraum mit allen dort befindlichen Strukturen einschließlich der Interkostalnerven. Bei passender Anamnese, klinischem Befund und bestätigender Bildgebung kann neben den nozizeptiven Tumorschmerzen von einem sicher neuropathischen Schmerz ausgegangen werden. Ohne Bildgebung oder andere Verfahren zum Nachweis der Nervenschädigung kann von einem möglichen oder wahrscheinlichen neuropathischen Schmerz gesprochen werden (Finnerup et al., 2016).

Wie kann die bisherige medikamentöse Schmerzeinstellung beurteilt und verbessert werden?

Trotz sehr hoher Oxycodon-Dosierung bestehen nach wie vor sehr starke Tumorruheschmerzen, die bei Bewegung noch verstärkt sind. Sofern eine weitere Dossissteigerung zu mehr Nebenwirkungen führt wie beispielsweise Halluzinationen, starker Schläfrigkeit, Übelkeit oder Unruhe, kann an einen Opioidwechsel gedacht werden. Bei fehlender Kreuztoleranz auf das neue Opioid sollte nach äquianalgetischer Umrechnung die dann berechnete Dosis des neuen Opioids um ca. 25 % reduziert werden (Büscher, 2020). Ausgehend von einer besseren Wirksamkeit am µ-Opioidrezeptor kann durch diese Reduktion eine Minderung der ∂- und k-Opioidrezeptor-vermittelten Nebenwirkungen meist innerhalb von 24 Stunden erreicht werden. Aufgrund einer starken Allodynie könnte als Alternative zum Oxycodon auch L-Polamidon infrage kommen, das als µ-Agonist, aber auch als NMDA-Rezeptorblocker wirkt, was zu einer Minderung einer auch spinal zentralen Übererregbarkeit beitragen kann.

Als weiterer Schritt sollte das Metamizol aufgrund seiner Halbwertszeit im Bereich von vier Stunden auf mindestens 4–5 Gaben pro Tag (Zielbereich 4.000 mg/Tag) angepasst werden. Ergänzend könnten NSAIDs wie Ibuprofen zum Einsatz kommen, wenn keine kardialen oder gastrointestinalen Probleme bekannt sind.

Aufgrund der neuropathischen Schmerzanteile und bei deutlicher Schlafstörung wäre Pregabalin als Schlaf anstoßendes Antineuropathikum eine Option. Pregabalin ist auch zugelassen für die Behandlung der generalisierten Angststörung (GAS). Eine Angst mindernde Wirkung könnte auch für Herrn Simons hilfreich sein, auch wenn keine GAS vorliegt.

Was kann zum Verhältnis der retardierten Basis-Opioideinstellung mit Oxycodon im Vergleich mit der nahezu stündlichen Gabe von schnellwirksamem Morphin (10 mg) gesagt werden?

Die Bedarfsdosis eines schnellwirksamen Opioids sollte sich an der täglichen Opioid-Basisdosis orientieren und 1/10 bis 1/6 dieser Dosis betragen. Bei einem Umrechnungsfaktor Oxycodon : Morphin von 1 : 1,5 würde die von Herrn Simons eingenommene Menge etwa einer Tagesdosis von 300 mg Morphin oral entsprechen. Die Opioid-Bedarfsgaben sollten dann in einer Größenordnung bis 50 mg verabreicht werden, also bis zu 5-fach über der tatsächlich viel zu niedrig angesetzten Dosis von je 10 mg Morphin oral.

Welche nicht-medikamentösen Maßnahmen kommen zur Schmerzlinderung für den Patienten in Betracht?

Neben einer palliativen Radiatio der bisher nicht bestrahlten rechten Thoraxwand könnten auch Neurolysen überlegt werden. Die weniger invasive, hier niederfrequente Bestrahlung wäre hierbei eine Option, die parallel zur medikamentösen Schmerzeinstellung auf der Palliativstation initiiert werden könnte und im Fall von Herrn Simons auch durchgeführt wurde.

Andere Verfahren wie Spinal Cord Stimulation (SCS) oder Tiefe Hirnstimulation sowie weitere neuromodulative oder neurodestruktive Verfahren sind für eine solche palliative Tumorschmerzsituation nicht ausreichend gut validiert.

6.4 Zusätzliche Fragen aus spezifisch pflegefachlicher Perspektive

Welches Schmerz-Assessment wenden Sie an?

Grundlage für ein individuelles Schmerzmanagement ist das Erfassen und das für alle im Team nachvollziehbare Dokumentieren der subjektiven Schmerzwahrnehmung. Ein Kriterien-geleitetes Assessment wird empfohlen, das zur Schmerzart und dem Versorgungssetting passt (Kern, 2016). Entscheidend ist nicht die eingeschätzte Schmerzintensität (z. B. NRS 0–10), sondern die gesamte Schmerzwahrnehmung des Betroffenen selbst, die auch andere Dimensionen umfassen kann. Pflegefachkräfte beurteilen ebenfalls aus ihrer Perspektive, ob sie die Situation als stabil oder instabil betrachten. Folgende Faktoren weisen auf eine instabile Situation hin:

- Gesundheitsbezogene oder alltagsbezogene Krisen
- Versorgungsbrüche, die nicht mit Hilfe von Selbstmanagementkompetenz, familialer oder professioneller Unterstützung überbrückt werden können
- Komplikationen mit oder durch die Therapie oder Nebenwirkungen
- Einbußen an Lebensqualität, Funktionalität oder sozialer Teilhabe

Wie und wo dokumentieren Sie die Schmerzen?

In der praktischen Umsetzung des Expertenstandards Schmerzmanagement in der Pflege (Büscher, 2020) kann sich die Einrichtung für spezifische Assessment-Instrumente entscheiden, die zu ihrer typischen Patient:innen-/Bewohner:innnenstruktur passen. Ein Beispiel für ein solches Assessment-Instrument bei Menschen mit kognitiven Defiziten ist das Tool »Beurteilung von Schmerzen bei Demenz« (BESD) (Warden et al., 2003). Die BESD-Skala ist nicht auf die Mitwirkung der vom Schmerz Betroffenen angewiesen, sondern setzt auf die Beobachtung durch vor allem geschulte Pflegefachkräfte. Dabei werden fünf Verhaltensbereiche beobachtet: Atmung, negative Lautäußerungen, Körperhaltung, Mimik sowie die Reaktion der Patient:in/Bewohner:in auf Trost (Büscher, 2020; Doll, 2014).

Welches sind Ihre Koordinierungsaufgaben?

Zu den Aufgaben der Pflegefachkräfte gehört die Planung und Koordination der interprofessionellen medikamentösen und nicht-medikamentösen Behandlung. Dazu gehören die Verlaufskontrolle, Überprüfung der Wirkung der Maßnahmen, Beobachtung einer evtl. veränderten Schmerzsituation und Weiterleitung dieser Informationen an die zuständigen Ärzt:innen. Weitere koordinierende Aufgaben umfassen die Unterstützung der Entlassungsplanung, Einbindung und Information von Kooperationspartner:innen sowie die Planung und Durchführung von Schulungsmaßnahmen für Mitarbeitende.

Wie können Sie das Selbstmanagement von Herrn Simons fördern?

Höchste Priorität nimmt die Förderung der Selbstmanagementstrategien von Patient:innen und ihren Angehörigen ein. Durch Beratung wird der Betroffene immer wieder in seiner Eigenverantwortung und Eigenaktivität unterstützt. Dazu gehört das Führen eines Schmerztagebuches, Ermutigung zu eigenen Bewältigungsstrategien, Nutzen von Hilfsmitteln etc. Bei Patient:innen in palliativer Situation ist es besonders wichtig, die Angehörigen in das Schmerzmanagement zu integrieren. Sie sollten in der Fremdbeobachtung des Schmerzes geschult werden und den Behandlungsplan kennen, um Basismedikamente im zeitlich korrekten Rhythmus verabreichen zu können. Das Erlernen der Applikation von Bedarfsmedikamenten ist ebenso wichtig wie die Schulung der Angehörigen in nicht-medikamentösen Maßnahmen (Lagerung bzw. fachgerechte Mobilisation), damit diese Handlungsoptionen haben, um bei Bedarf den Schmerz ihrer Angehörigen lindern zu können.

Fühlen sich Angehörige sicher und kompetent, wirkt sich das auf die Schmerzlinderung der Betroffenen positiv aus. Je aktiver alle Beteiligten ins Schmerzmanagement eingebunden sind, desto kleiner wird das Gefühl des Kontrollverlustes. Dies zusammen führt zu einem besseren Gesamtergebnis (Outcome) bezüglich der Schmerzsituation (Doll, 2014).

6.5 Zusätzliche Fragen aus spezifisch psychologischer Perspektive

Welche psychischen Faktoren, Gefühle, Gedanken und Bewertungen und Verhaltensweisen wirken sich günstig oder ungünstig auf das Schmerzerleben und Schmerzverhalten aus?

Psychische Faktoren beeinflussen in unterschiedlicher Art und Weise die Schmerzwahrnehmung, das Schmerzerleben und das Schmerzverhalten (▶ Abb. 6.4).

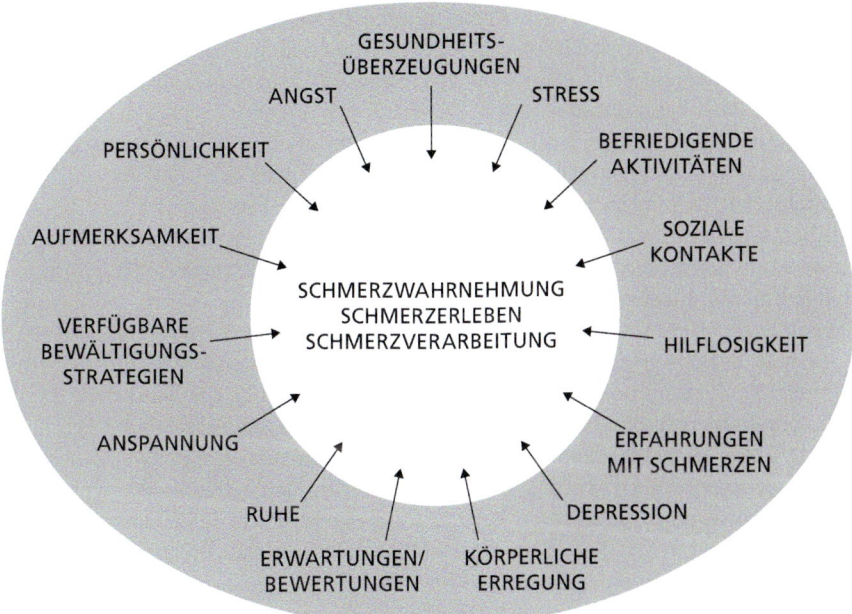

Abb. 6.4: Psychische Faktoren der Schmerzwahrnehmung, des Schmerzerlebens und des Schmerzverhaltens

Zentren im Frontallappen und Hypothalamus integrieren die Schmerzinformationen, regulieren die Schmerzschwelle und vegetative Reaktionen über Botenstoffe (Transmitter), z. B. körpereigene Opiate. Erst die Verarbeitung von Reizen im Gehirn macht den Schmerz bewusst, bewertet ihn und gibt ihm eine persönliche Bedeutung. Hierbei entstehen auch Emotionen, die den Schmerz verstärken. Klagen Patient:innen über Schmerzen, ist es wichtig, die Betroffenen ernst zu nehmen.

Eng mit dem Schmerz verbunden ist Angst ein psychophysisches Schutzsystem. Angst setzt im Körper ähnliche Prozesse in Gang wie Schmerz. Beide gehen mit einer Erregung des sympathischen Nervensystems einher, die dafür sorgt, dass sich die Aufmerksamkeit auf die reale oder potenzielle Schädigung richtet. Dies kann

Teil einer Stressreaktion sein. Werden Stress und Ängste übermächtig, werden Schmerzreize nicht mehr wahrgenommen (sog. »Stressanalgesie«), wie sie bei Unfallopfern oder Zahnarztbesuchen zu beobachten sind. Stress, vor allem langanhaltender, wirkt schmerzverstärkend.

Angst vor Schmerzen kann die Schmerzempfindlichkeit erhöhen. Der Satz »Da brauchen Sie keine Angst zu haben« kann in Betroffenen Angst auslösen. Angst auf Seiten der Behandler:innen/Pflegenden wirkt atmosphärisch und kann die Angst des/der Patient:in steigern. Zugleich sind die Ängste schwerkranker Menschen zumeist realistisch und nachvollziehbar.

Auf den Schmerz gerichtete Aufmerksamkeit wirkt schmerzverstärkend. Es ist sinnvoll, nicht als erstes nach dem Schmerz zu fragen, sondern nach dem allgemeinen Befinden, um die Aufmerksamkeit auf andere Aspekte der Wahrnehmung zu richten. Langanhaltende Schmerzen können zu sozialem Rückzug und Depressionen führen. Depressivität macht schmerzempfindlich. Auch überzogene Gesundheitsüberzeugungen, z. B. schmerzfreie Behandlungen anzukündigen, tragen dazu bei, dass Patient:innen falsche Erwartungen an eine Schmerzbehandlung entwickeln. Erwartungen und Bewertungen modulieren die Schmerzwahrnehmung und das Schmerzverhalten. Negative Bewertungen wie »Ich bin ein hoffnungsloser Fall« verstärken den Schmerz, positive wie »Erst mal tief Luft holen!« können ein Gefühl der Kontrolle erzeugen und zur Schmerzlinderung beitragen. Ruhe kann Schmerzen lindern. Zu viel Ruhe kann die Aufmerksamkeit jedoch auf den Schmerz fokussieren und ihn so verstärken. Anspannung oder körperliche Erregung wirken schmerzverstärkend, Entspannung lindernd (Kühne et al., 2016).

Soziale Beziehungen wirken ablenkend und unterstützend. Patient:innen mit Schmerzen werden von Mitmenschen und Behandler:innen oft gemieden, da die Schmerzschilderungen Hilflosigkeit auslösen. Zugleich sind chronische Schmerzpatient:innen verletzlich und fühlen sich mit zunehmender Dauer ihrer Beschwerden schnell zurückgewiesen. Dies verstärkt wiederum den Schmerz. Beziehungen – auch therapeutische – sollten von Vertrauen geprägt sein, um eine Fixierung auf die Beschwerden zu vermeiden. Günstiger sind soziale Kontakte, in denen auch über Gefühle gesprochen wird. Zudem sollte sich jede Gesprächspartner:in verdeutlichen, dass ein schwerkranker Mensch sehr gerne jenseits seiner Erkrankung am normalen Leben teilnehmen möchte.

Gelingt es nicht, die Schmerzen zu lindern und Kontrolle über den Schmerz zu erlangen, können Gefühle der Hilflosigkeit und Schuld resultieren (Wirz et al., 2016).

Literatur

Büscher A (2020) Expertenstandard »Schmerzmanagement in der Pflege – Aktualisierung 2020«. Hochschule Osnabrück, Fakultät für Wirtschafts- und Sozialwissenschaften, Osnabrück.

Clark D (1999) ›Total pain‹, disciplinary power and the body in the work of Cicely Saunders, 1958–1967. Soc Sci Med; 49: 727–736.
Doll A (2014) Schmerzmanagement bei chronischen Schmerzen. Zeitschrift für Palliativmedizin; 15: 262–265.
Finnerup NB, Haroutounian S, Kamerman P et al. (2016) Neuropathic pain: an updated grading system for research and clinical practice. Pain; 157: 1599–1606.
Freynhagen R, Baron R, Gockel U, Tolle TR (2006) painDETECT: a new screening questionnaire to identify neuropathic components in patients with back pain. Curr Med Res Opin; 22: 1911–1920.
Kern M (2016) Palliativpflege – Richtlinien und Pflegestandards. Pallia Med Verlag Bonn, 2016.
Kühne F, Meinders C, Mohr H, Hafenbrack K, Kieseritzky K (2016) Schmerzpsychologische Interventionen bei onkologischen Patienten. Schmerz; 30: 496–509.
Petzold HG (2003) Integrative Therapie: Modelle, Theorien und Methoden für eine schulenübergreifende Psychotherapie. 2. Aufl. Junfermann Verlag, Paderborn.
Warden V, Hurley AC, Volicer L (2003) Development and psychometric evaluation of the Pain Assessment in Advanced Dementia (PAINAD) scale. J Am Med Dir Assoc; 4: 9–15.
Weber S, Lampert A, Stingl J et al. (2020) Basic Knowledge of Drug Pain Therapy in the Palliative Situation. Dtsch Med Wochenschr; 145: 917–925.
Wirz S, Schenk M, Kleinmann B, Kieseritzky K (2016) Chronifizierungsmechanismen und Abhängigkeitspotenziale bei Tumorschmerz. Schmerz; 30: 510–518.

7 Chronische Atemnot

Karlotta Schlösser, Steffen T. Simon und Ulrike Windschmitt

7.1 Fallvignette

Herr Mutzke ist ein 71-jähriger Frührentner. Er hat vor Renteneintritt (mit 55 Jahren) als Landschafts- und Gartenbauer gearbeitet, kann den Beruf aber aufgrund seiner COPD nicht mehr ausüben. Der gute Kontakt zu seinen Berufskollegen ist wegen seiner Erkrankung »eingeschlafen«. Aufgrund seiner zunehmenden Hilfsbedürftigkeit ist Herr Mutzke in eine kleine Wohnung gezogen, angeschlossen an eine Seniorenresidenz. Er wird vom Pflegedienst versorgt und bekommt seine Mahlzeiten aufs Zimmer gebracht. Die Pflegekräfte erleben ihn als sehr freundlichen, aber auch zurückgezogenen Mann, der wenig einfordert. Seinen Tag verbringt er mit Fernsehen. Er leidet unter chronischer Atemnot, die ihn nicht nur an den Rollstuhl fesselt, sondern auch an seine Wohnung.

Nach eigener Angabe hat er seit acht Jahren seine Wohnung nicht mehr verlassen, außer für Arztbesuche oder Krankenhausaufenthalte. Familie und Freunde habe er keine, außer einem Ex-Schwager, den er ebenfalls jahrelang nicht gesehen habe, aber vermisse. Unterhaltungsangebote oder gemeinsames Essen in der Seniorenresidenz besuche er nicht, da er laut eigener Aussage mit seinem Rollstuhl nicht dorthin komme. Der Antrag auf einen elektronischen Rollstuhl sei von der Krankenkasse abgelehnt worden. Ihm fehle die Kraft, Widerspruch einzulegen.

Nachdem er aufgrund der dritten Exazerbation innerhalb eines Jahres im Krankenhaus betreut werden musste, wird eine palliative Mitbetreuung in Erwägung gezogen. Seine FEV_1 bei raschem Ausatmen beträgt 25 %, er nutzt permanent sein Sauerstoffgerät und bekommt große Panik, wenn die Sauerstoffversorgung unterbrochen wird. Untersuchungen im Rahmen des Krankenhausaufenthalts haben gezeigt, dass er zusätzlich zur COPD unter einer linksseitigen Herzinsuffizienz und Bluthochdruck leidet. Im Gespräch fällt auf, dass er körperlich sehr schwach wirkt, manchmal auch im Gespräch kurz einnickt. Er nutzt ein »Asthma-Spray« (Salbutamol) zur Linderung der Atemnot.

Innerhalb seiner Krankenhausaufenthalte wurde der Schwerpunkt auf die Diagnostik und akute Therapie der Exazerbationen gelegt, Anregungen von Seiten der Physiotherapie gab es nicht.

7.2 Multiprofessionelle Lösungsansätze

Wie erlebt der Patient die Atemnot?

Das multiprofessionelle Team sollte im Austausch darüber sein, wie Herr Mutzke die Atemnot erlebt und welche Strategien zu seiner Unterstützung ergriffen wurden. Für die Symptomkontrolle bei Atemnot sind medikamentöse und nicht-medikamentöse Maßnahmen geeignet. Angepasst an Herrn Mutzkes Wünsche kann dann ein geeigneter Behandlungsplan entwickelt werden. Dabei sollte eine patientenzentrierte Behandlung anstelle eines »One fits all«-Konzeptes im Fokus stehen.

Wie sollte das Behandlungsteam der Atemnot und ggf. auftretenden Panik von Herrn Mutzke begegnen?

Im Team sollte ein mit Herrn Mutzke ausgearbeiteter Notfallplan besprochen werden. Dieser beinhaltet die Handlungen, die vollzogen werden, wenn Atemnot auftritt (z. B. Kutschersitz einnehmen, Handventilator nutzen usw.) und unterstützt Hr. Mutzke in der Ausnahmesituation durch klare Handlungsabläufe, die ein Gefühl der Kontrollierbarkeit geben. Es ist wichtig, dass in einer Situation, in der Herr Mutzke eine Atemnotattacke erleidet, die beteiligten Personen entsprechend des Notfallplans reagieren und ihm mit Ruhe begegnen.

Welche Themen sollten mit Herrn Mutzke bearbeitet werden, um seine Lebensqualität beizubehalten/zu verbessern?

Herr Mutzke leidet zunehmend unter Einschränkungen seines Bewegungsradius und fehlenden sozialen Kontakten. Demzufolge gibt es immer weniger Möglichkeiten für ihn, sein Leben zu gestalten, sich durch Aktivitäten abzulenken und in Bewegung zu kommen. All dies kann jedoch zu einem besseren Umgang mit der Atemnot beitragen. Die Einschränkungen berühren das, was für ihn im Leben Bedeutung hatte, da unterschiedliche Aspekte die Lebensqualität berühren (Spiritualität, körperliche Empfindungen, psychisches Wohlbefinden). Eine multiprofessionelle Zusammenarbeit ist hier unbedingt sinnvoll.

7.3 Zusätzliche Fragen aus spezifisch medizinischer Perspektive

Welche Medikation ist sinnvoll? Sind Veränderungen am Behandlungsplan nötig?

Das sog. Asthma-Spray (Salbutamol) ist ein Beta-2-Mimetikum, das zu einer kurzzeitigen Weitung der Bronchien führt und so bei einer akuten Atemnot durch eine Bronchienverengung helfen kann. Bei chronischer Atemnot mit deutlicher Bewegungseinschränkung wäre die regelmäßige Gabe eines Opioids indiziert, um die Atemnotstärke zu reduzieren. Zusätzlich sollte Herrn Mutzke neben der regelmäßigen Gabe auch das gleiche Opioid als Bedarfsmedikament angeboten werden, wenn die regelmäßige Gabe die Atemnot nicht ausreichend lindert. Auch für eine akute Atemnot(attacke) kann ein schnell wirksames Opioid hilfreich sein, in der Regel sind aber nicht-medikamentöse Verfahren (z. B. Atemübungen, Panikkontrolle) wirksamer (Bausewein et al., 2008; Booth et al., 2011). Opioide sind die einzige Medikamentengruppe, für die eine wirksame Linderung von Atemnot nachgewiesen ist (S3-Leitlinie Palliativmedizin, 2020).

Gibt es eine Notfallmedikation bei einer Panik- bzw. Atemnotattacke?

Ein schnellwirksames Benzodiazepin (z. B. Lorazepam) kann ein wirksames Mittel zur Reduktion von akuter Panik/Angst sein (S3-Leitlinie Palliativmedizin, 2020). Auch hier sind nicht-medikamentöse Verfahren wirksamer und schneller umsetzbar.

Welche Nebenwirkungen haben Medikamente gegen Atemnot?

Die regelmäßige Einnahme von Opioiden (z. B. Morphin) führt fast immer zu einer Darmträgheit und Verstopfung, so dass ein Medikament gegen Verstopfung parallel eingenommen werden sollte. Zudem können in den ersten Tagen leichte Benommenheit, Müdigkeit oder Übelkeit auftreten, die häufig nach wenigen Tagen wieder verschwinden. Opioide sind hochwirksame, häufig eingesetzte und gut bekannte Medikamente (v. a. in der Schmerztherapie), die in der Regel gut vertragen werden.

Ist eine palliativmedizinische Behandlung sinnvoll und ratsam?

Die behandelnde Ärzt:in sowie der begleitende Pflegedienst haben als Vertreter:innen der sog. allgemeinen Palliativversorgung die Aufgabe, Herrn Mutzke mit dem Ziel einer guten Lebensqualität palliativmedizinisch bestmöglich zu behandeln, z. B. durch eine gute Symptomkontrolle (Linderung der Atemnot durch Hilfsmittel, Atemübungen, Panikkontrolle und ggf. o. g. Medikamente) und eine psychosoziale Unterstützung. Sollte dies nicht ausreichen, kann die spezialisierte Palliativversorgung hinzugezogen werden: zu Hause durch ein SAPV-Team oder dem Besuch einer in Deutschland noch recht selten vorhandenen Palliativambulanz. Im Krankenhaus kann Hilfe angeboten werden durch einen konsiliarisch tätigen Palliativdienst oder durch eine Aufnahme auf die Palliativstation. Wenn eine gute Versorgung in seiner Wohnung nicht mehr möglich ist, sollte eine Aufnahme in einem stationären Hospiz geprüft und mit ihm gemeinsam abgewogen werden.

Ist ein Gespräch bezüglich vorausschauender Versorgungsplanung zu diesem Zeitpunkt sinnvoll?

Wegen seiner fortgeschrittenen und chronischen Lungenerkrankung musste Herr Mutzke innerhalb von zwölf Monaten drei Mal wegen einer Exazerbation im Krankenhaus behandelt werden. Aus diesem Grund sollte das behandelnde Personal (v. a. primäre ärztliche Ansprechpersonen) seinen Patientenwillen bzgl. lebensverlängernden Maßnahmen eruieren und wenn gewünscht auch dokumentieren, z. B. in einer Patientenverfügung. Er sollte befragt werden, was ihm wichtig ist hinsichtlich einer erneuten Verschlechterung seiner Lungenerkrankung und des Allgemeinzustands.

7.4 Zusätzliche Fragen aus spezifisch psychologischer Perspektive

Welche psychischen Beeinträchtigungen könnten vorliegen? Könnte ein Zusammenhang zwischen seinen Ängsten und der Atemnot bestehen?

Atemnot wird oft von psychischen Symptomen wie Angst/Panik oder Depression begleitet (Hallas et al., 2009). Eine Atemnotattacke ist bei vielen Patient:innen eng mit Angst und Panik verknüpft: zum einen ist Panik eine häufige Folge einer akuten/schweren Atemnot (Linde et al., 2018), zum anderen triggert bzw. verschlimmert Panik eine bestehende Atemnot (Simon et al., 2013). Diese Wechselwirkung wird von Betroffenen mit Atemnotattacken häufig als sehr belastend erlebt. Sie wird mit einem Kreislauf Atemnot-Angst-Atemnot beschrieben (Spathis et al., 2017), der die Atemnot und Panik verstärkt und aufrechterhält (▶ Abb. 7.1).

Um Herrn Mutzke optimal versorgen zu können, sollten also psychologische Faktoren mit in Betracht gezogen und in der Behandlung berücksichtigt werden.

7 Chronische Atemnot

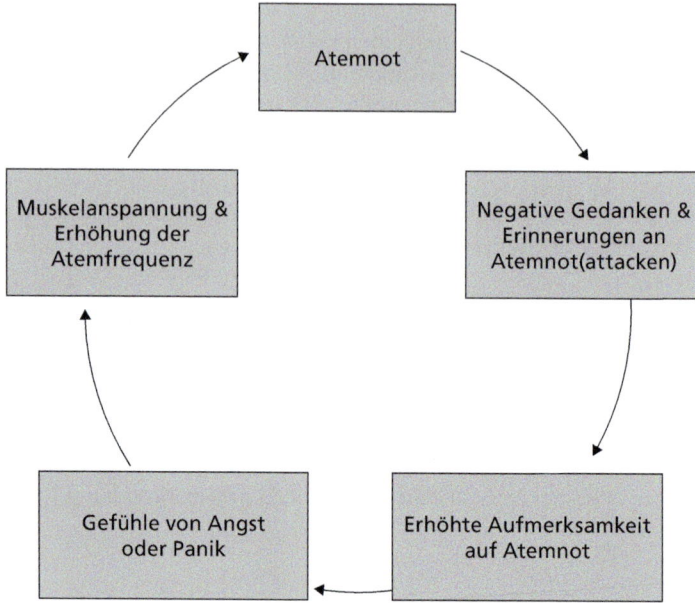

Abb. 7.1: Atemnot-Panik-Kreislauf (angelehnt an Spathis et al., 2017)

Welche psychotherapeutischen sowie physiotherapeutischen Möglichkeiten gäbe es, um Herrn Mutzke bei der Atemnot und Panik zu unterstützen?

Es ist charakteristisch für Atemnot, dass sie ein subjektives Erleben beschreibt (Parshall et al., 2012) und messbare Komponenten nicht zwingend mit dem Erleben übereinstimmen (Hui et al., 2013). Da Herr Mutzke beschreibt, dass er auch ohne für ihn ersichtlichen Sauerstoffmangel in Panik gerät, sollte in seiner Versorgung auch die Angst bedacht werden. Es gibt psychotherapeutisch angelegte Möglichkeiten, um Herrn Mutzke zu unterstützen: Eine Aufklärung über sein Krankheitsbild und den zu erwartenden Verlauf der Erkrankung ist wichtig. Seine Sorgen und Ängste sollten thematisiert werden, irrtümliche Annahmen (z. B. die Wahrscheinlichkeit zu Ersticken) sollten besprochen werden und es sollten mit Herrn Mutzke gemeinsam Auslöser für seine Atemnot identifiziert werden. Darauf aufbauend können Strategien erarbeitet werden, sodass Herr Mutzke nicht (körperlich) über- oder unterfordert wird. Mit Herrn Mutzke sollte gemeinsam ein Notfallplan erarbeitet werden.

Folgende kognitive und verhaltensorientierte Maßnahmen können besprochen werden:

- *Ablenkung*
  Um Angst und Anspannung zu mindern, hilft es Patient:innen, sich während der Atemnotattacke abzulenken. Deshalb sollte gemeinsam überlegt werden, welche

Gedanken/Maßnahmen/Handlungen beruhigen können und helfen, die Gedanken wegzulenken.
- *Entspannung*
Entspannung hilft, den Kreislauf aus Angst/Panik und Atemnot zu durchbrechen. Dies erfordert eine gute Anleitung und viel Übung. Patient:innen sollten sich so häufig wie möglich Zeit für angeleitete Entspannungsübungen nehmen, sodass sie die erlernten Methoden auch in einer atemnötigen Situation anwenden können.
- *Handventilator*
Ein Luftzug im Mund-Nasenbereich, z. B. durch einen Handventilator, führt zu einer Linderung von Atemnot. Es wird angenommen, dass durch die Kühlung der (Schleim-)Haut Nervenfasern im Gesichts- und Nasenbereich erregt werden, die ein Signal an das Gehirn senden, welches das Gefühl der Atemnot mindert. Die Wirksamkeit des Handventilators zur Linderung des Gefühls der Atemnot wurde wissenschaftlich bestätigt (Galbraith et al., 2010; Johnson et al., 2016).

Welche weiteren Aspekte könnten Auswirkungen auf sein psychisches Wohlbefinden haben?

Soziale Teilhabe z. B. durch die Angebote in der Einrichtung könnte sowohl eine positive Auswirkung auf seine Stimmung haben als auch zu einer allgemeinen (körperlichen) Aktivierung führen. Sollte die Beobachtung gemacht werden, dass sich die soziale Isolation, die Antriebslosigkeit und Trauer verstärken, müsste abgeklärt werden, ob eine Depression vorliegt.

7.5 Zusätzliche Fragen aus spezifisch seelsorgerlicher Sicht

Wie äußert sich Spiritualität bei Herrn Mutzke?

Häufig äußern Menschen mit einer COPD gleich am Anfang eines Gesprächs mit Mitarbeitenden aus der Seelsorge, dass sie schlecht sprechen können. Hier ist es wichtig, die dahinterstehenden Motive sensibel wahrzunehmen. Es kann schlicht Ausdruck des Ruhebedürfnisses zum jetzigen Zeitpunkt sein, aber es können auch schlechte Erfahrungen mit Kirche und Seelsorge dahinterstehen. Das Angebot eines Besuchs zu einem späteren Zeitpunkt sollte daher immer gemacht werden. Eine andere Möglichkeit ist, anzubieten, einfach still ohne Reden *da zu sein*. Manchmal »testen« Menschen unbewusst, ob und wie Seelsorge für sie da ist. Die Form des stillen »Da seins« ohne Reden zeigt, dass Seelsorge mit keinem lösungsorientierten/ therapeutischen Ansatz arbeitet und keine Anamnese im klassischen Sinne durchführt. Es geht um konstruktives Präsent sein (Hillebrand, 2021), ein absichtsloses Da sein verbunden mit der Haltung der bedingungslosen Annahme des Menschen. Das gründet sich theologisch in meinem Kontext als evangelische Pfarrerin auf die bedingungslose Liebe Christi bis ans Kreuz. Nichtsdestoweniger meint »absichtslos dem Menschen begegnen« mit einer professionell reflektierten Offenheit für alle bewussten und unbewussten Formen von Spiritualität, auch unabhängig von institutioneller Religion oder Weltanschauung, einer Offenheit für existentielle Fragen, Sinnsuche, Sinn- und Transzendenzerfahrungen.

Im Hinausgehen der Seelsorge kann dann z. B. eine Bemerkung von Herrn Mutzke erfolgen wie: »Vielleicht bin ich ja geschützt von einer höheren Macht?« Es gilt, darauf kurz eine Antwort zu geben und damit die Hoffnungs- und Sehnsuchtsäußerung als eine spirituelle Ressource zu würdigen[1]. Gerade kleine Sätze beim Hinausgehen können bei palliativ behandelten Menschen symbolisch höchst aufgeladen sein. Es gilt für alle Professionen, diese Äußerungen aufmerksam wahrzunehmen und eine Resonanz zu geben.

Herr Mutzke drückt aus, dass er hoffe, eingebettet zu sein in eine über die Welt hinausreichende höhere Macht. Weiher nennt diese Art der Äußerung explizite Spiritualität. Ein direkter Religionsbezug muss nicht erkennbar sein (Weiher, 2014). In Anlehnung an Tatjana Schnell kann man auch von vertikaler Selbsttranszendenz sprechen (Schnell, 2016). Explizite Spiritualität kann ebenso durch einen religiösen Gegenstand erkennbar werden wie z. B. einen Engel, der an das Foto von Herrn Mutzkes Mutter angelehnt ist. Seelsorge sollte alle expliziten Äußerungen oder Gegenstände wahrnehmen und behutsam danach fragen. Verbalisieren macht den Menschen frühere Erfahrungen bewusst, hilft dabei, bedeutsame Personen oder Erlebnisse als Quelle von Hoffnungen und Vertrauen »in Gott und in die Welt« (wieder)zu entdecken. Natürlich können auch schmerzhafte Brüche, (Glaubens-)Zweifel auftauchen. Hier kann Seelsorge Raum geben für Trauer und Glaubenszweifel und entsprechende behutsam spirituelle Impulse und (Um-)Deutungen anbieten.

Wie erlebt Herr Mutzke seine Situation existenziell?

Methodisch geht Seelsorge auf das ein, was Herr Mutzke anspricht. Es ist ein nicht zielgerichtetes Gespräch, das sich leiten lässt von einer zuhörenden Kompetenz, die dem anderen ermöglicht, »sich frei zu sprechen, sich selbst zu verstehen« (Heller, 2020). So kann das eigene Verständnis der Situation, des Lebens oder der Welt konstruiert und gedeutet werden. Fragen aus der würdezentrierten Therapie können weiterführen, z. B.: »In welchen Lebensphasen waren Sie besonders lebendig und vital?«

Aus den biografischen Rückblicken gehört auch das behutsame Eingehen auf schmerzhafte Einschnitte und Verlusterfahrungen, von denen Herr Mutzke erzählte. Weiterführende Fragen könnten sein: »Welche Lebenszeiten waren schwer? Wie

---

1 Je nach Situation kann vertiefend (z. B. »Was verbinden Sie mit dem Schutz einer höheren Macht?«) oder auch einfach Resonanz gebend darauf eingegangen werden. »Ja, darauf vertraue ich auch.«

haben Sie diese gemeistert?« Leidvolle Erfahrungen können betrauert werden, noch offen gebliebenes im Leben bekommt Raum, bei Herrn Mutzke der Kontakt zu seinem Ex-Schwager. Auch Themen von Schuld, Reue und Vergebung finden Ausdruck.

Dieses »Geschichten erzählen« ist kein chronologisch-faktisches Nacherzählen von Lebensgeschichte, sondern der Patient entwirft im Erzählen sinnhafte Lebenszusammenhänge, die er in bedeutsamen Alltagserfahrungen implizit/indirekt zusammenfügt. Tatjana Schnell nennt dies horizontale Selbsttranszendenz (Schnell, 2016). Erhard Weiher spricht von impliziter horizontaler Spiritualität (Weiher, 2014).

Das Verbalisieren des eigenen Lebens unterstützt und stärkt die Identität und das Empfinden der eigenen Würde.

7.6 Zusätzliche Fragen aus spezifisch sozialrechtlicher Sicht

Welche Hilfsmittel sind vorhanden oder welche könnten beantragt werden?

Es sollte überprüft werden, welche Leistungen Herr Mutzke aus der Pflegeversicherung erhält und ob darüber hinaus ein Anspruch auf ergänzende Leistungen über das Sozialamt besteht. Ziel ist es, die selbstständige Versorgung in der eigenen Wohnung zu gewährleisten, damit er bei Alltagshandlungen wie Körperpflege, Toilettengang, Transfer ins/aus dem Bett oder auf einen Stuhl nicht in unnötige Luftnot gerät. Daher ist zu prüfen, ob z. B. ein Badewannenlifter oder Haltegriffe, ein Seniorenbett oder ein Toilettenstuhl vorhanden bzw. notwendig sind. Es ist davon auszugehen, dass Herr Mutzke ein mobiles Atemgerät besitzt. Die Möglichkeit eines Hausnotrufs könnte sich für ihn positiv auf sein Sicherheitsempfinden auswirken. In seinem schwerst-luftnötigen Zustand sollte auf jeden Fall Einspruch erhoben werden gegen den negativen Bescheid bezüglich des elektrischen Rollstuhls. Perspektivisch ist es ratsam, Herrn Mutzke die Möglichkeit einer Vorsorgevollmacht/Patientenverfügung darzulegen oder eine gesetzliche Betreuung anzuregen.

Hat Herr Mutzke Kontakt zu Selbsthilfegruppen für COPD-Patient:innen (z. B. Lungensport, COPD-Chor) oder könnte er von diesen profitieren?

Es kann vermutet werden, dass Herr Mutzke früher durch seinen Beruf gerne in Kontakt mit Menschen war. Eine Unterstützung für die Kontaktaufnahme mit dem Ex-Schwager sollte mit Herrn Mutzke angesprochen werden. Das Angebot einer Selbsthilfegruppe macht nur dann Sinn, wenn er auch praktisch die Möglichkeit hat, selbstständig oder mit Hilfe eines Fahrdienstes dorthin zu gelangen. Ebenso könnte geprüft werden, ob es in der Seniorenresidenz einen ehrenamtlichen Besuchsdienst gibt, der regelmäßig Kontakt mit Herrn Mutzke hält und ihn zu sozialen Aktivitäten in der Seniorenresidenz begleiten könnte.

7.7 Zusätzliche Fragen aus physiotherapeutischer Sicht

Welche physiotherapeutischen Maßnahmen (wie Atemübungen oder Positionierung des Körpers) sind Herrn Mutzke bekannt? Welche könnten ihn unterstützen?

Nicht-pharmakologische Strategien zur Linderung von Atemnot werden im Umgang mit Atemnotattacken erprobt (Bausewein et al., 2008; 2010; Booth et al., 2011), und besonders Hr. Mutzke könnte von Atemübungen oder atemerleichternden Körperpositionen profitieren. Als Atemübungen können mit ihm z. B. die *Lippenbremse* und die *tiefe Bauchatmung* erarbeitet werden (▶ Abb. 7.2 und 7.3).

Atemerleichternde Körperpositionen (▶ Abb. 7.4–7.6): Bestimmte Körperhaltungen, die den Oberkörper stützen, verschaffen dem Brustkorb möglichst viel Platz für die Atmung, entlasten die Atemmuskulatur und erleichtern somit die Atmung.

Könnte Herr Mutzke von Bewegung profitieren?

Herr Mutzke könnte von körperlichen Aktivitäten profitieren und diese sollten im Rahmen einer physiotherapeutischen Behandlung gefördert werden. Bewegung ist bei atemnötigen Personen wichtig, um einer Verschlimmerung der Atemnot entgegenzuwirken. Trotzdem vermeiden atemnötige Patient:innen häufig Bewegung und Aktivitäten, da sie Sorge vor bewegungsinduzierter Atemnot haben (Booth et al., 2014). Aufgrund der Vermeidung von körperlicher Aktivität kann es zu einer Dekonditionierung kommen, die die Atemnot verstärkt (Booth et al., 2011). Als mögliche Folge wird Bewegung weiterhin vermieden, was in einem Teufelskreis resultieren kann. Daher ist es wichtig, patientenzentriert Bewegung und Aktivitäten zu fördern. In engen Absprachen können Ziele festgelegt werden, die von den Betroffenen auch realistisch erreicht werden können. Dabei sollte mit den atemnötigen Personen besprochen werden, dass die bewegungsinduzierte Atemnot keine Gefahr darstellt (▶ Abb. 7.7).

Zunächst sollte der Dekonditionierungs-Kreislauf besprochen werden. Mit den Betroffenen sollte dann ein auf die individuellen Bedürfnisse und Fähigkeiten abgestimmtes Programm zur Förderung von Bewegung besprochen werden (Booth et al., 2014).

7.8 Zusätzliche Fragen aus spezifisch pflegerischer Perspektive

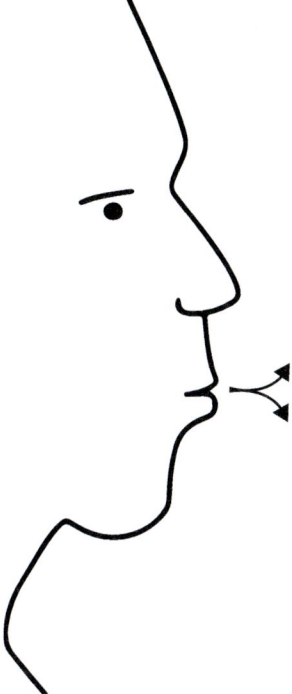

Abb. 7.2: Lippenbremse
Die Lippenbremse unterstützt dabei, die Atmung bestmöglich für den Sauerstoffaustausch zu nutzen (effektive Atmung).
In Anlehnung an Bausewein et al. (2022)

7.8 Zusätzliche Fragen aus spezifisch pflegerischer Perspektive

Gibt es einen Notfallplan für Herrn Mutzke? Welche Aspekte sollte dieser umfassen?

Es könnte ihm helfen, bei schwierigen Situationen (z. B. akuter Atemnot) mit Hilfe eines Notfallplans selbst noch handeln und so die eigene Situation verbessern zu können, damit kein »wirklicher« Notfall entsteht. Ein Notfallplan ist somit v. a. eine Hilfe, um Notfälle zu vermeiden bzw. hilfreich mit ihnen umgehen zu können.

Ein Notfallplan benennt in kurzen Worten oder Bildern Hinweise für Maßnahmen (inkl. Notfall-Telefonnummern) und beschreibt, was am besten zu tun ist. Primär geht es um den Notfall »akute/schwere Atemnot« mit Maßnahmen, die Herr Mutzke selbst möglichst schnell und einfach anwenden kann (z. B. das Öffnen der

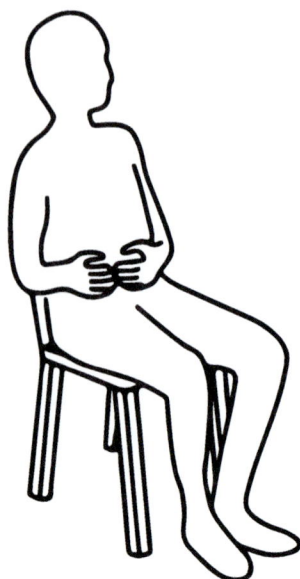

Abb. 7.3: Tiefe Bauchatmung/Zwerchfellatmung: Diese Maßnahme unterstützt dabei, das Zwerchfell zu nutzen und damit die Atmung zu erleichtern.
In Anlehnung an Bausewein et al. (2022)

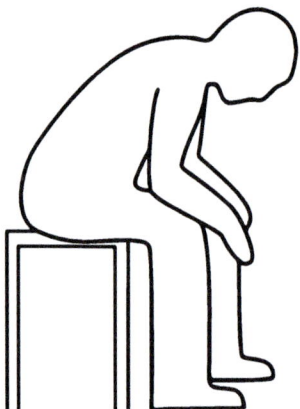

Abb. 7.4: Kutschersitz (In Anlehnung an Bausewein et al., 2022)

Fenster, Einnahme von Salbutamol oder rasch wirksamen Opioiden). Des Weiteren könnten Atemübungen genannt werden, die aber vorher schon ausprobiert und als wirksam/hilfreich erachtet wurden. Zudem sollte immer eine Notfall-Nummer genannt werden, falls er externe Hilfe benötigt, die ggf. auch über einen Notfallknopf alarmiert werden kann.

7.8 Zusätzliche Fragen aus spezifisch pflegerischer Perspektive

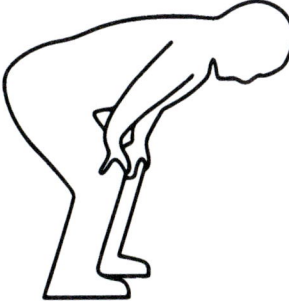

Abb. 7.5: Torwartstellung (In Anlehnung an Bausewein et al., 2022)

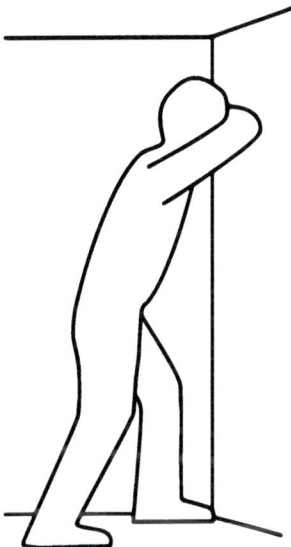

Abb. 7.6: Stütze im Stehen (In Anlehnung an Bausewein et al., 2022)

Positionierung

Da Herr Mutzke kaum noch seine Wohnung verlässt, verbringt er viel Zeit sitzend oder liegend. Hierfür gibt es atemerleichternde Positionen, die er lernen und anwenden kann (▶ Abb. 7.8).

Könnte Herr Mutzke von aromapflegerischen Einreibungen zur Atemerleichterung profitieren?

Atemstimulierende Einreibungen (v. a. am hinteren Brustkorb) oder auch aromapflegerische Unterstützung (z. B. mit Zitrone, Thymian) können hilfreich sein, um freier und besser atmen zu können. Zudem kann eine entspannende Einreibung

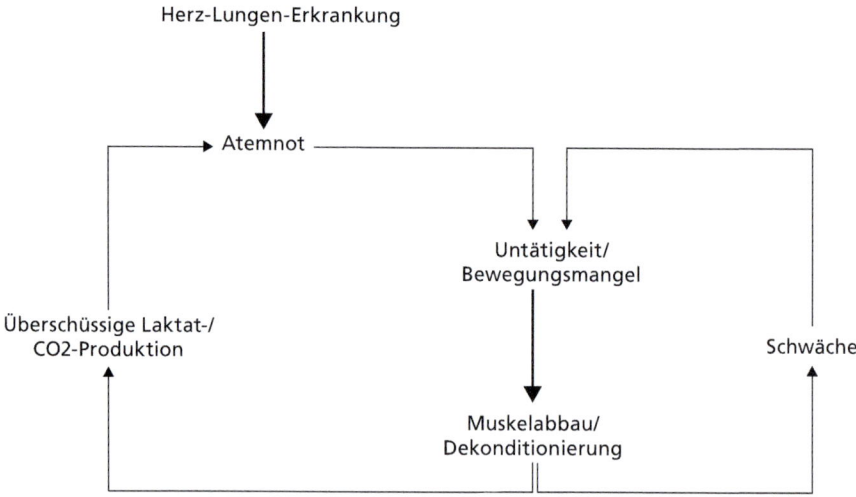

Abb. 7.7: Der Dekonditionierungs-Kreislauf (angelehnt an Booth et al., 2014)

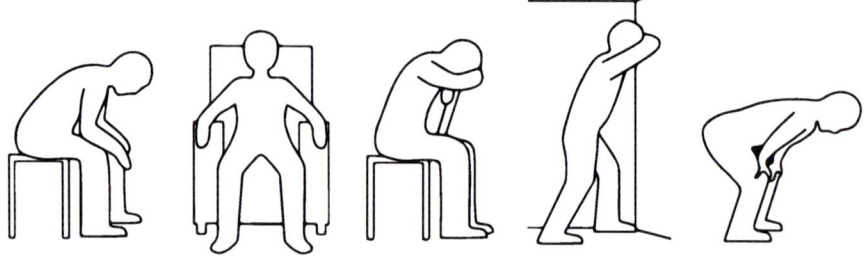

Abb. 7.8: Atemerleichternde Körperpositionen

(z. B. zusammen mit Lavendel) als sehr wohltuend erlebt werden und die in der Regel sehr angestrengten und angespannten (Atem-)Muskeln bei einem Patienten mit COPD entlasten. Jedoch sind bei COPD einige Öle (z. B. Menthol oder Eukalypthol) kontraindiziert.

Literatur

Bausewein C, Booth S, Gysels M, Higginson I (2008) Non-pharmacological interventions for breathlessness in advanced stages of malignant and non-malignant diseases. The Cochrane database of systematic reviews, CD005623.

Bausewein C, Simon S, Booth S, Weise S (2022) Umgang mit Atemnot bei chronischer Erkrankung. Klinik und Poliklinik für Palliativmedizin, LMU Klinikum München.

Booth S, Burkin J, Moffat C, Spathis A (2014) Managing Breathlessness in Clinical Practice. London: Springer.

Booth S, Moffat C, Burkin J et al. (2011) Nonpharmacological interventions for breathlessness. Current opinion in supportive and palliative care 5, 77–86.

Galbraith S, Fagan P, Perkins P et al. (2010) Does the use of a handheld fan improve chronic dyspnea? A randomized, controlled, crossover trial. Journal of Pain and Symptom Management 39, 831–838.

Hallas C, Howard C, Wray J (2009) Understanding panic disorder in chronic respiratory disease. British journal of nursing. Mark Allen Publishing 18, 527–529.

Heller A (2020) Hörende Kompetenz in der Krankenhaus-Seel-Sorge. Praxis Palliative Care, 20–21.

Hillebrand B (2021). Präsenz und Kontakt. Wege zum Menschen 73, 24.

Hui D, Morgado M, Vidal M et al. (2013) Dyspnea in hospitalized advanced cancer patients: subjective and physiologic correlates. Journal of palliative medicine 16, 274–280.

Johnson MJ, Booth S, Currow DC et al. (2016). A Mixed-Methods, Randomized, Controlled Feasibility Trial to Inform the Design of a Phase III Trial to Test the Effect of the Handheld Fan on Physical Activity and Carer Anxiety in Patients with Refractory Breathlessness. Journal of Pain and Symptom Management 51, 807–815.

Linde P, Hanke G, Voltz R, Simon ST (2018) Unpredictable episodic breathlessness in patients with advanced chronic obstructive pulmonary disease and lung cancer: a qualitative study. Supportive care in cancer: official journal of the Multinational Association of Supportive Care in Cancer 26, 1097–1104.

Parshall MB, Schwartzstein RM, Adams L et al. (2012) An official American Thoracic Society statement: update on the mechanisms, assessment, and management of dyspnea. American journal of respiratory and critical care medicine 185, 435–452.

Peng-Keller S (2020) Spiritual Care: Grundgestalten, Leitmodelle und Entwicklungsperspektiven. Spiritual Care, 129.

S3-Leitlinie Palliativmedizin Langversion September 2020 (leitlinienprogramm-onkologie.de, abgerufen am 08.09.2022)

Schnell T (2016) Psychologie des Lebenssinns. Springer Verlag.

Simon ST, Higginson IJ, Benalia H et al. (2013). Episodic and continuous breathlessness: a new categorization of breathlessness. Journal of Pain and Symptom Management 45, 1019–1029.

Simon ST, Weingärtner V, Higginson IJ et al. (2014) Definition, categorization, and terminology of episodic breathlessness: consensus by an international Delphi survey. Journal of Pain and Symptom Management 47, 828–838.

Spathis A, Booth S, Moffat C et al. (2017). The Breathing, Thinking, Functioning clinical model: a proposal to facilitate evidence-based breathlessness management in chronic respiratory disease. npj Prim Care Resp Med 27, 27.

Weiher E (2014) Das Geheimnis des Lebens berühren. Spiritualität bei Krankheit, Sterben, Tod: eine Grammatik für Helfende. Stuttgart: Kohlhammer.

8 Übelkeit und Erbrechen erkennen und behandeln

Katja Goudinoudis, Ulrich Grabenhorst und Elisabeth Jentschke

8.1 Einleitung und Definition

Übelkeit und Erbrechen sind zwei der häufigsten Symptome bei Patient:innen mit fortgeschrittener Tumorerkrankung. Auch andere lebenslimitierende Erkrankungen, z. B. Nieren-, Herz- und Leberinsuffizienz, gehen häufig mit Übelkeit und Erbrechen einher. Die Begriffe werden oftmals synonym genutzt. Doch auch wenn sie häufig zusammen auftreten, können Übelkeit und Erbrechen auch voneinander unabhängig sein. Beide können sowohl im direkten Zusammenhang mit der Erkrankung stehen als auch eine Begleiterscheinung z. B. einer Chemotherapie sein. Die Wahrnehmung von Übelkeit entsteht als subjektive Empfindung im Gehirn und kann auch ohne äußere Reize zentral im Nervensystem begründet sein (▶ Abb. 8.1). Übelkeit ist oft unspezifisch und die ätiologische Differenzierung kann sehr schwierig sein, da es sich häufig um Kombinationen aus lokalen und zentralen Ursachen handelt. Sie geht meist mit Unwohlsein, Neigung zum Erbrechen und unangenehmen Empfindungen im Bereich des Epigastriums einher. Begleiterscheinungen können Schwitzen, Speichelfluss, Blässe und Tachykardie sein. Unter Erbrechen verstehen wir den retrograden Auswurf von Mageninhalt durch die Stimulation des Brechzentrums (Seeling, 2012).

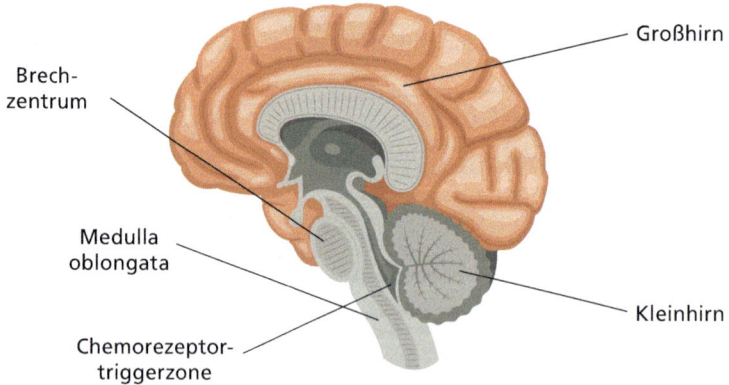

Abb. 8.1: Zentrale Entstehungsorte für Übelkeit (nach Hell und Rémi)

8.2 Fallvignette

Herr Düstel hat für sich und seine Frau einen Termin in einer onkologischen Praxis vereinbart. Nun stellt er sich allein in der Praxis vor, seine Ehefrau sei zu schwach, habe Schmerzen, Übelkeit und Erbrechen. Unterlagen aus dem Krankenhaus beschreiben bei Frau Düstel die vor einem Jahr gestellte Diagnose eines Bronchialkarzinoms. Nach intensiver Primärtherapie wurde vor sechs Monaten die therapiefreie Nachsorge eingeleitet. In einer Computertomografie zeigten sich bei seiner Frau disseminierte Lebermetastasen, pulmonale Raumforderungen sowie eine ausgedehnte Knochenmetastasierung im Becken, welche bestrahlt wurde. Gehirn-Metastasen wurden ausgeschlossen.

Herr Düstel berichtet von der geplanten Aufnahme einer systemischen Chemotherapie in der onkologischen Ambulanz und den nicht kontrollierten Symptomen seiner Ehefrau. Er beschreibt eine ausgeprägte Inappetenz. Die anhaltende Übelkeit verstärke sich, sobald das Gespräch und die Gedanken auf das Krankenhaus und die anstehende Chemotherapie gerichtet würden. Erbrechen wird zwar immer erwähnt, es sei aber nie zum Auswurf von Mageninhalt gekommen.

Es folgt eine stationäre Aufnahme auf eine Palliativstation zur Behandlung der unkontrollierten Symptome, speziell der Übelkeit. Dort wird eine differenzierte medikamentöse Therapie durchgeführt und eine intensive psychosoziale Betreuung angeboten. Nach Stabilisierung der Symptomatik und Entlassung wird bei Frau Düstel eine systemische Tumortherapie eingeleitet, also die Gabe von Chemotherapie über den Blutweg. Zeitgleich zur Entlassung wurde zur Krisenintervention eine spezialisierte ambulante Palliativversorgung (SAPV) begonnen. Mittels SAPV konnte eine weitere Rückbildung der belastenden Beschwerden erreicht werden. Selbstwirksamkeit und die wiedergewonnene Teilhabe am Leben zeigten sich u. a. in wieder realisierbaren Ausflügen in die Umgebung. Die ambulante Versorgung konnte auf die AAPV zurückgeführt werden.

Nach drei weiteren Monaten entwickelt die Patientin erneut Übelkeit und Erbrechen. Als Ursache kann in einer Bildgebung eine ausgeprägte Hirnmetastasierung gefunden werden. Es folgen eine Bestrahlung und eine medikamentöse Therapie. Hierunter ist die Symptomatik erneut deutlich rückläufig. Hoffnung macht jetzt eine bevorstehende Zulassung eines Tyrosinkinaseinhibitors (TKI) in Tablettenform. Nach längeren Gesprächen beauftragt Frau Düstel den Onkologen, sich um die Beschaffung dieses Medikamentes zu bemühen.

In der Abdomensonografie zeigen sich nun neben der fortschreitenden Lebermetastasierung erstmals ein Aszites und erweiterte Darmschlingen. Es kommt zu einer erneuten Zunahme des Erbrechens. Als das TKI-Medikament nach 14 Tagen eintrifft, entscheidet sich die Patientin zum Umzug von der Palliativstation in ein Hospiz. Von diesem Tag an lässt sie sich nur noch mit ihrem Mädchennamen ansprechen, ist in sich gekehrt und schweigsam. Eine Nahrungsaufnahme erfolgt nicht mehr. Ohne spezifische medikamentöse Therapie sistiert das Erbrechen. Sie verstirbt sieben Tage später, laut Aussage des Ehemannes sehr friedlich.

8.3 Multiprofessionelle Lösungsansätze

Welche Gefühle nehmen Sie beim Lesen der Geschichte wahr, welche Handlungsimpulse empfinden Sie?

Es imponiert zunächst ein Gefühl der Anteilnahme und des Mitgefühls für den Krankheitsweg der Patientin und ihres Ehemanns. Ein sehr komplexer und langwierig anmutender Prozess durch diverse Institutionen liegt hinter dem Paar. Es wird deutlich, dass Übelkeit und Erbrechen die Lebensqualität von Betroffenen (Patientin und Angehörigem) erheblich beeinträchtigen können.

Nennen Sie drei konkrete Behandlungsziele!

Das Benennen von konkreten Behandlungszielen beugt falschen Erwartungen und Hoffnungen vor. Die Ziele sind im Patient:innen-Gespräch zu formulieren. Im Falle von Frau Düstel könnten drei wichtige Ziele sein:

- **Ziel 1:** Reduktion der Symptomlast. Dabei sollte nicht die Symptomfreiheit das Ziel sein, sondern Linderung auf ein von der Patientin definiertes Maß, z. B. von der Stärke 6 der numerischen Ratingskala (NRS) auf die Stärke 3 oder keine Übelkeit während der Nacht.
- **Ziel 2:** Ursachen von Übelkeit/Erbrechen kennen und entsprechende Maßnahmen zur Linderung ergreifen. Zu beachten sind hier sowohl die physischen als auch psychischen Ursachen bzw. deren Verstärker.
- **Ziel 3:** Individuelle Unterstützung unter Wahrung der Intimsphäre gewährleisten.

Welche Aspekte sind im Rahmen einer gemeinsamen Anamnese wichtig?

Die Anamnese sollte multiprofessionell erfolgen, zunächst einzeln, je nach Profession. Zum einen mögen sich die Fragen in Teilen doch unterscheiden und zum anderen gewichten die einzelnen Professionen die Fragen anders und erhalten oftmals auf die gleiche Frage unterschiedliche Antworten. Erst in der gemeinsamen Betrachtung und Diskussion ergibt sich ein ganzes, den Patient:innen entsprechendes Bild.

Für das Assessment von Übelkeit als subjektives Symptom ist eine strukturierte Befragung und Krankenbeobachtung wichtig (Doll, 2008) und sollte folgende Informationen beinhalten (Leitlinienprogramm Onkologie 2020):

- Beginn: Seit wann besteht die Übelkeit?
- Intensität: Wie stark ist die Übelkeit? Für die Abstufung können unterschiedliche Skalen genutzt werden, z. B. NRS, Edmonton Symptom Assessment Scale (ESAS), Minimales Dokumentationssystem (MIDOS) etc.
- Dauer: Haben Sie gleichbleibende Übelkeit oder Schwankungen in der Intensität?

- Grad der Belastung: Wie sehr sind Sie von der Übelkeit beeinträchtigt? Welche Bedeutung messen Sie der Übelkeit bei?
- Simultane Symptome: Gibt es andere Symptome, die mit der Übelkeit einhergehen, z. B. Koliken? Schmerzen? Durst? etc.
- Zeitlicher Zusammenhang mit Nahrungs-, Flüssigkeits- und Medikamentenaufnahme
- Auslösende und modulierende Faktoren (inkl. psychosoziale Belastungen)
- Aktuelle Medikamentenanamnese inklusive tumorspezifischer Therapie

Zur Erhebung des Erbrechens gehören zusätzlich folgende Fragen

- Häufigkeit und Qualität (würgend, schwallartig etc.) sowie Menge?
- Übelkeit vor und Erleichterung nach dem Erbrechen?
- Zusammenhang mit bestimmten Zeiten oder Bewegung?
- Aussehen, die Menge und der Geruch des Erbrochenen?
- Beimengungen wie unverdaute Nahrung, Schleim, Miserere?

Wie könnte die Behandlung aussehen? Verhältnis medikamentöse und nicht-medikamentöse Maßnahmen?

Es ist anzunehmen, dass die nicht-medikamentöse Behandlung bei Frau Düstel eine besondere Rolle spielt, da Herausforderungen im psychosozialen Bereich zu finden sind. Als mögliche nicht-medikamentöse Maßnahmen zur Linderung von Übelkeit und Erbrechen eignen sich hier besonders Entspannungsmaßnahmen. Auch eine gelenkte Imagination könnte helfen. Eine gute Raumluft, evtl. unterstrichen mit einem Aromaöl und Wunschkost in kleinen appetitlichen Portionen ist in der Regel hilfreich. Der verstärkende Faktor »Gespräche und Gedanken über anstehende Therapien« ist ebenfalls zu betrachten. Es empfiehlt sich, eine Psychotherapeut:in hinzuzuziehen. Ob die Patientin weiteren komplementären Maßnahmen zugewandt ist, muss im Gespräch erkundet werden. Insgesamt ist darauf zu achten, dass Angebote und Therapien maßvoll und zielgerichtet eingesetzt werden.

- Die medikamentöse Therapie ist entsprechend der Ausprägung der Symptomatik anzusetzen, z. B. nur intermittierend als Prophylaxe oder Bedarfsmedikation oder (meist) als Kombination aus Basis- und Bedarfsmedikation.
- Eine orale Medikation ist zur Prophylaxe und als Basismedikation bei allenfalls leichter Übelkeit möglich, bei mittlerer oder stärkerer Übelkeit und Erbrechen ist die enterale Aufnahme nicht gesichert, sodass eine rektale oder subkutane Applikation zu bevorzugen ist.
- Eine Kombination von Antiemetika mit unterschiedlichem Wirkmechanismus ist sinnvoll, um eine hohe Dosierung mit entsprechender Gefahr von Nebenwirkung zu vermeiden.

8.4 Zusätzliche Fragen aus spezifisch medizinischer Perspektive

Welche unterschiedlichen pathophysiologischen Mechanismen liegen der Symptomatik mit Übelkeit und Erbrechen im zeitlichen Verlauf zugrunde? Welche Phasen würden Sie differenzieren und wie medikamentös handeln?

Der Krankheitsverlauf lässt sich in vier Abschnitte gliedern:

1. **Erste Vorstellung mit Angst und Verzweiflung in Kombination mit Chemotherapie-induzierter Übelkeit (CINV; chemotherapy induced nausea and vomiting) und antizipatorischer Übelkeit**

Die Chemorezeptoren-Triggerzone am Boden des 4. Ventrikels hat keine dicht geschlossene Blut-Hirn-Schranke und kann so durch emetogene (Erbrechen auslösende) Substanzen sowohl im Liquor als auch im Blut stimuliert werden und hierdurch Übelkeit und Erbrechen auslösen. Die Übelkeit ist in der Regel auf den Tag der Chemotherapie und einige Tage danach begrenzt, kann jedoch durch psychische Faktoren verstärkt und insbesondere durch die klassische Konditionierung, nach Übelkeit und Erbrechen bei vorangegangenen Therapiezyklen, zu antizipatorischer Übelkeit und Erbrechen führen.

Aus diesem Grund gilt es insbesondere zu Beginn einer Chemotherapie, durch Aufklärung und Information Angst zu vermeiden und durch eine dem emetogenen Potenzial der Chemotherapie angepassten Antiemese akutes Erbrechen zu verhindern. Ist antizipatorisches Erbrechen eingetreten, sind neben der üblichen Antiemese insbesondere psychotherapeutische Verfahren und Benzodiazepine einzusetzen (S3-Leitlinie Supportive Therapie) (S3-Leitlinie Supportive Therapie bei onkologischen PatientInnen 2020).

2. **Progression unter palliativer Therapie mit Entwicklung von Hirnmetastasen, Hirndruck und Erbrechen**

Ein gesteigerter Hirndruck kann über das Brechzentrum im Hirnstamm zu Erbrechen führen. Mit nur wenigen Prodromen, welche häufig fälschlicherweise gastrointestinalen Ursachen zugeordnet werden, kann sich schnell eine heftige Symptomatik entwickeln. Ein gesteigerter Hirndruck kann z. B. durch das expansive Wachstum und umgebende Ödem von Hirnmetastasen ausgelöst werden. Darum werden insbesondere Kortikosteroide in hohen Dosen, z. B. Dexamethason 4×8 mg intravenös, eingesetzt in Verbindung mit z. B. Dimenhydrinat oder Levomepromazin.

3. **Entwicklung von Aszites und Zeichen der beginnenden intestinalen Obstruktion mit Übelkeit und Erbrechen**

Nicht nur bei intraluminalem Tumorwachstum kann es zu einer intestinalen Obstruktion kommen, sondern auch bei Peritonealkarzinose und Aszites. In der Phase vor einem kompletten Verschluss ist die Ätiologie von Übelkeit und Erbrechen meist multifaktoriell auch durch zusätzliche metabolische Faktoren (Lebermetastasen, Hyperkalzämie, Medikamente etc.) bedingt. Wenn möglich und situativ passend, müssen diese spezifisch behandelt werden. Ansonsten können in dieser Phase alle Antiemetika eingesetzt werden, bei Versagen dieser auch z. B. Cannabinoide. Nach den Prodromen durch die beginnende Stenosierung kommt es dann beim kompletten Verschluss zu einer deutlichen Zunahme der Symptomatik. Diesen Zeitpunkt zu erkennen ist wichtig, da prokinetische Medikamente die Symptomatik verstärken und abgesetzt werden müssen. Die orale Zufuhr von Flüssigkeit und Nahrung muss beendet bzw. deutlich eingeschränkt werden.

4. **Rückzug in das Hospiz, keine orale Aufnahme von Nahrung und Flüssigkeit, Sistieren der Symptomatik ohne weitere Maßnahmen**

Nach Rückzug in das Hospiz und Aufgabe des Essens und Trinkens sistierte die vormals quälende Symptomatik von Übelkeit und Erbrechen von Frau Düstel. Neben der Distanzierung der psychogenen Faktoren ist insbesondere das Leeren des Gastrointestinaltraktes pathophysiologisch wichtig. Die übliche Absonderung von Flüssigkeit in den Magen-Darm-Trakt durch Speichel und Verdauungssäfte etc., welche ein ständiges Erbrechen unterhalten können, kommt mit einer zunehmenden Exsikkose zum Sistieren. Diese tritt jedoch nur bei Verzicht auf eine parenterale Flüssigkeitszufuhr am Lebensende ein. Darum müssen in dieser Situation die Wünsche und Bedürfnisse der Patientin besonders sorgfältig eruiert werden, um ein reflexartiges Handeln zu verhindern. Das evtl. auftretende unangenehme Gefühl des trockenen Mundes, welches auch als Durst empfunden werden kann, sollte durch die Anwendung von z. B. befeuchtenden Sprays behandelt werden.

Trägt die Bildgebung zusätzlich zur Einordnung der Ursache von Übelkeit und Erbrechen bei?

Je weiter die lebensverlängernde und kurative Behandlung in den Hintergrund tritt und die symptomorientierte Therapie in den Vordergrund, desto mehr wird das therapeutische Handeln durch Anamnese und körperliche Untersuchung bestimmt. Endoskopische oder bildgebende Verfahren treten in den Hintergrund.

8.5 Zusätzliche Fragen aus spezifisch pflegefachlicher Perspektive

Was sehen Sie als Pflegefachkraft als Ihre Aufgaben?

Pflegekräfte haben die Aufgabe, die gemeinsame Behandlung kompetent zu unterstützen und sich aktiv in den interprofessionellen Austausch einzubringen. Ihre pflegefachliche Aufgabe ist es, Bedarf und Belastungen zu erkennen, aufzugreifen und mit der Patientin sowie im Team geeignete Maßnahmen zu diskutieren, um Linderung herbeizuführen. Bei den Symptomen Übelkeit und Erbrechen gehört insbesondere zu den Aufgaben der Pflegekräfte:

- Herausarbeiten von symptomlindernden und symptomverstärkenden Faktoren.
- Beratung zu Faktoren, die helfen, Übelkeit zu vermeiden.
- Die gesprächsbegleitende Krankenbeobachtung nach Mimik, Gestik, Haptik etc.

Sind Auslöser und Linderer von Übelkeit oder Erbrechen erkannt, werden Strategien für den Alltag besprochen.

- *Ansprechen von Ekel und Scham:* Ekel und Scham werden nicht immer offen von den Betroffenen ausgedrückt, d. h. sie bleiben mit diesen Gefühlen allein, was eine zusätzliche Belastung bedeutet. Das Ansprechen von Ekel und Scham, wenn Übelkeit und Erbrechen z. B. von üblen Gerüchen und/oder als abstoßend empfundenen Aussehen begleitet sind, ermöglicht die Entwicklung einer Strategie zur Reduzierung der Anspannung und Belastung.
- *Koordination der Versorgung:* Pflegekräfte haben die Aufgabe, die gemeinsame Behandlung zu unterstützen, zu koordinieren und in einen interprofessionellen Austausch eigene Beobachtungen einzubringen. Zu den Beobachtungen gehören Verlaufskontrolle, Überprüfung der Wirkung der Maßnahmen, Wahrnehmung einer evtl. veränderten Symptomsituation und Weiterleitung dieser Informationen an die anderen Teammitglieder. Planung und Koordination der interprofessionellen medikamentösen und nicht-medikamentösen Behandlung werden durch den Einbezug weiterer, dem Team zugehöriger Berufsgruppen (Psychologie, Seelsorge, Atemtherapie etc.), gefördert. Die Sicherstellung der abgesprochenen Maßnahmen, inkl. Beobachtung der Compliance zu den einzelnen Maßnahmen, evtl. weitere Erklärungen für die Patientin und Angehörigen sowie eine vorausschauende Bevorratung von Medikamenten, vor allem im ambulanten Bereich, gehört ebenso zu den koordinierenden Aufgaben der Pflegekräfte.

Welche nicht-medikamentösen Maßnahmen zur Symptomlinderung kennen Sie und können hier Anwendung finden?

Allgemeine Entlastungsmaßnahmen (Pflegeleitlinien der Sektion Pflege der DGP): Eine gute und konsequente Mundpflege nach jedem Erbrechen und jeder Mahlzeit

(Schmid, 2010) und das Bereithalten von Hilfsmitteln wie Schale, Beutel, Tücher (evtl. außer Sichtweite) trägt zur allgemeinen Entlastung bei Übelkeit und Erbrechen bei. Natürlich soll Erbrochenes schnell entsorgt und die Patientin nach Wunsch bequem gelagert werden. Das Wechseln der Wäsche, das Anbieten, Gesicht und Hals kalt zu waschen, unterstützt in den meisten Fällen die Leidenslinderung. Es gilt, die Intimsphäre zu wahren (Doll, 2008).

Diätetische Maßnahmen: Das Anbieten von Wunschkost in kleinen, appetitlichen Portionen, bevorzugt von sauren Lebensmitteln, sowie das Vermeiden von stark gewürzten und fettreichen Speisen gehören ebenfalls dazu. Die Empfehlung zu langsamem Essen und gutem Kauen von eher leichter Kost wie Zwieback, Kartoffeln oder Salzstangen unterstützen die diätetischen Maßnahmen, auch das Lutschen von Zitronen- oder Pfefferminzbonbons, evtl. zu Eiswürfeln eingefrorenen Tees oder der Einsatz von Ingwer (Doll, 2008) in verschiedenen Darreichungsformen.

Entspannungsmaßnahmen: Maßnahmen zur Entspannung beginnen mit der Schaffung einer entspannten Atmosphäre, die durch leise Hintergrundmusik und Düfte verstärkt und gefördert werden kann. Gleichzeitig gilt es, unangenehme Düfte und Gerüche zu reduzieren, z. B. stark riechende Blumen, keine Speisereste in unmittelbarer Nähe etc. Besonders angenehm riechen Zitrone, Orange, Grapefruit und Minze (Dewald et al., 2012). Wünsche und Vorlieben der Patientin sind zu beachten. Dem Wunsch nach Ruhe sollte nachgekommen werden.

Komplementäre Maßnahmen:

- Phytotherapie mit verschiedenen Auflagen, Einreibungen und Wickeln, z. B. Lavendelöl, Pfefferminzöl (Huber & Casagrande, 2011),
- Bachblütentherapie (Dewald et al., 2012)
- Anthroposophische Therapie (Huber & Casagrande, 2011)
- Homöopathie (Holle, 2013)
- Akkupunktur kann eine weitere unterstützende Möglichkeit der Symptomlinderung sein. Sie darf nur von dazu ausgebildeten heilkundlichen Fachkräften durchgeführt werden. Akupressur gehört nicht zur heilkundlichen Tätigkeit, kann jedoch ebenfalls hilfreich sein. Pflegekräfte dürfen sich diese Technik in Fortbildungsmaßnahmen aneignen und dann durchführen. Die Anwendung sollte aber, wie alles andere auch, im multiprofessionellen Team abgesprochen sein, damit die Maßnahmen aufeinander abgestimmt werden können.

8.6 Zusätzliche Fragen aus spezifisch psychologischer Perspektive

Welche Grundbedürfnisse nach Grawe werden im Rahmen der Fallvignette als beeinträchtigt beschrieben? Leiten Sie passende Implikationen für die Praxis ab!

Klaus Grawe unterscheidet vier Grundbedürfnisse, die in jedem Menschen verankert sind, wobei Ausprägung und Gewichtung interindividuell variieren. Grawe definiert *Lustgewinn/Unlustvermeidung* als Bedürfnis, positiv konnotierte Dinge zu präferieren und in Äquivalenz dazu Unangenehmes zu vermeiden. Das Bedürfnis nach Entscheidungsfreiheit summiert in der eigenen Autonomie und wird als *Kontrolle & Orientierung* beschrieben. Die Vorhersagbarkeit von Ereignissen und ihrer Eintretenswahrscheinlichkeit bilden Komponenten dieses Grundbedürfnisses ab. *Bindung* spiegelt das Bedürfnis nach zwischenmenschlichem Austausch und die Vermittlung von Nähe, Zuneigung und Akzeptanz können durch (Bezugs-)Personen erfahren werden. Das Bedürfnis nach *Selbstwerterhöhung/Selbstwertschutz* umfasst den Wunsch, Unterstützung und Wertschätzung zu erfahren. Die Erfahrung, sich als kompetent zu erleben und die Möglichkeit zu haben, neue Dinge auszuprobieren, dient dem persönlichen Wachstum und wird oft als sinnstiftend erlebt (Grawe, 2000).

Im Fallbeispiel ist zu vermuten, dass Diagnose und notwendige Behandlung dem Lustprinzip widersprechen.

Ein erlebter Kontrollverlust mit einhergehenden Gefühlen von Hilflosigkeit kann bei Nichttransparenz hinsichtlich medizinischer Eingriffe sowie bei Symptomverschlechterung eintreten. Außerdem kann die Erkrankung selbst als subjektiver Kontrollverlust erlebt werden, da die menschliche Illusion einer »Unantastbarkeit« in ihren Grundfesten erschüttert wird.

Hilfreich ist es daher, den Betroffenen in dem medizinisch begrenzten Handlungsspektrum alternative Methoden und Behandlungsoptionen vorzustellen, sodass die Patient:innen Alternativen abwägen und selbst Entscheidungen treffen können. So kann ein Stück Kontrollerleben erhalten werden.

Das Bedürfnis nach *Bindung* wird im vorliegenden Fall insbesondere durch den Kontakt zwischen den Eheleuten erfüllt, weitere Unterstützung durch Familie und Freunde wäre denkbar. Ähnliches gilt für den *Selbstwertschutz*.

CAVE: In anderen Fällen können hingegen gerade Bedürfnisse nach *Bindung* und *Selbstwertschutz* beeinträchtigt sein, insbesondere dann, wenn kein unterstützendes soziales Netzwerk und pflegende Angehörige vorhanden sind oder aufkommende Emotionen wie Scham, Schuld, Trauer, Wut etc. beispielsweise im Rahmen des Erbrechens den Selbstwert bedrohen.

Welche Art von Konditionierung liegt hier vor? Beschreiben Sie die Wirkungsweise der Konditionierung am vorliegenden Beispiel und diskutieren Sie mögliche Handlungsstrategien!

Der vorliegende Fall stellt ein Beispiel der klassischen Konditionierung dar: Ein zunächst neutraler Reiz wird mit einem zweiten unabhängigen Reiz gekoppelt, sodass die Reaktion auf den zweiten ehemals neutralen Reiz auch bei alleiniger Darbietung auftritt.

- *Neutraler Reiz/Stimulus* (NS): Anblick der Klinik, des Chemotherapieraums, der Infusion.
- *Unkonditionierter Reiz/Stimulus* (US): Übelkeit und Erbrechen als Nebenwirkung der Chemotherapie.
- *Konditionierte Reaktion* (CR): Antizipatorische Übelkeit und Erbrechen bei Aussetzung des nun konditionierten Stimulus in Form der Klinik [*konditionierter Stimulus* (CS)]. Dieser Konditionierungsprozess ist schon nach einmaliger Kopplung möglich.

Einen möglichen Ansatzpunkt stellt Psychoedukation zu Konditionierungsprozessen dar. Durch die Überwindung von Vermeidungsverhalten der als aversiv empfundenen Reize können falsche Lernerfahrungen entkoppelt werden. Der Teufelskreis der Angst als aufrechterhaltendes/verstärkendes Modell der Symptomatik kann ebenfalls besprochen werden. Hier kann an der Interpretation der Gefahr sowie der körperlichen Symptome angesetzt werden im Sinne einer systematischen Desensibilisierung.

Forschungsergebnisse zeigen in diesem Zusammenhang, dass die Konditionierungsreaktion bei der Präsentation zweier Reize als Reizkombination eher mit dem hervorstechenderen als mit dem neutralen Stimulus erfolgt. Der hervorstechende Stimulus, z. B. ein unnatürlicher Geruch oder Geschmack, kann daher die Konditionierungsstärke auf sich ziehen, sodass keine Aversion gegenüber dem Ort der Infusionsgabe entsteht (Stockhorst et al., 1998).

Von besonderer Wichtigkeit ist die Anleitung zu und die selbstständige Durchführung von Achtsamkeits- und Entspannungsverfahren. Progressive Muskelrelaxation, Autogenes Training und Hypnose sind etablierte Verfahren und können die physiologische Aktiviertheit dämpfen (Luebbert et al., 2001).

Welche psychologischen Aspekte können zur Symptomstabilisierung in den letzten Lebenstagen im Hospiz beigetragen haben?

Über Monate waren Übelkeit und Erbrechen führende Symptome. Diese Symptomatik ist am Lebensende komplett verschwunden. Es kam u. a. zu einer psychischen Distanzierung der Patientin vom Ehemann und der Umwelt, eine konzentrierte Bezogenheit auf sich selbst, welche wohl die Fragen nach Therapiewunsch und »weiterleben wollen« und »weiterleben können« neu geordnet haben. Inwiefern die nicht mehr durchgeführte Aufnahme von Essen und Trinken im Hospiz eine bewusste Entscheidung war oder unbewusst durch krankheitsbedingte metabolische Prozesse verursacht wurde, kann retrospektiv nicht geklärt werden.

Literatur

Dewald T, Doll A, Hach M et al. (2012) Übelkeit und Erbrechen. In S. P. Palliativmedizin, Pflegeleitlinien. Berlin: Deutsche Gesellschaft für Palliativmedizin.
Doll A (2008) Übelkeit und Erbrechen. In R. Bäumer, & A. Maiwald, Onkologische Pflege (S. 161–170). Stuttgart: Thieme.
Grawe K (2000) Psychologische Therapie. (2., korrigierte Auflage). Göttingen: Hogrefe.
Holle G (2013) Homöopathische Arzneimittel in der Palliativmedizin. Vortrag im Rahmen einer Fortbildungsreihe. München.
Huber G, Casagrande C (2011) Komplementäre Sterbebegleitung. Haug, Stuttgart.
Leitlinienprogramm Onkologie. S-3 Leitlinie Palliativmedizin. 2020. 2.2 (Kap. 12.2).
Luebbert K, Dahme B, Hasenbring M (2001) The effectiveness of relaxation training in reducing treatment-related symptoms and improving emotional adjustment in acute non-surgical cancer treatment: a meta-analytical review. Psycho-Oncology: Journal of the Psychological, Social and Behavioral Dimensions of Cancer, 10(6), 490–502.
Pflegeleitlinien der Sektion Pflege der DGP: https://www.dgpalliativmedizin.de
S3-Leitlinie Supportive Therapie bei onkologischen PatientInnen (2020) LL_Supportiv_Langversion: https://www.leitlinienprogramm-onkologie.de
Schmid U (2010) Gastrointestinale Symptome. In S. Kränzle, U. Schmid, & C. Seegers (Hrsg.) Palliative Care – Handbuch für Pflege und Begleitung (S. 277–287: 278). Berlin Heidelberg: Springer.
Seeling S (2012) Vorbeugung von antizipatorischer Übelkeit durch Progressive Muskelrelaxation (PMR) – Effektivität der Integration von PMR in den Alltag von Patienten mit hochemetogener Chemotherapie – Eine Pilotstudie. Books on Demand.
Stockhorst U, Wiener JA, Klosterhalfen S et al. (1998) Effects of overshadowing on conditioned nausea in cancer patients: an experimental study. Physiology & behavior, 64(5), 743–753.

9 Maligne intestinale Obstruktion

Annette Busch, Gerda Graf, Sarah Halfter und Renate U. Wahl

9.1 Fallvignette

Herr Baumann ist ein 66-jähriger Ingenieur und seit 35 Jahren verheiratet. Seine erwachsene Tochter lebt mit ihrer Familie und den Enkelkindern, zu denen er eine enge Beziehung pflegt, im selben Wohnort.

Mit 64 Jahren stellt er sich bei seinem Hausarzt vor mit gehäuft auftretendem Völlegefühl, Oberbauchbeschwerden und auch intermittierender Übelkeit. Der Hausarzt veranlasst nach nicht erfolgreicher initial symptomatischer Therapie zur weiteren Abklärung eine Magenspiegelung, die eine Diagnose eines Adenokarzinoms des Magens ergibt.

Es folgen eine neoadjuvante Chemotherapie nach dem FLOT-Schema (FLOT-Schema: Docetaxel, Oxaliplatin, Calciumfolinat/Leukovorin, 5-FU), die der Patient als »widersinnig« erlebt, da er sich eigentlich doch »gesund fühle«, sich durch die Nebenwirkungen der Chemotherapien jedoch als »krank erlebe«.

Auch die dann durchgeführte Operation (laparoskopische Gastrektomie, D2-Lymphadenektomie, Rekonstruktion nach Roux-Y) sowie die dann über weitere drei Monate durchgeführte Chemotherapie, erlebt der Patient als kräftezehrend. Er hofft sehr, dass es sich lohnen wird. Im weiteren Verlauf kommt es zu einer Stabilisierung des Patienten, so dass er an Lebensqualität gewinnt und nochmal eine Reise mit seiner Frau machen kann.

Bald nimmt er allerdings wieder Schluckstörungen wahr und muss sich gehäuft nach dem Essen übergeben. In acht Wochen nimmt er fünf Kilogramm ab. Im Anschluss stellen Onkologen ein Rezidiv des Magenkarzinoms mit einer Stenose im Bereich der Ösophagojejunostomie fest. Die Kollegen setzen einen selbst-expandierenden Metallstent ein und versorgen den Patienten mit einer PEJ-Sonde (perkutane endoskopische Jejunostomie) zur enteralen Ernährung.

Herr Baumann ist enttäuscht. Die PEJ-Sonde bringt ihm auf der einen Seite eine Linderung, auf der anderen Seite frustriert es ihn, dass er nun hierdurch von einer enteralen Ernährung und somit auch von unterstützenden Diensten, wie dem ambulanten Pflegedienst, abhängig ist.

Einige Wochen später kommt es erneut zu einem verstärkten Erbrechen und einer Allgemeinzustandsverschlechterung des Patienten. Im Krankenhaus wird ein weiteres Fortschreiten der Krebserkrankung mit einer neu aufgetretenen und rasch progredienten Peritonealkarzinose (Absiedlungen im Bereich des Bauchfells) festgestellt. Der Stent ist überwuchert von Krebszellen und die PEJ-Sonde ist durch den Tumorprogress »verrutscht«.

Aufgrund der nun sehr fortgeschrittenen Krebserkrankung gibt es keine guten Aussichten darauf, die Darmpassage durch einen erneuten medizinischen Eingriff wiederherstellen zu können. Zu diesem Zeitpunkt hat der Patient nun eine vollständige maligne intestinale Obstruktion (MIO). Der Patient entscheidet sich dafür, von der chirurgischen Station auf die Palliativstation verlegt zu werden, um hier im Sinne von »best supportive care« (bestmöglich unterstützende Behandlung) begleitet zu werden.

Zum Zeitpunkt der Übernahme hat der Patient kolikartige abdominelle Schmerzen, die vom »Rücken bis in die Flanken ziehen«. Er hatte seit zwei Wochen keinen Stuhlgang, muss sich immer wieder übergeben und in der körperlichen Untersuchung zeigt sich ein verhärtetes druckschmerzhaftes Abdomen mit nur spärlicher Peristaltik.

Die Dosis eines Fentanylpflasters wird angepasst und zusätzlich erhält der Patient intravenöse Bedarfsgaben mit Morphin und Butylscopolamin. Da es dem Patienten wichtig ist, so lange wie möglich mobil zu bleiben, erhält er zunächst keinen Schmerzperfusor. Die Schmerzsymptomatik bessert sich, jedoch nimmt das Überlauferbrechen zu, so dass zusätzlich Ondansetron und dreimal täglich Octreotid 100 μg subkutan eindosiert werden. Das lindert die Beschwerden des Patienten, das Erbrechen kann jedoch nicht komplett gestoppt werden. Das Angebot, eine Magensonde zu legen, lehnt der Patient trotzdem ab.

Herr Baumann wird auf der Palliativstation über die Möglichkeit einer palliativen Sedierungstherapie informiert bei ggf. therapierefraktärer Symptomatik und erlebt dies als sehr entlastend, lehnt sie dann aber im weiteren Verlauf aus Angst vor Kontrollverlust ab.

Die Unterstützung seiner Partnerin und Tochter, sowie der Besuch der Enkelkinder, die Bastelgeschenke mitbringen, die sie früher gemeinsam hergestellt haben, ist in dieser Zeit seine größte Ressource. Herr Baumann kann mit seiner Familie sehr offen über seine Erkrankung und auch seine Auseinandersetzung mit »Sterben und Tod« sprechen.

Das »Miterleben« zunehmender Zeichen der Obstruktion mit Überlauferbrechen bis hin zu »Miserere« (kotiges Erbrechen) werden vom Pflegepersonal und den Stationsärzt:innen als belastend empfunden. Der Patient selbst lehnt jedoch weiter eine entlastende Sonde ab und scheint das Koterbrechen erstaunlich gut zu tolerieren.

Im weiteren Verlauf verschlechtert sich der Allgemeinzustand des Patienten weiter. Es erfolgt die Umstellung auf einen Morphinperfusor, Butylscopolaminperfusor sowie Octreotid in maximaler Dosierung. Herr Baumann entwickelt einen Ikterus bei Cholestase (Stauung im Gallengangssystem der Leber) durch fortschreitende Metastasierung abdominell und hepatisch. Bei zunehmender Somnolenz wird der Patient medikamentös sediert und verstirbt schließlich friedlich im Beisein seiner Ehefrau.

9.2 Multiprofessionelle Lösungsansätze

Was könnte Herrn Baumann dabei helfen, ansatzweise das Gefühl von Kontrolle und Autonomie über die Situation zurückzuerlangen?

Die persönliche Autonomie des Patienten vor der Erkrankung bezog sich auf verschiedene Bereiche wie den Beruf, die Freizeit, die Familie und den Freundeskreis. Der Wunsch nach Kontrolle und Orientierung gehört zu den psychischen Grundbedürfnissen eines Menschen.

Für den Patienten ist es in solch einer Situation wichtig, zum Behandlungsteam ein Vertrauensverhältnis aufzubauen, d. h. die Behandelnden sollten aufrichtig sein in Bezug auf Diagnostik und den zu erwartenden Verlauf und gleichzeitig Wünsche des Patienten berücksichtigen. Die Entscheidung des Patienten, sich trotz Überlauferbrechens keine Magensonde legen zu lassen, kann ihn beispielsweise an dieser Stelle in seiner Autonomie stärken, während er in seiner subjektiven Sicht in vielen anderen Bereichen einen Autonomieverlust erleidet. Autonomie bedeutet in diesem Zusammenhang, die eigene Perspektive auf Lebensqualität hin auszudrücken und umsetzen zu können.

Auch das Fördern einer »offenen Kommunikation« mit den Familienangehörigen kann dem Patienten bei der Bewältigung der Situation helfen: So hat in diesem Beispiel das Erstellen einer Patientenverfügung und die detaillierte gemeinsame Vorausplanung seiner Beerdigung seinen Autonomiewunsch erfüllt.

Welche Gedanken, Gefühle und Handlungsimpulse werden bei Ihnen durch den Verlauf ausgelöst? Was könnte für das Team hilfreich sein?

Das multiprofessionelle Team hat sich schwer damit getan, den Wunsch des Patienten zu respektieren, dem Legen einer Magensonde nicht zu zustimmen. Es sah sich hier in dem Spannungsfeld zwischen den medizinethischen Polen der »Autonomie« und der »Fürsorge«. Sie schwankten immer wieder zwischen dem Gefühl von Ekel und dem Drang, am liebsten das Zimmer zu verlassen bzw. den Patienten davon zu überzeugen, dass eine Magensonde das Beste für ihn sei. Als hilfreich hatte sich dann im weiteren Verlauf erwiesen, zunächst einmal die eigenen Gedanken, Gefühle und Handlungsimpulse wahrzunehmen und auch zulassen zu können und gleichzeitig zu sehen, dass die Perspektive des Behandlungsteams nicht die Sicht des Patienten wiedergibt.

Konkret wurde dem Patienten die bestmögliche Unterstützung beim Symptom Erbrechen gegeben und ihm signalisiert, dass seine Entscheidung gegen eine Magensonde akzeptiert und respektiert wird. Die offene Kommunikation mit dem Patienten darüber, dass das Behandlungsteam sich auch mit dem Thema Fürsorgepflicht ihm gegenüber beschäftigt, wurde entlastend erlebt.

9.3 Zusätzliche Fragen aus spezifisch ärztlicher Perspektive

Was unterscheidet die maligne intestinale Obstruktion (MIO) von der Obstipation und bei welchen Tumorentitäten ist sie häufig?

Obstipation ist ein häufiges Symptom bei palliativmedizinischen Patienten. Ursachen für Obstipation sind körperliche Immobilität, neurogene Schädigung im Bereich des Darmnervensystems, ballaststoffarme Ernährung, Medikamente wie Opioide, einige Antidepressiva, 5-HT3-Antagonisten oder die Veränderung von Darmflora und -sekretion infolge einer Tumorerkrankung oder deren Therapie. Sie kann zu Bauchschmerzen, Inappetenz, Übelkeit und Erbrechen, sowie ständigem Druckgefühl im Unterleib mit starken Schmerzen bei der Defäkation führen und sollte ursachenangepasst behandelt werden (S3-Leitlinie Palliativmedizin, 2020).

Die maligne intestinale Obstruktion (MIO), welche bei ca. 3 % aller Krebsentitäten auftritt, ist im Gegensatz zur Obstipation durch einen inkompletten bis kompletten Verschluss der Magen-Darm-Passage infolge eines metastasierenden Tumorleidens gekennzeichnet. Sie ist mit einer schlechten Prognose für den Patienten assoziiert. Kolorektale Karzinome und Ovarialkarzinome sind die häufigsten Entitäten, die eine MIO auslösen und letztlich hierdurch oft zum Tode führen (Bento, 2019; Krouse, 2019; Hirst, 2003).

Wie sind die Stadien der MIO und welche Symptome treten auf?

Die MIO kann in eine inkomplette und eine komplette Unterbrechung der Darmpassage unterschieden werden. Die MIO kann uni- und multilokulär auftreten. Sie ist Folge von einem intraluminalen Tumorwachstum, von intramuraler Tumorinfiltration oder von extraintestinaler Kompression durch Tumormassen, z. B. bei Peritonealkarzinose oder Lymphknotenmetastasen oder eine Kombination dieser Manifestationen. Je nachdem welcher Teil des Gastrointestinaltrakts betroffen ist, unterscheiden sich die Symptome der MIO (Hirst, 2003). Die Symptome der MIO können hochakut wie ein akuter mechanischer Ileus nicht maligner Ursache auftreten. Oft entstehen die Symptome jedoch schleichend über Wochen hinweg. Die Symptome können kontinuierlich zunehmen oder intermittierend auftreten. Über 90 % der Patient:innen leiden unter abdominellen Schmerzen infolge des zugrundeliegenden Krebsleidens.

Bei einer Obstruktion im Bereich des Magens und des Duodenums stehen Übelkeit und Erbrechen, auch von unverdauter Nahrung, im Vordergrund. Eine Obstruktion im weiteren Dünndarmbereich geht mit starken, kolikartigen Schmerzen, weniger Übelkeit und Erbrechen und wenig Blähungen einher. Bei einer Obstruktion des Kolons kommt es zu Blähungen und Schmerzen (Bausewein, 2015). Erbrechen bei einer MIO im oberen Gastrointestinaltrakt ist zunächst nicht fäkal, kann es jedoch im Verlauf durch bakterielle Besiedelung des Dünndarms oder

Magens werden. Miserere, also echtes Stuhlerbrechen, tritt sehr spät bei einer MIO des Kolons oder bei kologastrischen Fisteln auf (Hirst, 2003).

Welches sind die diagnostik- und stadienabhängigen Therapieoptionen?

Patient:innen mit einer nicht-heilbaren Krebserkrankung, die ein Risiko für die Entstehung einer MIO haben, sollten regelmäßig zu typischen Symptomen wie Übelkeit, Erbrechen, abdominellen Schmerzen, Stuhlunregelmäßigkeiten oder Blähungen befragt werden. Bei klinischem Verdacht auf eine MIO sollte neben Anamneseerhebung, körperlicher Untersuchung mit rektal-digitaler Austastung und Labordiagnostik auch möglichst eine CT-Diagnostik erfolgen, um insbesondere die Frage nach der Operabilität oder nach system- oder interventionell-therapeutischen Möglichkeiten zu klären (S3-Leitlinie Palliativmedizin, 2020). In jedem Fall sollte mit Patient:innen und ihren Angehörigen frühzeitig über mögliche Krankheitsverläufe, die Therapieoptionen und Therapieziele gesprochen werden, damit der Therapieplan dem Patientenwunsch in Kenntnis der realistischen Möglichkeiten in der Krankheitssituation entspricht.

Die Therapie der MIO ist abhängig davon, ob sie inkomplett oder komplett ist, wo im Gastrointestinaltrakt sie aufgetreten ist und ob sie uni- oder multilokulär ist. Die Indikation zu einer Operation oder einem interventionell-therapeutischen Vorgehen, wie der Einlage eines Stents bei unserem Patienten, stellt sich z. B. bei einer hochakut aufgetretenen oder unilokulären Obstruktion, wenn zu erwarten ist, dass durch den Eingriff zumindest zeitweise eine deutliche Symptomlinderung erreicht werden kann. Die Entscheidung zu einem operativen Eingriff sollte stets multiprofessionell erfolgen. Wichtige prognostische Marker, die gegen eine chirurgische Intervention sprechen, sind große abdominelle Tumormassen, Aszites, ein höheres Lebensalter des Patienten, Z. n. Radiatio im betroffenen Bereich sowie laborchemische Veränderungen wie Entzündungszeichen oder Hypalbuminämie (Bento et al., 2019; Krouse, 2019; S3-Leitlinie Palliativmedizin, 2020).

Bei einer inkompletten MIO steht die Aufrechterhaltung der Darmpassage im Vordergrund. Entsprechend kommen motilitätsfördernde und osmotische Laxantien wie Natriumpicosulfat und Macrogol zum Einsatz. In der Antiemese sollte bei Verträglichkeit Metoclopramid verwendet werden, da es neben der antagonistischen Wirkung an D2-Dopaminrezeptoren eine agonistische, motilitätsfördernde Wirkung an den 5-HT4-Rezeptoren des Gastrointestinaltrakts hat. Zu beachten ist, dass bei zunehmender Obstruktion propulsive Maßnahmen zu vermehrter Übelkeit und Erbrechen und kolikartigen Schmerzen führen können und ihr Einsatz regelmäßig überwacht und reflektiert werden sollte.

Bei einer kompletten MIO steht die Reduktion der Darmmotilität und -sekretion im Vordergrund, da insbesondere diese zu anhaltender Übelkeit mit Erbrechen und abdominellen Schmerzen führen können. Zum Einsatz kommen jetzt Peristaltik hemmende Antiemetika wie der 5-HT3-Antagonist Ondansetron, anticholinerg, antisekretorisch und krampflösende Substanzen wie Butylscopolamin und Opioide, die neben der analgetischen Wirkung eine motilitätshemmende und antisekretorische Wirkung an den μ-Rezeptoren des Darms haben. Auch kann das Kortikosteroid

Dexamethason zum Einsatz kommen, da es das tumorassoziierte Ödem im Bauchraum reduzieren kann und ebenfalls eine antiemetische Wirkung hat. Der Einsatz des Somatostatinanalogons Octreotid kann zur Reduktion der Darmsekretion ebenfalls erwogen werden, wird aber in der aktuellen Literatur kontrovers diskutiert, da in Therapiestudien kein oder nur ein geringer Benefit für die Patient:innen bezüglich Hypersekretion und Erbrechen erreicht werden konnte bei vergleichsweise hohen Therapiekosten (Currow et al., 2015; Obita et al., 2016).

In jedem Fall sollte begleitend zu der medikamentösen Therapie den Patient:innen eine Entlastungssonde angeboten und auf eine adäquate Mundpflege geachtet werden. Die Anlage einer nasogastralen Sonde ist in den meisten Fällen auch bei einem schlechten Allgemeinzustand der Patient:in möglich. Bei der operativen Anlage einer PEG-Sonde zur gastralen Entlastung muss beachtet werden, dass eine Peritonealkarzinose, Gerinnungsstörungen oder ausgeprägter Aszites hierfür Kontraindikationen darstellen können. Solange die Patient:in eine orale Ernährung und Flüssigkeitsaufnahme wünscht, wenn auch in geringen Mengen, sollte ihr dies auch mit Blick auf ihre jeweilige Autonomie und die Lebensqualität ermöglicht werden. Die Medikation sollte aus der oralen Gabe hin zu parenteraler (subkutan, intravenös) Therapie umgestellt werden. Eine parenterale Ernährung und Flüssigkeitsgabe bei der MIO wird in der Fachliteratur diskutiert und scheint keine Verbesserung der Lebensqualität zu erbringen oder die Lebenszeit der Patient:in zu verlängern. Auch hier ist es wichtig, zur Entscheidungsfindung für oder gegen die parenterale Ernährung und Flüssigkeitsgabe die Patient:innen und ihre Angehörigen frühzeitig zu beraten (Krouse, 2019). Eine Übersicht über häufig in der Therapie der MIO eingesetzte Medikamente finden Sie in ▶ Tab. 9.1.

Tab. 9.1: Dosierung und Wirkweise der in der Therapie der MIO häufig eingesetzten Medikamente (nach Bausewein 2015, S3-Leitlinie Palliativmedizin 2020)

Wirkstoff	Dosierung	Wirkweise	oral	s.c.	i.v.
Metoclopramid	30 mg TD	Zentral antiemetisch D2-Antagonismus, motilitätsfördernd 5HT4-Agonismus	+	+*	+***
Ondansetron	16 mg TD	Antiemetisch 5HT3-Antagonismus	+	+*	+
Butylscopolamin	20–300 mg TD	Peripher anticholinerg, spasmolytisch, antisekretorisch	+	+	+***
Dexamethason	4–16 mg TD**	Antiödematös, zentral antiemetisch	+	+*	+
Octreotid	300–600 µg TD	Somatostatin-Analogon, antisekretorisch, motilitätshemmend		+	

TD = Tagesdosis; s.c. = subkutane Gabe; i.v. = intravenöse Gabe; *off label; **morgendliche Gabe; ***auch als kontinuierliche Gabe mit z.B. Perfusor möglich

Welche Begleitkomplikationen können auftreten?

Infolge von häufigem Erbrechen können Reizungen der Mund-, Rachen- und Ösophagusschleimhaut bis hin zur Stomatitis und Ösophagitis auftreten, die das Entstehen eines Soors begünstigen. Aufgrund der unterbrochenen Darmpassage kann es zu einer bakteriellen Besiedelung des oberen Gastrointestinaltraktes kommen, was dazu führen kann, dass das Erbrechen stuhlig wird. Bei einer MIO im Bereich des Kolons oder bei Fistelbildungen zwischen Kolon und dem oberen Gastrointestinaltrakt kann es ebenfalls zu Stuhlerbrechen (Miserere) kommen. Lebenslimitierend ist bei der MIO meist das Auftreten einer Aspirationspneumonie oder eine Durchwanderungsperitonitis.

9.4 Zusätzliche Fragen aus spezifisch pflegefachlicher Perspektive

Welche Maßnahmen wenden Sie an, um eine Linderung der Beschwerden zu erreichen?

Patient:innen mit einer malignen intestinalen Obstruktion leiden oftmals an Übelkeit, Erbrechen, Mundtrockenheit, Meteorismus, abdominellen Schmerzen und an Veränderungen des Stuhlverhaltens wie Obstipation und Diarrhoe.

Übelkeit und Erbrechen sind eigenständige Symptome, die aber häufig miteinander einhergehen (▶ Kap. 8). Für Patient:innen haben diese Symptome enorme Auswirkungen auf die Lebensqualität. Eine genaue Beobachtung und Dokumentation dieser Symptome und begleitender Faktoren helfen bei der Eingrenzung der Genese und den daraus folgenden therapeutischen Maßnahmen:

Häufigkeit, Intensität und Dauer von Übelkeit und Erbrechen. Darüber hinaus wird das Aussehen des Erbrochenen kontinuierlich wahrgenommen: Handelt es sich um Verdautes oder Unverdautes, Blut, Hämatin oder Schleim und wie ist sein Volumen? Wie ist der Geruch? Eher sauer, gallig, fäkulant, geschmacks- oder geruchslos?

Komplementäre Maßnahmen zur Linderung von Übelkeit und Erbrechen bei MIO werden in der palliativpflegerischen Praxis häufig eingesetzt. Dazu zählen: Feuchtwarme Wickel oder Ölauflagen (mit Kamille, Melisse etc.), Fuß- oder Baucheinreibungen (Zitrone- oder Kümmelöl) oder auch diätetische Maßnahmen.

Nach jedem Erbrechen soll dem Patienten Mundpflege angeboten werden. Dabei steht die Mundtrockenheit im Vordergrund. Hilfreich kann regelmäßiges Befeuchten der Lippen und das Angebot von Eiswürfeln sein (z. B. gefrorene Fruchtstücke, saure Bonbons oder Sprühfläschchen mit Lieblingsflüssigkeiten). Glycerinhaltige Flüssigkeiten sollten vermieden werden, da diese die Mundschleimhaut austrocknen und der Geschmack oft als unangenehm empfunden wird.

Bei all diesen Angeboten sollten die Angehörigen mit einbezogen werden. Sie sind oft erleichtert über ein »Mithelfen«, was für alle gleichermaßen angenehm ist. Sollte die Patient:in über Meteorismen bis hin zu krampfartigen, kolikartigen Schmerzen klagen, können feucht-warme Bauchwickel/Auflagen eine Linderung herbeiführen.

Das Hinzuziehen von Physiotherapeut:innen ist bei diesem Symptom sinnvoll. Physiotherapeutische Maßnahmen, wie Kolonmassage oder Reflexzonenmassage können zur Besserung und Linderung der Beschwerden beitragen.

Unter Umständen kann es zu paradoxer Diarrhoe kommen, das heißt, flüssiger Stuhl schiebt sich an vorhandenen Kotsteinen vorbei. Das kann dann zu einer Fehleinschätzung der Obstipation führen. Die Pflegefachkraft sollte bei kognitiv eingeschränkten Patient:innen eine besonders umsichtige Anamnese führen und auf Symptome wie Unruhe achten, was ein Indiz für Obstipationsbeschwerden oder Bauchschmerzen sein kann. Das Hinzuziehen einer Diätberater:in kann hier unterstützen, um eventuelle Nahrungsänderungen vorzunehmen.

Die Pflegefachkraft kann folgende Möglichkeiten der Symptomlinderung ausführen:

- Lagerung der Patient:in auf der linken Seite
- Hebe-Senk-Einläufe
- Gabe von Frucht-, Rhabarber- oder Sauerkrautsäften, Kaffee, Buttermilch
- Gabe von Laxantien (die Wirkungsweise sollte der Patient:in erklärt werden)
- Analpflege durchführen

Welche Ziele in Bezug auf das Wohlbefinden von Patient:innen gibt es?

Die Patient:innen und die Angehörigen werden hinreichend und gut über die Ursachen von Übelkeit und Erbrechen aufgeklärt. Dabei sollte auch das von den Patient:innen häufig empfundene Scham- und Ekelgefühl beim Erbrechen angesprochen werden und ein Gefühl von Privatsphäre geschaffen werden. Wenn möglich sollte nur eine Pflegeperson im Raum sein. Empathie und Geduld sind hier in besonderer Weise gefragt. Bei Bedarf kann zur Verarbeitung eine Psycholog:in angefragt werden.

Das Pflegefachpersonal unterstützt die Patient:innen beim Erbrechen nach ihren individuellen Bedürfnissen, z. B. durch Lagerung, Hilfsmittel- und Entspannungsangebote. Bei wiederholtem Erbrechen sollten Auffangschalen u. ä. und Tücher erreichbar sein und das Erbrochene möglichst schnell entsorgt werden. Die unangenehmen Gerüche sind oft sehr belastend für die Patient:in und es muss für Frischluft oder individuell angenehme Raumdüfte gesorgt werden.

9.5 Zusätzliche Fragen aus spezifisch psychologischer Perspektive

Welche psychologischen Strategien könnten Herrn Baumann dabei helfen, mit der Frustration umzugehen, die er im Verlauf erlebt?

Hinter dem Begriff der Frustration verbirgt sich das Gefühl der Enttäuschung und der Machtlosigkeit, das eintritt, wenn ein erwartetes oder erhofftes Geschehen völlig anders als vorgesehen verläuft. Zunächst einmal kann es Herrn Baumann entlasten, wenn man ihm in einer tragfähigen therapeutischen Beziehung vermitteln kann, dass seine Gefühle nachvollziehbar und verständlich sind (Validierung der Gefühlslage). Darüber hinaus sollte ihm Raum gegeben werden, indem man ihn zunächst mit der Haltung und der Methode des »aktiven Zuhörens« seine Wahrnehmungen schildern lässt. Zusätzlich ist das regelmäßige Zusammenfassen ohne Bewertung hilfreich (Spiegeln). So können Sie sicher sein, dass Sie die Perspektive des Gegenübers verstanden haben. In diesem Zusammenhang kann es auch sinnvoll sein, mit der Patient:in zu erarbeiten, was für zugrundeliegende Überzeugungen und Grundannahmen über sich selbst ebenfalls in das Konstrukt aus Gefühlen, Gedanken und Verhaltensweisen hineinspielen (▶ Abb. 9.1).

Zuletzt können dann im Sinne des »Aktiven Zuhörens« über die Technik der kognitiven Umstrukturierung dysfunktionale Gedanken herausgefiltert und angemessenere, funktionalere Kognitionen erarbeitet werden (▶ Abb. 9.2).

Modell der Salutogenese von Aaron Antonovsky (Tameling, 2018)

Hilfreich für Patient:innen kann es auch sein, dass sie für die Geschehnisse ein Kohärenzgefühl entwickeln können (sense of coherence):

- Gefühl der Verstehbarkeit (sense of comprehensibility)
- Gefühl von Handhabbarkeit bzw. Bewältigbarkeit (sense of manageability)
- Gefühl von Sinnhaftigkeit bzw. Bedeutsamkeit (sense of meaningfulness).

Das Ziel wäre es, das Grundvertrauen des Menschen in der existenziellen Krise dadurch zu stärken, dass er seine eigene Situation verstehen, wirksam einen Gestaltungsspielraum ergreifen und einen grundlegenden Sinn (roten Faden) hinter allem erkennen und erleben kann.

Ressourcensuche

Gemeinsam mit Herrn Baumann kann erarbeitet werden, was ihm in früheren Lebensphasen geholfen hat, in denen er bereits frustrierende Situationen erlebt hat: Die Erinnerung an diese Bastelaktionen, durch die von den Enkelkindern auf die

9 Maligne intestinale Obstruktion

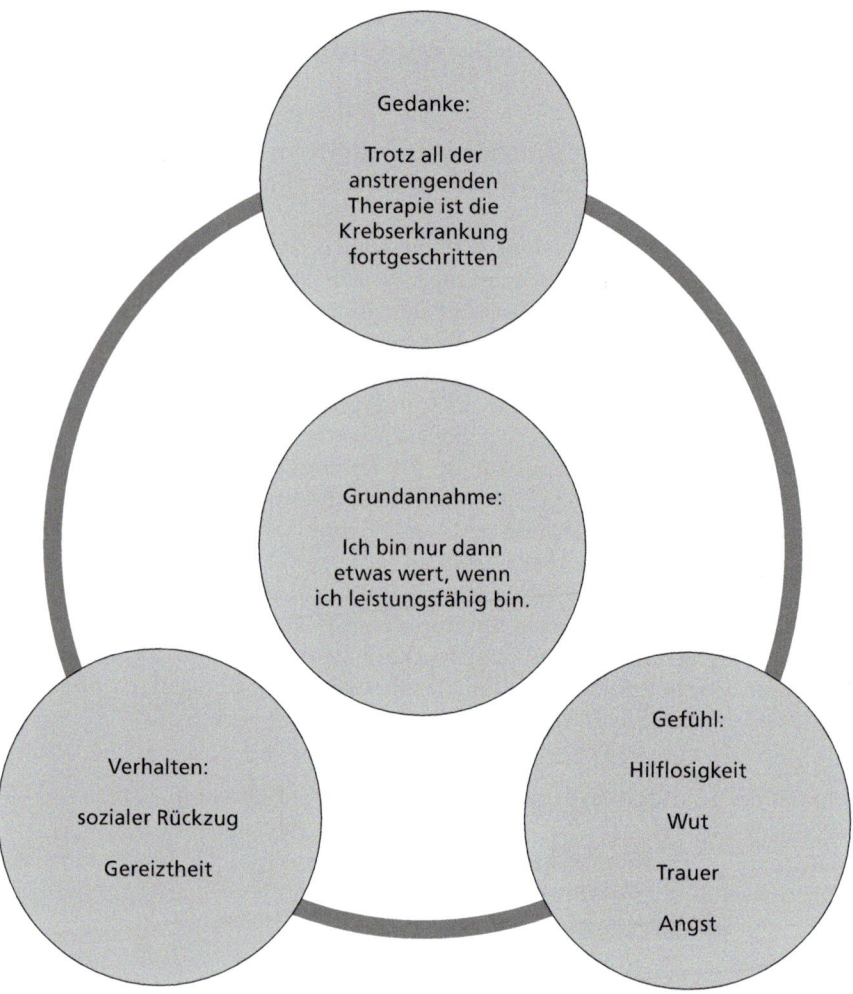

Abb. 9.1: Dysfunktionale Grundannahmen

Palliativstation mitgebrachten Bastelprojekte, war für ihn beispielsweise solch eine positive Ressource.

Akzeptanzstrategien

Eine hilfreiche Strategie kann es sein, Patient:innen dabei zu begleiten, eine Haltung der Akzeptanz für Dinge zu entwickeln, die nicht zu ändern sind.

9.5 Zusätzliche Fragen aus spezifisch psychologischer Perspektive

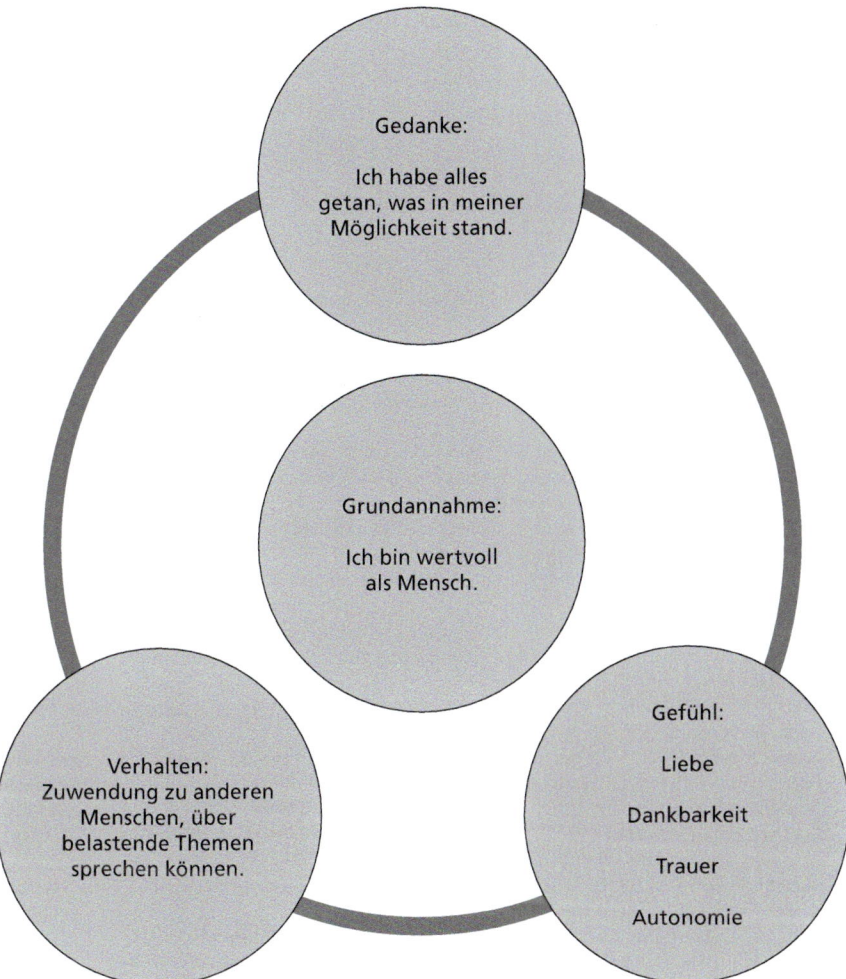

Abb. 9.2: Konzept der kognitiven Umstrukturierung nach Aaron T. Beck (in Anlehnung an Wills, 2014)

Was könnte für Patienten mit einer MIO hilfreich sein, mit Emotionen wie Scham und Ekel beispielsweise im Falle eines Überlauferbrechens umzugehen?

Die Entwicklung einer sogenannten »Schamkompetenz« des Behandlungsteams, aber auch bei An- und Zugehörigen, womit ein sensibles Gespür für schamvolle Situationen und der einfühlsame Umgang gemeint ist, kann den Patienten:in solch einer Situation stützen. Voraussetzung für die Entwicklung solch einer Schamkompetenz ist, dass wir uns zunächst mit unseren eigenen Schamgefühlen auseinandersetzen. Somit kann es dann gelingen, den Patient:innen in ihrer vulnerablen Lage einen geschützten Raum zu bieten.

Literatur

Bausewein C, Roller S, Voltz R (2015) Leitfaden Palliative Care. 5. Aufl., München: Urban & Fischer.
Bento JH, Bianchi ET, Tustumi F et al. (2019) Surgical Management of Malignant Intestinal Obstruction: Outcome and Prognostic Factors. Chirurgia May-Jun 2019;114(3):343–351
Bödiker ML, Graf G, Schmidbauer H (Hrsg.) (2011) Hospiz ist Haltung. Kurshandbuch Ehrenamt. Esslingen: Hospizverlag.
Currow DC, Quinn S, Agar M et al. (2015) Double-blind, placebo-controlled, randomized trial of octreotide in malignant bowel obstruction. J pain symtpom Manag; 49(5):814–21.
Geuenich K (2012) Akzeptanz in der Psychoonkologie. Stuttgart: Schattauer.
Graf G, Höver G (2006) Hospiz als Versprechen. Zur ethischen Grundlegung der Hospizidee. Schriftenreihe Bd. IIX. Esslingen: Hospizverlag.
Hirst B, Regnard C (2003) Management of intestinal obstruction in malignant disease. Clin Med (Lond.); 3(4):311–4
Krouse RS (2019) Malignant bowel obstruction. J surg Oncol; 120(1):74–77.
Lammers M (2019) Scham und Schuld – Behandlungsmodule für den Therapiealltag. Stuttgart: Schattauer.
Larson L, Henke JM (2012) Wut, Schuld & Scham: Drei Seiten der gleichen Medaille. Paderborn: Junfermann Verlag.
Obita GP, Boland EG, Currow DC et al. (2016) Somatostatin Analogues Compared with Placebo and Other Pharmacologic Agents in the Management of Symptoms of Inoperable Malignant Bowel Obstruction: A Systematic Review J pain symtpom Manag; 52(6):901–919.
S3-Leitlinie Palliativmedizin für Patienten mit einer nicht heilbaren Krebserkrankung (2019): https://register.awmf.org/de/leitlinien/
Schröer M, Hirsmüller S (2017) Schämen Sie sich – nicht! Scham, ein wenig beachtetes Gefühl in der Psychoonkologie. In: T. Schopperth, A. Rogge, A. Werner et al. (Hrsg.) Psychoonkologie – Autonomie und Lebensqualität. Lengerich: dapo-Jahrbuch 2016, S. 49–62.
Tameling R (2018) Das Modell der Salutogenese von Aaron Antonovsky. Independently published.
Wills F (2014) Kognitive Therapie nach Aaron T. Beck. Paderborn: Junfermann Verlag.

10 Umgang mit Unruhezuständen und Schlafstörungen bei Demenz

Gregor Borgs, Andreas Theilig und Eckhard Weimer

10.1 Fallvignette

Frau Berger ist 82 Jahre alt und lebt gemeinsam mit ihrem gleichaltrigen Ehemann im 3. Stock eines Mehrfamilienhauses. Sie wurde 1932 in Potsdam geboren. Während des Krieges floh sie mit ihren Eltern nach Aachen, wo sie später auch ihren Ehemann kennenlernte und mehr als vierzig Jahre lang als Stenotypistin arbeitete. Das Ehepaar bekam zwei Kinder, einen Sohn und eine Tochter, der Sohn jedoch verstarb im Alter von 46 Jahren nach einem schweren Verkehrsunfall. Der Ehemann von Frau Berger ist nach einem Schlaganfall mit residualer Hemiparese vor zehn Jahren zwar geistig fit, aber deutlich mobilitätseingeschränkt. Frau Berger selbst leidet seit sechs Jahren unter einer progredienten Demenz vom Alzheimertyp. In den letzten Monaten kam es zu einem deutlichen Fortschreiten der Erkrankung. Inzwischen leidet Frau Berger unter eingeschränkter Kommunikationsfähigkeit und Mobilität. Sie beantwortet einfache Fragen nach dem Befinden, nach Schmerzen und nach Hunger und Durst, erkennt ihren Ehemann und die Tochter, andere Personen aber nicht mehr. Ihr Gangbild wirkt kleinschrittig und unsicher. Sie ist zu Ort, Zeit und Situation meist nicht orientiert. In der cranialen Computertomografie zeigte sich eine ausgeprägte temporo-basal betonte kortikale Atrophie mit konsekutiver Erweiterung der äußeren Liquorräume, Screening-Tests auf Demenz wie der Minimental-Test (MMST) oder DemTect waren wegen nicht ausreichender Verständigungsmöglichkeit zuletzt nicht mehr durchführbar, der mittlere Schweregrad der Demenz beträgt Grad 6 nach Reisberg-Skala (GDS).

Die Versorgung von Frau Berger erfolgt in der eigenen Wohnung mit Unterstützung der Tochter, die im Nachbarhaus wohnt. Sie bekommt »Essen auf Rädern« und wird mit Hilfe eines Pflegedienstes geduscht, der auch regelmäßig Medikamente stellt. Der Ehemann von Frau Berger wird ebenfalls durch einen Pflegedienst unterstützt und verbringt den Tag überwiegend im Sessel vor dem Fernseher. Bislang war das Ehepaar in der Nacht allein in der Wohnung. In den letzten Wochen ist Frau Berger beim nächtlichen Aufstehen zweimal gestürzt und hat sich dabei blaue Flecken und Schürfwunden zugezogen. Die Tochter hat deshalb die Nächte der letzten drei Wochen auf dem Sofa im Wohnzimmer der Eltern verbracht. Dabei hat sie bemerkt, dass die Mutter am Abend und in der Nacht erhebliche Unruhezustände zeigt. Immer wieder steht Frau Berger aus dem Bett auf, geht mehrfach auf die Toilette. Manchmal streift sie ziellos in der Wohnung umher. Auf Nachfrage der Tochter kann sie nicht angeben, was sie sucht, sondern entgegnet nur, dass sie Angst habe und nicht mehr schlafen könne. Einmalig wurde Frau Berger in der Nacht von der Tochter im Treppenhaus aufgefunden, wo sie auf dem Treppenabsatz saß und weinte. Tagsüber ist Frau Berger jetzt sehr häufig müde, schläft während des Tages oft ein und wirkt zunehmend erschöpft.

Die Tochter ist dadurch sehr beunruhigt. Sie wendet sich an die Pflegeberatung und an einen ortsansässigen Facharzt. Sie möchte die Eltern gerne weiter zu Hause versorgen, denn das sei immer der ausdrückliche Wunsch der Eltern gewesen, gleichzeitig fühle sie sich angesichts der enormen Belastung am Ende ihrer Kräfte.

10.2 Lösungsansätze im multiprofessionellen Team

Was sind Ihre ersten Gefühle und Gedanken zu dieser Situation?

Häufige Gefühle von versorgenden Angehörigen, von Pflegekräften, Ärzt:innen und anderen Therapeut:innen sind Mitgefühl, Mitleid, Betroffenheit und Scham (Diehl-Schmid et al., 2018). In der Auseinandersetzung mit der eigenen Hilflosigkeit spielt das Gefühl der Überforderung und der Verzweiflung eine große Rolle. Wird der Konflikt zwischen der herausfordernden Versorgungssituation, der eigenen Überforderung und dem offensichtlichen Leiden der Betroffenen zu groß, so kommt es nicht selten auch zum Auftreten aggressiver Gefühle und Gedanken (Zank & Schacke, 2006). Sie sollten deshalb, wenn irgend möglich, offengelegt und ggf. mit professioneller Unterstützung (z.B. in multiprofessionellen Fallbesprechungen oder einer Supervisionen) reflektiert werden.

Wie empfinden Sie die Situation aus Sicht der versorgenden Tochter?

Nicht selten wird ein solches »Generationenversprechen«, wie hier von der Tochter, in früheren Jahren vereinbart, ohne dass die ganze Tragweite der Übereinkunft bei fortschreitender Pflegebedürftigkeit erkannt oder diskutiert wurde. Tritt dann die Versorgungsbedürftigkeit ein, kommt es oft zu einer Überforderungssituation der versorgenden Angehörigen und zu einem Gewissenskonflikt, wenn die Unausweichlichkeit einer Heimversorgung erkannt wird (Förstl et al., 2010). In unserem Fallbeispiel wiegt außerdem der frühe Tod des zweiten Kindes als biografisches Bindungselement und wird von der Tochter als »unausgesprochener Auftrag« empfunden. Wichtig erscheint in dieser komplexen Versorgungssituation zunächst die Hinzuziehung weiterer multiprofessioneller Versorgungspartner. Nur aus der Zusammenschau der Einschätzungen, der Abwägung multiprofessioneller Behandlungs- und Interventionsmöglichkeiten und der Optionen institutioneller

Versorgung kann letztlich eine für diese Situation gute Versorgungsstrategie entwickelt werden (Kurz & Wilz, 2011).

Welche konkreten multiprofessionellen Behandlungsziele und -maßnahmen würden Sie für die Situation formulieren?!

Die möglichen Behandlungsziele für dieses Fallbeispiel kann man berufsgruppenbezogen oder problembezogen formulieren.

Bei der *berufsgruppenbezogenen Betrachtung* geht es in erster Linie um die (ärztlich-pharmakologisch gesteuerte) medikamentöse Behandlung der Unruhezustände und der Schlafstörung. Behandlungsziele in dieser Situation sind eine Reduktion von Anspannung und Ängsten, Induktion eines normalisierten Tag-Nacht-Rhythmus und eines erholsamen Schlafes. Dazu kommt ein optimaler pflegerischer Umgang mit den bestehenden Unruhezuständen (Beruhigung und Reduktion von Ängsten durch validierenden Umgang oder sensorische Unterstützungsmaßnahmen, Verbesserung der Realitätsorientierung, Erreichen einer emotionalen Bezugsebene) (Schmidt, 2004).

In der *problemorientierten Betrachtung* werden die bestehenden Beschwerden als berufsgruppenübergreifende, multiprofessionelle Herausforderung betrachtet und die Behandlungsziele meist als Teamleistung formuliert. Bei der gemeinsamen Erarbeitung von Behandlungszielen (z. B. Eindämmen bestehender Unruhezustände) wird neben dem berufsgruppenspezifischen Ansatz besonders auf mögliche Schnittstellen und das Ineinandergreifen der verschiedenen Behandlungsmaßnahmen geachtet. Das Aufstellen gemeinsamer Behandlungsziele und -maßnahmen regt so die beteiligten Berufsgruppen zur professionsübergreifenden und patientenorientierten Betrachtungsweise an.

Welche ethischen Fragen sind aus Ihrer Sicht bei der Versorgung eines Menschen mit fortgeschrittener Demenzerkrankung zu beachten?

Ist das Behandlungsziel ehrlich formuliert? Ist die Sedierung im Sinne der Patient:in oder kann das Umfeld mit gewissen Situationen nicht umgehen? Droht die häusliche Betreuungssituation zu kippen? Wie sehr stört die Patient:in die Unruhe oder das Nicht-schlafen-können? Wie erlebt die Erkrankte mit einer Medikation ihre Lage? Ist sie in irgendeiner Form dadurch eingeschränkt? Oder haben die Menschen im Umfeld nur Sorge, dass etwas Belastendes geschehen könnte? Ziel wäre es, im Sinne der Patient:in den mutmaßlichen Willen zu eruieren. In diesen Fällen kann eine medizinethische Fallberatung nützlich sein.

10.3 Zusätzliche Fragen aus spezifisch medizinischer Perspektive

Wie können Unruhezustände und Schlafstörung medikamentös behandelt werden?

Nicht immer gelingt die Ursachenklärung der Unruhezustände und Schlafstörungen, insbesondere dann, wenn (wie im vorliegenden Fallbeispiel) die betroffene Person aufgrund ihrer Grunderkrankung keine differenzierten Auskünfte geben kann. Zu den abklärungsbedürftigen Ursachen zählen u. a. Schmerzen, Fieber, Infektionen, delirante Syndrome, Medikamentennebenwirkungen oder Stoffwechselstörungen, aber auch psychische Befindlichkeitsstörungen wie Depressionen oder wahnhafte Störungen (Savaskan et al., 2014). Je differenzierter die Ursachensuche erfolgt, umso gezielter und wirkungsvoller gelingt in der Regel die Behandlung der Symptome. Gelingt die ursächliche Klärung der Unruhezustände nicht, so erfolgt eine symptomatische Therapie nach empirischen Gesichtspunkten unter Berücksichtigung der bestehenden Vorerkrankungen und der Vormedikation.

Für die symptomatische Therapie stehen eine Vielzahl von Medikamenten mit unterschiedlichen Wirkansätzen zur Verfügung (▶ Tab. 10.1). Das Spektrum reicht von »klassischen« Benzodiazepinen über Neuroleptika und Antidepressiva bis hin zu Morphinpräparaten (Seitz et al., 2011). Grundsätzlich ist vom Prinzip »so viel wie nötig und so wenig wie möglich« auszugehen und, insbesondere im höheren Lebensalter und bei maßgeblichen Vorerkrankungen, eine wirkungsorientierte Dosisanpassung vorzunehmen. Neben den für die Indikationen Unruhe, Agitation oder Schlafstörungen zugelassenen Substanzen gibt es zahlreiche Substanzen, für die entweder evaluierte Leitlinienempfehlungen oder empirische Wirksamkeitsberichte vorliegen. Zu beachten ist, dass für den häufig praktizierten Off-Label-Gebrauch immer eine gesonderte Aufklärung erforderlich ist. Beim Spektrum der Nebenwirkungen sind insbesondere kardiogene und delirogene Wirkungen, eine erhöhte Sturzgefahr, aber auch eine mögliche Abhängigkeitsentwicklung und Akkumulation unter Opiaten, Benzodiazepinen und anderen Schlafmitteln, den sog. »Z-Präparaten«, zu beachten.

Wie relevant ist die Ursachensuche und Differenzialdiagnostik der Unruhezustände bei Menschen mit fortgeschrittener Demenz?

Der Ursachensuche kommt im Umgang und in der Behandlung von Unruhezuständen eine zentrale Bedeutung zu. Insbesondere die eingeschränkte Kommunikationsfähigkeit von Menschen mit Demenz erfordert erhöhte Sorgfalt und gegebenenfalls eine mehrfache zielgenaue Ursachensuche. Unruhezustände können erster und einziger Ausdruck einer zugrundeliegenden, möglicherweise auch schwerwiegenden Erkrankung sein. Übersehen Pflegekräfte oder Ärzt:innen diese Symptomatik oder behandeln sie symptomatisch ohne vorherige Abklärung (z. B. im Rahmen eines akuten Abdomens oder einer Oberschenkelfraktur), so kann dies

10.3 Zusätzliche Fragen aus spezifisch medizinischer Perspektive

Tab. 10.1: Medikamente bei Unruhezuständen und Schlafstörungen

Wirkstoff	Indikation	Startdosis	Empfohlene tgl. Maximaldosis	UAW (Auszug)	Bemerkung
Pipamperon	Unruhe, Schlafstörung	10–20 mg	120 mg	Krampfanfälle, Hypotonie, QTc-Verlängerung, EPMS	Für niedrige Dosierungen als Saft erhältlich
Melperon	Unruhe, Schlafstörung	25 mg	400 mg	Hypotonie, QTc-Verlängerung, EPMS	Für niedrige Dosierungen als Saft erhältlich
Prothipendyl	Unruhe, Schlafstörung (O-)	20 mg	240 mg	Krampfanfälle, EPMS, Blutdruckabfall	Für niedrige Dosierungen als Tropfen erhältlich
Quetiapin	Unruhe (OL), Schlafstörungen (OL), wahnhafte Störung (OL)	25 mg	800 mg	Schwindel, Hypotonie, QTc-Verlängerung, BB-Veränderungen	Kaum Zunahme der sedierenden Wirkung bei Dosen über 200 mg
Risperidon	Unruhe (OL), Aggression bei Demenz	0,25 mg	2,0 mg	EPMS, QTc-Zeit, Stürze, cerebrovask. Ereignisse	Empfehlungsgrad (LL): Aggression: A (1a), Unruhe: A (1b)
Aripiprazol	Unruhe (OL), Aggression bei Demenz (OL)	2,5 mg	15 mg	EPMS, Stürze, cerebrovask. Ereignisse	Empfehlungsgrad (LL): A (1a)
Haloperidol	Unruhe (OL), Delir, Aggression bei Demenz	0,5 mg	10 mg	EPMS, Stürze, QTc-Zeit, Cerebrovask. Ereignisse	Empfehlungsgrad (LL): Unruhe: 0, Aggression: A (1b)
Mirtazapin	Unruhe (OL), Schlafstörung (OL)	7,5–15 mg	45 mg	BB-Veränderungen, Krampfanfälle, Alpträume, Hypotonie	Keine Zunahme der sedierenden Wirkung bei Dosen über 30 mg

Tab. 10.1: Medikamente bei Unruhezuständen und Schlafstörungen – Fortsetzung

Wirkstoff	Indikation	Startdosis	Empfohlene tgl. Maximaldosis	UAW (Auszug)	Bemerkung
Melatonin	Schlafstörung (bei Pat ab 55 J.)	2 mg	2 mg	Übelkeit, Kopfschmerzen, Abträume	Zulassung nur für Patienten ab 55 Jahre
Pregabalin	Unruhe (OL), Schlafstörung (OL)	25 mg	bis 600 mg	Schwindel, Kopfschmerzen, Myoklonien	Kaum Zunahme der sedierenden Wirkung bei Dosen über 200 mg
Carbamazepin	Unruhe	150 mg	1.200 mg	Allergien, Leberwerterhöhung, Leukopenie	Empfehlungsgrad (LL): C (1b)
Zopiclon	Schlafstörung	3,75 mg	7,5 mg	Paradoxe Unruhe, Geschmacksstörung, Kopfschmerzen	Abhängigkeitspotenzial
Zolpidem	Schlafstörung	5 mg	10 mg	Paradoxe Unruhe, Geschmacksstörung, Kopfschmerzen	Abhängigkeitspotenzial
Diazepam	Akute Unruhe, Schlafstörung (OL)	2 mg	60 mg	HWZ: 5–15 Std	Abhängigkeitspotenzial, Akkumulation
Bromazepam	Unruhe, Schlafstörung	3 mg	12 mg	HWZ: 10–20 Std.	Abhängigkeitspotenzial, Akkumulation
Lorazepam	Unruhe, Schlafstörung	0,5 mg	7,5 mg	HWZ: 12–16 Std.	Abhängigkeitspotenzial, Akkumulation Keine aktiven Metaboliten
Oxazepam	Unruhe, Schlafstörung	5 mg	30 mg	HWZ: 4–15 Std.	Abhängigkeitspotenzial, Akkumulation

Tab. 10.1: Medikamente bei Unruhezuständen und Schlafstörungen – Fortsetzung

Wirkstoff	Indikation	Startdosis	Empfohlene tgl. Maximaldosis	UAW (Auszug)	Bemerkung
Cannabidiol	Unruhe, Ängste (OL)		15 mg	50 mg Nicht verordnungsfähig	Keine aktiven Metaboliten Zugelassen nur als Nahrungsergänzungsmittel
Morphin	Unruhe (bei Schmerzen, sonst OL)		10 mg	60 mg Obstipation, Atemdepression	Betäubungsmittel, Abhängigkeitspotenzial

EPMS = extrapyramidal motorisches Syndrom; HWZ = Halbwertzeit; OL = Off-Label; LL = DGPPN S3-Leitlinie Demenzen (2016); UAW = unerwünschte Arzneimittelwirkung.

der Auslöser einer fatalen Entwicklung sein. Dennoch bleibt die Ursache neu aufgetretener Unruhezustände (bei Menschen mit einer Demenzerkrankung) in mehr als 70 % der Fälle letztlich unklar (Kratz, 2017). Mögliche Ursachen von Unruhezuständen (und konsekutiven Schlafstörungen) sind z. B. delirante Zustände (z. B. bei Infektionen), Schmerzen, Angstzustände, Wahnvorstellungen, Verkennungen und Halluzinationen, Harndrang, Obstipation und unerwünschte Medikamentenwirkung (z. B. Neuroleptika). Entsprechend umfasst die Diagnostik neben einer ausführlichen (Fremd-)Anamnese und körperlichen/psychiatrischen Untersuchung das gesamte Spektrum laborchemischer und apparativer Untersuchungsmethoden. Gelingt die ursächliche Klärung von Unruhezuständen, so kann auch in bis zu 70 % der Fälle eine maßgebliche Besserung der Beschwerden erreicht werden (Franken, 2018).

10.4 Zusätzliche Fragen aus spezifisch pflegerischer Perspektive

Welche pflegerischen und nicht-medikamentösen Maßnahmen könnten zur Beruhigung und Schlafförderung im oben genannten Fall angewandt werden?

Die Kernfrage lautet: Sind pflegerische nicht-medikamentöse Interventionen in Betracht gezogen worden, bevor eine medikamentöse Therapie initiiert wurde? Eine gute biografische Anamnese der Erkrankten kann hier sehr hilfreich sein. Fragen zu Ritualen im Alltag, Schlafgewohnheiten, Spiritualität, Lieblingsmusik, Lieblingsgetränken und vieles mehr können sehr wichtige Informationen für eine Entscheidung bieten. Mit diesem Wissen können konkrete Maßnahmen entwickelt werden. Bezogen auf unser Fallbeispiel: Frau Berger ist evangelisch, war regelmäßige Gottesdienstbesucherin, liebt klassische Musik (vor allem J.S. Bach), sie trank gerne Tees, schlief am liebsten ganz im Dunkeln.

Eine mögliche Intervention könnte nun darin bestehen, Frau Berger am Abend einen (Entspannungs-/Beruhigungs-)Tee zu machen, ihr beruhigende Musik von J.S. Bach anzubieten und mit einem wiederkehrenden Ritual den Transfer ins Bett zu gestalten.

Welche Maßnahmen kommen in Betracht, um eine Sturzgefahr zu minimieren?

Es könnten verschiedene pflegerische Interventionen angeboten werden wie das Verwenden einer schweren Gewichts-Bettdecke (ca. 12 kg), die das Aufstehen erschwert, eine Matte vor dem Pflegebett, die sofort ein akustisches Signal auslöst, sobald die Matte einen Kontakt durch die Patient:in erhält. Ggf. gibt ein Nachtlicht der Patient:in Sicherheit und Orientierung in der Dunkelheit. 1–2 geplante Toilettengänge könnten das Risiko des Aufstehens in der Nacht minimieren. Ein Toilettenstuhl in direkter Bettnähe könnte helfen. Sollten alle diese Maßnahmen erfolglos geblieben sein, wäre zu bedenken, ob eine Fixierung für die Patient:in angenehmer erscheint als eine Medikation. Die Entscheidungsfragen lauten: Wovon profitiert der erkrankte Mensch am meisten? Was belastet ihn oder mindert seine mutmaßliche Lebensqualität?

10.5 Zusätzliche Fragen aus spezifisch pharmakologischer Perspektive

Mit welchen unerwünschten Wirkungen ist bei der Anwendung sedierender und schlaffördernder Medikamente zu rechnen?

Um arzneimittelbezogene Probleme zu erkennen, ist die Kommunikation der Patient:in in der Regel ein wichtiger Baustein. Auch hier verlangt die eingeschränkte Kommunikations- und Reflexionsfähigkeit der Patientin unseres Fallbeispiels vom behandelnden Team besondere Aufmerksamkeit. Auf Labordiagnostik (Elektrolytverschiebung, Anämie etc.) oder die Berichte der Angehörigen muss daher besonderer Wert gelegt werden. Nahe Kontaktpersonen können Veränderungen in den Beschwerden der Betroffenen oft gut wahrnehmen und wiedergeben. Arzneimittelbezogene Probleme zu erkennen, verhindert nicht notwendige Verschreibungskaskaden (Hoff, 2018).

Probleme, die bei sedierenden und schlaffördernden Medikamenten auftreten können, sind Sturzereignisse, Delir und eine Medikamentenabhängigkeit. Auch im Alter ist eine Medikamentenabhängigkeit problematisch, da durch sie Müdigkeit am Tag, Schwindel, ein unsicherer Gang, Gedächtnis- und Konzentrationsstörungen, aber auch eine medikamenteninduzierte Depression auftreten können. Der zunächst positive Effekt, den man durch die Anwendung des Arzneimittels erreichen möchte, kann sich so bei Langzeittherapie ins Gegenteil verkehren. Großes Abhängigkeitspotenzial haben besonders die Benzodiazepine und in geringerem Maße die sog. Z-Substanzen; zu Antipsychotika und Antidepressiva gibt es zurzeit keine Erkenntnisse, die für ein relevantes Abhängigkeitspotenzial sprechen. Benzodiazepine können außerdem schwere Nebenwirkungen auslösen. Die Entwicklung von Kognitionsstörungen und Delir begünstigen neben Benzodiazepinen auch tri- und tetrazyklische Antidepressiva, SSRI (selektive Serotonin-Wiederaufnahmehemmer), SNRI (Serotonin-Noradrenalin-Wiederaufnahmehemmer), MAO-Hemmer (Monoaminooxidase-Hemmer), Neuroleptika (insbesondere Dopamin-(D2)-Rezeptor-Antagonisten), Opioide und viele mehr. Daher ist bei der Anwendung von sedierenden und schlaffördernden Medikamenten wichtig, dies im Blick zu behalten. Benzodiazepine sind aufgrund des vielfältigen Nebenwirkungspotenzials, einschließlich einer erhöhten Sturzgefahr, als Schlafmedikamente zu meiden. Wenn der Einsatz dennoch in Erwägung gezogen wird, sollte man auf die Substanzen mit kurzer bis mittellanger Halbwertszeit zurückgreifen: Lorazepam und Oxazepam, die keine aktiven Metaboliten haben, bieten sich dann an.

Überprüfen des eigenen Verschreibungsverhaltens anhand der »4K-Regel«:

- *Klare* Indikationsstellung
- *Kleinste* notwendige Dosis
- *Kurze* Anwendungsdauer
- *Kein* abruptes Absetzen

Bei der Auswahl des passenden Arzneistoffes sollte ebenfalls auf eine geringe anticholinerge Last geachtet werden. Diese lässt sich über verschiedene Listen abschätzen (Anticholinergic Cognitiv Burden Scale; Anticholinergic Risk Scale).

Starke anticholinerge Wirkungen zeigen insbesondere die Antihistaminika (Diphenhydramin, Doxylamin), die ohne ärztliche Verschreibung in Apotheken erhältlich sind. Hinweise zu Nebenwirkungen sollten in die Beratung und Empfehlung mit einfließen, um frühzeitig auch auf eine Toleranzentwicklung und die Akkumulation bei Nieren- und Leberfunktionsstörungen hinzuweisen. Anticholinerge Wirkungen führen zu kognitiven Einbußen, Verschlechterung einer Demenz und verlängern die QT-Zeit.

Gut verträglich ist das Hormon Melatonin. Allerdings ist die Datenlage noch wenig eindeutig und die Wirksamkeit nur schwach. Eine Verkürzung der Einschlafzeit scheint gesichert (Auld et al., 2017). Melatonin ist Substrat von CYP1 A, seine Spiegel werden durch Induktoren und Inhibitoren der CYP1 A-Enzyme beeinflusst. Eine gleichzeitige Anwendung von bspw. Fluvoxamin, Östrogenen, Carbamazepin sollte vermieden werden. Eine Akkumulation muss nur bei eingeschränkter Leberfunktion befürchtet werden.

Welche Mechanismen der Arzneimittelinteraktion sind bei der Anwendung sedierender und schlaffördernder Medikamente zu beachten?

Bei der Auswahl der richtigen schlaffördernden Medikation gibt es einige Mechanismen, die besonders zu beachten sind. Insbesondere die Verlängerung des QTc-Intervalls spielt hier eine große Rolle, da diese zum plötzlichen Herztod führen kann. An kardialen Ionenkanälen interagieren zahlreiche Arzneistoffe, führen zu einer Verlängerung der Repolarisation und erhöhen damit das Risiko für potenziell letale Torsade-de-pointes-Tachykardien. In der Praxis spielt dies oft nur eine Rolle, wenn mehrere Risiko-steigernde Faktoren vorliegen. Neben Arzneimitteln selbst sind weibliches Geschlecht, ein Alter > 65 Jahre, eine vorbestehende Herzerkrankung, Bradykardie, Hypokaliämie und Hypomagnesiämie Risikofaktoren. Unter den relevanten Arzneistoffen befinden sich Herz-Kreislauf-wirksame Medikamente – Antiarrhythmika und Diuretika, die durch die Verschiebung des Elektrolythaushaltes problematisch sein können. Bei Chinolonen und Makroliden (auch für das Immunsuppressivum Tacrolimus beschrieben) steigt ebenfalls das Risiko für ein verlängertes QT-Intervall. Zur Förderung des Schlafes sind diese Arzneistoffe nicht geeignet, sollten aber in der Auswahl beachtet werden, da mit jedem weiteren Medikament, das die QT-Zeit beeinflusst, auch das Risiko des plötzlichen Herztodes ansteigt.

Die meisten Antipsychotika sind ebenfalls mit dem Risiko verbunden, die QT-Zeit zu verlängern, allerdings ist die Quellenlage nicht eindeutig, wie weit sich das Risiko unterscheidet. Gesichert scheint lediglich, dass für Haloperidol das Risiko höher ist als für andere klassische Antipsychotika, wobei für die niedrigpotenten Antipsychotika ein Dosiseffekt angenommen werden darf. Für die Abschätzung der Verlängerung der QT-Zeit sei auf die Seite www.crediblemeds.org hingewiesen. Dort ist der aktuelle Stand der Wissenschaft unabhängig zusammengefasst. Für alle Antipsychotika sollte auf die Kombination mit Metoclopramid (MCP) geachtet werden. Bei gleichzeitiger Anwendung kann es zu extrapyramidalen Störungen kommen, die das Sturzrisiko erhöhen. Außerdem kann MCP bei Einschränkung von Nieren- und Leberfunktion akkumulieren und bereits bei alleiniger Gabe zu Irritationen des extrapyramidal motorischen Systems führen, die mit parkinsonartigen Bewegungsstörungen einhergehen können.

Auch CYP-Interaktionen sind bei der Anwendung schlaffördernder Substanzen zu beachten. Viele Antipsychotika werden über CYP2D6 oder CYP3 A4 verstoffwechselt, sodass bei Induktoren wie Antikonvulsiva, Dexamethason oder Johanniskraut (alle CYP3 A4) die Wirkspiegel erniedrigt sind. Induktoren von CYP2D6 spielen keine Rolle. Inhibitoren von CYP3 A4 (z. B. Protease-Inhibitoren und Azol-Antimykotika) oder CYP2D6 (z. B. Antidepressiva wie Paroxetin und Fluoxetin; Amiodaron) erhöhen entsprechend die Wirkspiegel. Mirtazapin, das in niedrigen Dosen »off label« zur Förderung des Schlafs angewendet wird, wird ebenfalls extensiv (CAP3 A4, CYP2D6, CYP1 A2) in der Leber metabolisiert. Zu Pipamperon und Prothipendyl sind keine CYP-Interaktionen bekannt. Sollte ein Benzodiazepin angewendet werden, sei hier erneut auf die Substanzen Lorazepam und Oxazepam hingewiesen, die nicht über CYP-Enzyme verstoffwechselt werden. Allerdings können die Wirkspiegel von Lorazepam bei gleichzeitiger Anwendung mit Valproat deutlich erhöht sein, da die Glucuronidierung inhibiert wird. Pregabalin unterliegt keinen CYP-Interaktionen und wird unverändert renal eliminiert.

Wie beurteilen Sie den Einsatz von Benzodiazepinen zur Behandlung von Unruhezuständen bei Demenzerkrankungen?

Bei Menschen mit Demenz ist wegen der negativen Effekte auf die Kognition, der Erhöhung der Sturzgefahr und möglicher paradoxer Reaktionen von der Anwendung der Benzodiazepine in der Regel abzuraten. Bei Einschränkung von Nieren- und Leberfunktion kommt es zur Akkumulation, mit längerer Anwendungsdauer steigt zudem das Risiko einer Toleranzentwicklung und einer Abhängigkeit. Dennoch ist bei Benzodiazepinen die gleichzeitige anxiolytische Wirkung positiv. Im ambulanten Bereich kann bei längerer Anwendungsdauer eine Toleranzentwicklung eintreten, die die Patient:in zur eigenmächtigen Steigerung der Dosis veranlasst. Sollten Benzodiazepine dann abrupt abgesetzt werden, steigert dies die Gefahr eines Delirs. Durch ein bewusstes Verschreibungs- und Verordnungsverhalten kann dies vermieden werden.

Literatur

Auld F, Maschauer EL, Morrison I et al. (2017) Evidence for the efficacy of melatonin in the treatment of primary adult sleep disorders. Sleep medicine reviews, 34, 10–22.
Diehl-Schmid J, Riedl L, Rüsing U et al. (2018) Palliativversorgung von Menschen mit fortgeschrittener Demenz. Nervenarzt 89, 524–529.
Förstl H, Bickel H, Kurz A, Borasio G (2010) Sterben mit Demenz. Fortschr Neurol Psychiatr, 78, 203–212.
Franken G (2018) Demenz und Angst. Heilberufe, 70(9), 28–32.
Hoff T (2018) Psychotherapie mit Älteren bei Sucht und komorbiden Störungen: Springer-Verlag.
Kratz T (2017) Diagnostik und Therapie von Verhaltensstörungen bei Demenz. Deutsches Ärzteblatt, 114(26), 447–454.
Kurz A, Wilz G (2011) Die Belastung pflegender Angehöriger bei Demenz. Der Nervenarzt, 82(3), 336–342.
Savaskan E, Bopp-Kistler I, Buerge M et al. (2014) Empfehlungen zur Diagnostik und Therapie der behavioralen und psychologischen Symptome der Demenz (BPSD). Praxis (16618157), 103(3).
Schmidt R (2004) Demenzkranke Menschen pflegen. Grundlagen, Strategien und Konzepte. Zeitschrift für Gerontopsychologie & -psychiatrie, 17(2), 140–142.
Seitz DP, Adunuri N, Gill SS et al. (2011) Antidepressants for agitation and psychosis in dementia. Cochrane Database of Systematic Reviews(2).
Zank PDS, Schacke C (2006) Längsschnittstudie zur Belastung pflegender Angehöriger von demenziell Erkrankten (LEANDER). Demenz, 40.

11 Wunden, exulzerierendes Tumorwachstum

Manuela Schallenburger, Tabea Sammer und Stefan Wilop

11.1 Fallvignette

Frau Weber, 58 Jahre, leitende Angestellte in einer großen Bank, bemerkte im Sommer vor sieben Jahren erstmals einen Knoten im Bereich der linken Brust. Da sie zu der Zeit beruflich sehr eingespannt war, schenkte sie diesem zunächst nicht viel Beachtung. Im Zeitverlauf trat über dem Knoten jedoch eine zunehmende Veränderung der Haut auf, die sich über die linke Brustwand bis zum Hals hin ausbreitete. Erst als sie von ihrem Mann und den erwachsenen Kindern, die sich sehr große Sorgen machten, gedrängt wurde, stellte sie sich zur weiteren Abklärung vor. Bei den Untersuchungen zeigten sich neben einem exulzerierenden Tumor der linken Brust zusätzlich ausgedehnte Lymphknotenmetastasen sowie Leber- und Skelettmetastasen (▶ Abb. 11.1).

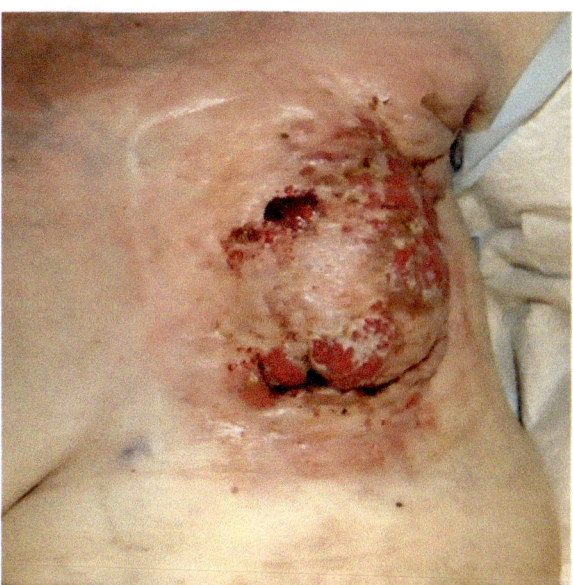

Abb. 11.1: Exulzerierter Brustkrebs

Eine Stanzbiopsie bestätigte die vermutete Diagnose eines Mammakarzinoms. Es erfolgte die Einleitung einer palliativen Hormon-/Antikörpertherapie. Zur Vermeidung von Skelettkomplikationen erhielt die Patientin eine knochenstabilisierende Therapie mit Denosumab. Die Therapien zeigten sich wirksam, sodass Frau Weber sich trotz Nebenwirkungen so weit stabilisierte, dass sie in ihr vorheriges Leben und den Beruf zurückkehren konnte.

Nach vier Jahren kam es jedoch zu einer fortschreitenden kutanen und Weichteilmetastasierung links zervikal mit Auftreten einer erneuten exulzerierenden Tumorwunde. Komplizierend trat ein Lymphödem am linken Arm auf.

Die Diagnose eines Rezidivs ist für die Patientin niederschmetternd (▶ Abb. 11.2). Ihr Leben nach der Erstdiagnose vor vier Jahren wieder aufnehmen zu können, hatte ihr viel Kraft gegeben. Der mit dem erneuten Ausbruch der Erkrankung verbundene soziale Rückzug belastet sie sehr, wobei die Belastung durch ihr Aussehen und damit einhergehende Scham jedoch überwiegt. Die maligne Wunde entwickelt zunehmend Geruchsbildung, was das Gefühl der Entstellung und den sozialen Rückzug noch verstärkt. Frau Weber empfindet Ekel vor sich selbst und kann sich kaum mehr vorstellen, dass es Menschen in ihrer Nähe nicht so ergehen könnte.

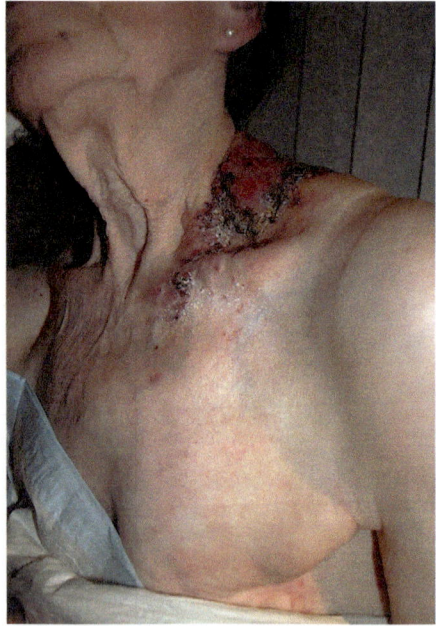

Abb. 11.2: Tumorrezidiv

Die Entstehung der kutanen Metastasen ist für Frau Weber unverständlich. In Gesprächen mit professionellen Begleiter:innen stellt sie wiederholt die Frage, wie »so etwas passieren kann«. Die Erklärung, dass es Teil und Zeichen des

Fortschreitens ihrer Tumorerkrankung sei, lehnt sie vehement ab. Daher kann sie auch nicht nachvollziehen, dass die Wunde trotz aller Maßnahmen nicht heilt. Sie fühlt sich bis zuletzt nicht ausreichend versorgt und behandelt.

11.2 Multiprofessionelle Lösungsansätze – allgemeine Fragen

Welche Gefühle löst diese Fallgeschichte bei Ihnen aus?

Patient:innen mit einem exulzerierenden Tumorgeschehen können beim Behandlungsteam ambivalente Emotionen auslösen. Zum einen kann die körperliche Entstellung und damit einhergehende Verminderung der Lebensqualität zu ausgeprägtem Mitgefühl für die Betroffenen führen. Andererseits gestaltet die in vielen Fällen auftretende starke Geruchsbildung die Versorgung herausfordernd. Nicht selten beschreiben Versorgende Gefühle von Ekel. Als professionell Tätige empfinden sie derartige Gefühle jedoch als »nicht richtig« und schämen sich bisweilen sogar für ihre Emotionen. Die Akzeptanz der eigenen Gefühle und darüber hinaus kollegialer Austausch, z. B. im Rahmen von Fallsupervisionen, können in der Begleitung von Betroffenen sehr entlastend sein. Unterstützend kann ebenfalls die selbstreflexive Beschäftigung mit der eigenen körperlichen Integrität oder dem eigenen Körperbild sein.

Welche Ebenen des Total-Pain-Konzeptes sind bei Frau Weber aufgrund der malignen Wunde betroffen? Welche Symptome können auftreten und sollten in der Versorgungsplanung Beachtung finden?

Maligne Wunden werden definiert als »maligne Läsion der Haut, verursacht durch einen primären Hauttumor, durch eine Hautmetastase eines anderen Primärtumors oder durch den Durchbruch eines Tumors aus tieferen Gewebeschichten« (Leitlinienprogramm Onkologie, 2019). Für eine umfassende Versorgung, die sich an den individuellen Bedürfnissen orientiert, sollten neben konkreten, durch die Wunde verursachten Symptomen weitere mögliche Belastungen bedacht werden. Orientiert am Vier-Ebenen-Modell von Cicely Saunders könnte sich folgendes Bild ergeben:

- *Physisch:* Schmerzen, Jucken, Spannungsgefühl
- *Psychisch:* Ekel, Scham, Ängste
- *Sozial:* Rückzug (beide Seiten – Patientin und Umfeld), Isolation
- *Spirituell:* »Warum trifft es mich?« Existenzielle Fragen

Bei der Planung der Behandlung der malignen Wunde im palliativen Setting muss nicht Heilung das primäre Ziel sein. Es geht vielmehr um eine Symptomlinderung auf allen vier Ebenen (Oechsle und Scherg, 2019), wobei die Gesamtsituation (z. B. Lebenssituation, Anbindung an palliative Versorgung), die individuellen Bedürfnisse sowie die Definition von Lebensqualität der Betroffenen unerlässlich für eine realistische Behandlungszielsetzung sind.

Wer sollte in die Versorgung mit einbezogen werden? Welche interprofessionellen Begleiter:innen sind relevant, wer sollte als zusätzliche Expert:innen hinzugezogen werden? Wie könnten die Angehörigen mit einbezogen werden?

Chronische (Tumor)wunden stellen ein komplexes Versorgungsproblem dar. Um eine Reduzierung der Belastung für die Betroffenen zu erreichen, sollten verschiedene Ansätze verfolgt werden. Der multi- oder interprofessionelle Austausch und die gemeinsame Arbeit an den verschiedenen Symptomen, die sich gegenseitig fachlich ergänzen, erhöhen die Chancen auf eine Linderung und dass sich die Betroffenen aufgehoben und versorgt fühlen.

Aus dem multiprofessionellen Team ist zur Linderung der physischen Symptome und der Wundversorgung vor allem eine ärztliche und pflegerische Zusammenarbeit notwendig. Maßnahmen sollten in enger Abstimmung mit den Betroffenen ergriffen werden, um individuelle Vorlieben und Tagesabläufe wahrzunehmen und zu integrieren. Für die physische Symptomlast ist es notwendig, psychologische Unterstützung einzubeziehen. Der ständige Austausch mit dem Team ist hier notwendig, damit kontraproduktive Äußerungen oder Maßnahmen verhindert werden.

Physiotherapie sollte einbezogen werden, weil Wunden die Mobilität einschränken können bzw. es durch bestimmte Bewegungen zu Reizung oder Reißen der Wunde kommen kann.

11.3 Spezifische Fragen aus medizinischer Perspektive

Behandlung der Wunde aus ärztlicher Sicht

A: Welche Möglichkeiten zur lokalen Behandlung bestehen bei der Patientin?

Wunden durch eine Infiltration der Haut durch maligne Tumore sind oft nur schwer zu behandeln. Dennoch stehen einige Lokaltherapien zur Verfügung, mit denen eine Linderung der Beschwerden für die Betroffenen erreicht werden kann. Bei der konkreten Patientin führen aufgrund der metastasierten Erkrankung lokale Maßnahmen zu keiner Verbesserung der Gesamtprognose bezüglich des Überlebens.

Eine operative Sanierung der Tumorwunde ist bei Frau Weber aufgrund der Ausdehnung wenig vielversprechend. Da durch die Tumorinfiltration die Wundheilung stark beeinträchtigt ist, wäre bei dann großflächiger Resektion eine aufwändige Lappenplastik zur Defektdeckung notwendig, die mit einer entsprechenden Morbidität einherginge.

Die mitunter wirkungsvollste Behandlung einer Tumorwunde ist die Behandlung der zugrundeliegenden Tumorerkrankung selbst. Eine lokal sehr wirksame Therapie ist die Bestrahlung. Da die Tumorwunde im Bereich des Bestrahlungsfeldes der initialen Behandlung lag, konnte hier nur eine reduzierte Dosis appliziert werden. Zunächst kam es zu einem Rückgang der Tumorinfiltration der Haut mit Besserung der Beschwerden. Im Verlauf zeigte sich jedoch ein erneutes Fortschreiten der Hautinfiltration.

B: Ist eine systemische Therapie sinnvoll?

Eine systemische Therapie kann zur Behandlung einer Tumorwunde sinnvoll sein, wenn noch entsprechende Therapieoptionen bestehen. Hier müssen die zu erwartende Wahrscheinlichkeit eines Ansprechens und zu erwartenden Nebenwirkungen und andere Belastungen mit den Betroffenen abgewogen werden. Wichtig ist ebenfalls zu berücksichtigen, ob z. B. zusätzlich weitere (bedrohliche) Organmanifestationen wie eine ausgedehnte Lebermetastasierung vorliegen, die eine systemische Therapie rechtfertigen. Durch in den letzten Jahren neu entwickelte molekularzielgerichtete Therapien oder die Immuntherapie mittels PD-L1-Antikörpern ist bei vielen soliden Tumoren inzwischen eine Krankheitskontrolle im Bereich von Jahren möglich. In diesen Fällen kommt es dann auch oft zu einer deutlichen Regredienz von malignen Hautinfiltrationen und Tumorwunden.

Welche weiteren Aspekte/Risiken sind bei Tumorwunden zu beachten?

Durch invasives Wachstum und Arrosion von Gefäßen kann es zu Blutungen kommen. Akut lebensbedrohliche arterielle Blutungen sind bei Tumorwunden der Haut eher selten. Oft kann es aber zu rezidivierenden venösen Blutungen aus Tumorwunden kommen, oft verstärkt nach einem Verbandswechsel.

11.4 Spezifische Fragen aus pflegefachlicher Perspektive

Welche pflegerelevanten Problematiken bringen die maligne Wunde und ihre Versorgung mit sich? Was ist bei einem Verbandswechsel zu beachten und welche Materialien können genutzt werden?

Pflegekräfte haben in der Versorgung chronischer (Tumor)wunden diverse wichtige Schwerpunkte (▶ Abb. 11.3).

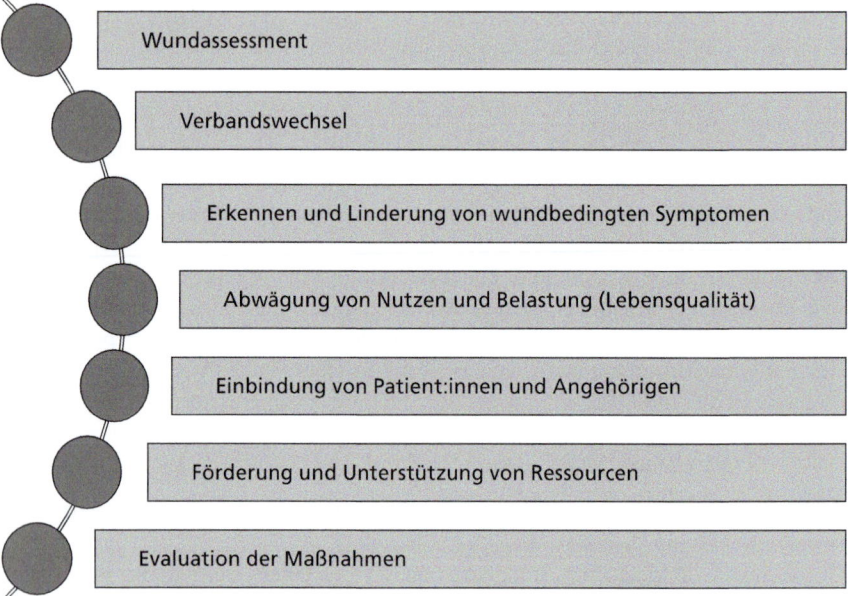

Abb. 11.3: Pflegerische Schwerpunkte in der Versorgung chronischer (Tumor)wunden (nach Knipping, 2007; Leitlinienprogramm Onkologie, 2019)

Chronische (Tumor)wunden bringen den Bedarf an regelmäßigen Verbandswechseln mit sich. Die Expertise von weitergebildeten Pflege-Wundmanager:innen kann hier unterstützend sein und sollte hinzugezogen werden.

Pflegekräfte unterstützen grundsätzlich Betroffene bei den Aktivitäten des täglichen Lebens und der Aufrechterhaltung ihrer Autonomie. Bei chronischen (Tumor)wunden betrifft dies den Verbandswechsel und dessen Integration in den individuellen Alltag, um Einschränkungen möglichst gering zu halten. Pflegekräfte beziehen die Betroffenen selbst, aber auch die Angehörigen in die Wundversorgung ein. Sie leiten an, erklären und informieren über mögliche weitere Verläufe und bei Bedarf über Anpassungen der Versorgung.

Im Fall von Frau Weber bestehen Ängste vor angetrockneten Wundauflagen, die beim Verbandswechsel Schmerzen verursachen und aus Sicht der Patientin einer Heilung entgegenstehen. Die Metastase und der Verband bilden sich deutlich unter der Kleidung ab, was Frau Weber sehr stört und sie als Entstellung wahrnimmt. Sie fühlt sich aufgrund des zeitlichen Aufwandes des Verbandswechsels in ihrem persönlichen Tagesablauf eingeschränkt.

Grundregel für den regelmäßigen Verbandswechsel ist, dass dieser so selten wie möglich, aber so häufig wie nötig stattfinden sollte (Oechsle und Scherg, 2019). Erfahrungen zum Verbandswechsel und Wünsche der Betroffenen sollten in die Planung und Vorbereitung einbezogen werden. Hierzu können zum Beispiel Lagerung während des Verbandswechsels oder eine bevorzugte Technik beim Vorgehen gehören. Pausensignale sollten vor Beginn abgesprochen werden, wenn Symptome wie z. B. Schmerzen zu stark werden. Auch die Gabe von Bedarfsmedikation kann hier Linderung schaffen (Leitlinienprogramm Onkologie, 2019).

Verbandsmaterial und Wundauflagen sollten so gewählt werden, dass sie einen möglichst atraumatischen Verbandswechsel ermöglichen. Zug und Druck auf die Wunde sowie Einschnürungen sollten vermieden werden (Leitlinienprogramm Onkologie, 2019). ▶ Abbildung 11.4 zeigt diverses zur Verfügung stehendes Verbandsmaterial.

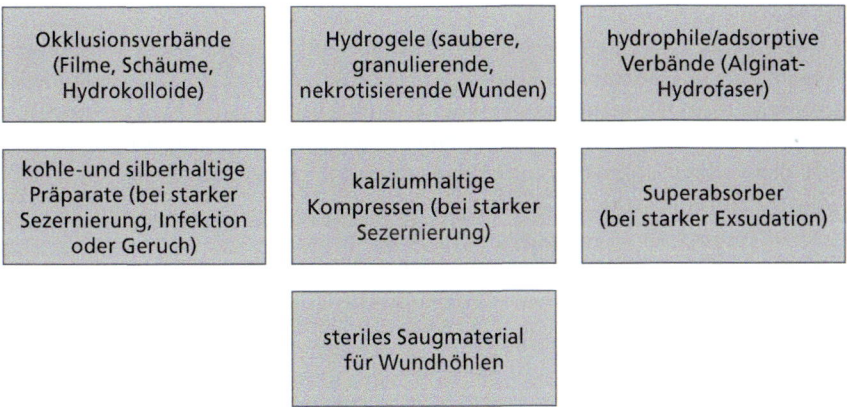

Abb. 11.4: Wundverbände (nach Knipping, 2007; Leitlinienprogramm Onkologie, 2019)

Um alte Verbände abzulösen, können sie z. B. mit isotonischer Kochsalzlösung angefeuchtet werden. Feuchte Wunden sollten feucht gehalten werden, Schmerzen werden vor allem durch ein Austrocknen ausgelöst (Knipping, 2007). Bei starker Wundexsudation Wundauflagen mit einem hohen Retentionsvermögen nutzen.

Frau Weber beschreibt, dass ihr vor allem das spontane Duschen in ihrem Alltag fehle. Um hier Entlastung zu schaffen, und zur Wahrung der Autonomie sollten Verbandswechselzeiten abgesprochen und geplant werden. Frau Weber könnte so weit angeleitet werden, dass ein selbstständiger Verbandswechsel möglich ist. Dieser sollte so einfach wie möglich zu handhaben sein.

Wie können Sie der Geruchsentwicklung begegnen und diese mindern?

Wundgeruch kann bei malignen Wunden verschiedene Ursachen haben, die in Zellverfall des Tumorgewebes, Auftreten von Exsudat, dem Vorhandensein von geruchsbildenden Erregern oder einer Wundinfektion liegen können. Eine Produktion von Aminen und Diaminen durch proteolytische und anaerobe Bakterien kann einen »Fäulnisgeruch« hervorrufen (Leitlinienprogramm Onkologie, 2019).

Die Geruchsentwicklung kann einen großen Einfluss auf die Lebensqualität der Betroffenen und Angehörigen haben. Ein regelmäßiger Verbandswechsel ist hier unerlässlich, die Frequenzen sollten jedoch hinsichtlich weiterer Symptome und Belastungen abgewogen werden (Leitlinienprogramm Onkologie, 2019).

Ein wesentlicher Aspekt der Geruchsminderung ist die Wundreinigung. Zelltrümmer und Exsudat werden entfernt und geruchsbildende Erreger durch Verdünnung reduziert. Genutzt werden sollten physiologische Lösungen wie NaCl 0,9 % oder Ringerlösung. Sollte eine Spülung mittels Spritze aufgrund von Schmerzen nicht möglich sein, können getränkte Kompressen aufgelegt werden und die Wunde im Anschluss mit trockenen Kompressen getupft werden. Wenn die Betroffenen es tolerieren, ist auch ein Ausduschen der Wunde mit steril filtriertem Leitungswasser möglich. Der Wasserdruck darf allerdings aufgrund des Risikos für Verletzungen und Schmerzen nicht zu hoch sein (Leitlinienprogramm Onkologie, 2019).

Antibiotika können auch lokal mit Metronidazol eingesetzt werden. Lösungen können aufgesprüht werden, Kompressen getränkt oder steriles Metronidazol-Gel genutzt werden. Die geruchsmindernde Wirkung entsteht durch eine Reduzierung der anaeroben Keime. Hier muss der Nutzen aufgrund des häufiger notwendigen Verbandswechsels abgewogen werden, da die Applikation einmal täglich erfolgen sollte (Leitlinienprogramm Onkologie, 2019).

Geruchsbindende und antibakterielle Wundauflagen (▶ Tab. 11.1) können die Geruchsreduzierung unterstützen.

Tab. 11.1: Geruchsbindende und antibakterielle Wundauflagen (da Costa Santos et al., 2010; Leitlinienprogramm Onkologie, 2019; Lund-Nielsen et al., 2005; Vasel-Biergans, 2018a und 2018b).

Auflagen	Bemerkungen
Aktivkohleauflagen	binden Erreger sind steril und können daher direkt auf die Wunde aufgelegt werden
silberhaltige Produkte	wirken antiseptisch Geruchsreduzierung durch Keimzahlverminderung
Chlorophyll	im Sekundärverband
superabsorbierende Wundauflagen	nehmen Proteine, wie z. B. Bakterien, ins Granulat auf, wo sie gebunden und inaktiviert werden
hydrophobe Fasern	binden durch physikalische Eigenschaften der Beschichtung Keime

Viele Betroffene fühlen sich durch Wunden stigmatisiert und wählen den sozialen Rückzug, welcher zu weiterer Belastung führen kann. Unangenehmer Wundgeruch kann dies verstärken. Für wichtige Ereignisse kann durch zusätzliche Folienverbände der Geruch kurzzeitig »eingeschlossen« werden. Durch die Abdichtung entsteht jedoch eine feuchte Kammer, die Infektionen begünstigt und eine dauerhafte Anwendung ausschließt (Leitlinienprogramm Onkologie, 2019).

Weitere Maßnahmen sind z. B. regelmäßiges Stoßlüften, täglicher Wechsel von Kleidung und Bettwäsche, Einsatz von ätherischen Ölen oder geruchsüberdeckenden Stoffen wie Kaffeepulver, Rasierschaum oder Katzenstreu im Zimmer (Leitlinienprogramm Onkologie, 2019).

Sollten Angehörige in die Versorgung einbezogen werden?

Die körperliche Veränderung der Betroffenen durch die chronische (Tumor)wunde kann für Angehörige eine Überforderung darstellen. Sie erleben den Leidensdruck der Patient:innen und fühlen sich hilflos. Sie trauen sich nicht, die Betroffenen zu berühren aus Angst, dass sie ihnen Schmerzen zufügen könnten. Eigene Ekelgefühle können eine Distanz noch verstärken (Leitlinienprogramm Onkologie, 2019). Eine Einbindung der Angehörigen in die Versorgung und Beratung in Absprache mit Betroffenen kann unterstützend wirken. Ein offener und ehrlicher Umgang kann gefördert und Missverständnissen oder Ängsten vorgebeugt werden. Zusätzlich können Angehörige Betroffene beim Verbandswechsel unterstützen, wofür sie zuvor angeleitet werden sollten. Dies kann einen individualisierten Tagesablauf erleichtern.

Wie können Sie mit eigenen Ekelgefühlen umgehen?

Chronische (Tumor-)wunden können auch beim Betreuungspersonal durch Anblick, Geruch oder dem Exsudat zu emotionalen Reaktionen wie Ekel, Berührungsängsten und Mitleid führen (Ousey & Roberts, 2016). Nonverbal geäußert können sie die Betroffenen belasten. Daher sollten sie, bei aller Normalität, reflektiert werden. Eigene Grenzen sollten offen im Team erkannt, besprochen und akzeptiert werden (Uebach & Kern, 2010). Gemeinsam kann nach Lösungs- und Entlastungsmöglichkeiten gesucht werden, wie z. B. Mundschutz mit Aromaöl oder ein Verbandswechsel zu zweit (Leitlinienprogramm, 2019).

11.5 Spezifische Fragen aus psychologischer Perspektive

Welche Auswirkungen können äußere, gesellschaftliche Einflüsse auf die Wahrnehmung des Körperbildes der Patientin haben?

Durch einen exulzerierenden Tumor wird die Erkrankung auch für andere offensichtlich (Uebach & Kern, 2010). Frau Weber muss sich mit der Veränderung des eigenen Körperbildes auseinandersetzen und ist gleichzeitig mit Reaktionen anderer konfrontiert. Ein exulzerierender Tumor steht in extremem Gegensatz zu unserem gesellschaftlich formulierten Schönheitsideal und unserer damit verbundenen Vorstellung von körperlicher Integrität: In Werbung und Medien werden die sorgfältige Pflege und besondere Betonung der Haut als wesentliche Elemente der Schönheitspflege definiert. »Gute Haut« soll intakt, weich, duftend und verführerisch sein (Kern & Dörschugg, 2005).

Zur Steigerung des Selbstvertrauens und Wohlbefindens können Übungen zur Körpererfahrung, zum Körperausdruck und zur Verbesserung der Körperakzeptanz eingesetzt werden. Kunsttherapie kann beim Ausdruck der persönlichen Belastung unterstützen. Insbesondere Patientinnen können darin bestärkt werden, sich bewusst zu kleiden und ggf. auch zu schminken und/oder zu frisieren. Hierbei sind jedoch immer die persönlichen Gewohnheiten und Präferenzen der Patientin zu berücksichtigen.

Welche weiteren emotionalen Belastungen (z. B. soziale Isolation) gehen mit der Erkrankung einher?

Die Folgen der psychischen Belastung können gedrückte Stimmung, Gefühle von Hilflosigkeit und Ohnmacht sowie Kontrollverlust und Hoffnungslosigkeit sein (Gallrauner, 2017). Aufgrund ausgeprägter Schamgefühle fällt es vielen Patient:innen schwer, über ihre Belastung zu sprechen. Sie ziehen sich aus der Öffentlichkeit und sozialen Kontakten zurück und erleiden dadurch einen zusätzlichen Verstärkerverlust. Dies begünstigt wiederum eine mögliche depressive Symptomatik. Es kann vorkommen, dass Patient:innen ihre Wunden verheimlichen oder bagatellisieren und das eigene Tumorleiden verdrängt haben. Dies kann Schuldgefühle zur Folge haben und Patient:innen können sich selbst Fragen stellen wie: »Habe ich alles richtig gemacht?« Diese Gedanken rufen Zweifel an der eigenen Person hervor und vermindern das eingeschränkte Selbstwertgefühl zusätzlich. Je nach Allgemeinzustand können Patient:innen zu positiven Aktivitäten angeregt werden. Vor dem Hintergrund der Selbstwertstabilisierung ist ein ressourcenaktivierendes Vorgehen (z. B. Gespräch über persönliche Stärken oder Erfolge) sinnvoll. Hilfreich ist das offene Gespräch über Schuld und Scham und eine damit verbundene wohlwollende und wertungsfreie Haltung. Jedoch sollte beachtet werden, inwieweit Patient:innen über Emotionen sprechen können und eine vertrauensvolle Beziehung zum Team besteht.

Kann das exulzerierende Tumorwachstum bei der Patientin zu Verdrängung oder Verleugnung führen?

Gerade weil exulzerierende Tumore die Erkrankung offensichtlich werden lassen, kann es bei Betroffenen zur Verdrängung der eigenen Situation kommen. Die zugehörigen Prävalenzraten bei onkologischen Patient:innen liegen zwischen 4 % und 47 %, wobei sich die hohe Variation aus der Abhängigkeit der verwendeten Messinstrumente ergibt (Vos & de Haes, 2007). Verdrängung kann für die psychische Bewältigung förderlich sein und als Bewältigungsstrategie aufgefasst werden. Die unerträglich empfundene Situation wird aus dem inneren Wahrnehmungsfokus genommen und »an den Rand gestellt«. Prinzipiell stellt Ablenkung eine aktive Bewältigungsstrategie dar.

Verdrängung und Verleugnung können zur Akzeptanz der Erkrankung beitragen, die Einhaltung von gemeinsam vereinbarten Therapiezielen erhöhen sowie Einstellungen und den eigenen Lebensstil verändern. Beide Prozesse können somit als adaptive Reaktion verstanden werden, deren Ziel der Schutz vor Überforderung und Ängsten vor der realen Bedrohung sein können. Vermeidungsverhalten kann jedoch zu einer zeitlich verzögerten Diagnosestellung führen und bei zusätzlicher fehlender Krankheitseinsicht die Adhärenz verschlechtern (vgl. Pape et al., 2020). Somit können adaptive Bewältigungsstrategien zunächst auch das Wachstum eines exulzerierenden Tumors begünstigen oder dessen adäquate Behandlung erschweren. Die Konfrontation der Betroffenen mit ihren Verdrängungsprozessen sollte empathisch, gewährend und vorsichtig erfolgen. Ein aktives Ansprechen sollte i. d. Regel nur dann stattfinden, wenn z. B. Angehörigen (besonders Kindern) die Chance des Abschiednehmens genommen wird, das familiäre Umfeld in finanzielle Notlagen geraten könnte oder die lebensnotwendige Compliance (z. B. Medikamenteneinnahme) der Betroffenen durch das Verhalten verhindert wird.

Welche Auswirkungen hat die Erkrankung der Patientin auf ihr Selbstbild?

Frau Weber empfindet Schamgefühle und Selbstekel sowie ein Gefühl der Entstellung. Die starke emotionale Belastung führt ebenfalls zu sozialem Rückzug. Dies kann auch bedeuten, sich von intimen Partner:innen zurückzuziehen, aus Angst, abgelehnt oder als abstoßend empfunden zu werden und letztlich sexuell entwertet zu werden. Unser gesellschaftlich formuliertes Schönheitsideal beeinflusst unsere geschlechtliche Identität. Offene Tumore der Brust können die Identität als Frau bedrohen. Etwa ein Drittel der krebskranken Frauen in Deutschland fühlen sich weniger attraktiv, feminin und selbstbewusst im Vergleich zu vorher. Zudem leidet die Identifikation der Frauen mit dem eigenen Körper (Kaufman & Ernst, 2000). In der Betreuung und Begleitung kann es für Betroffene sehr entlastend sein, den Themen Sexualität und Geschlechteridentität Raum zu geben und Angebote für einen offenen Dialog zu machen. An dieser Stelle sind individuelle Werte und Normen der Betroffenen zu berücksichtigen. Therapeutisch sollten Strategien zur Erhöhung der Selbstachtung, Selbstfürsorge und Selbstbestimmung eingesetzt werden.

Welche Unterstützung benötigen die Angehörigen? Wie wirkt sich die Erkrankung der Patientin auf die Beziehung zu ihrem Mann aus?

Angehörige teilen oft die Ängste von Patient:innen, »vom Tumor aufgefressen« zu werden und haben Angst, den geliebten Menschen zu verlieren (Gallrauner, 2017). Sie berichten Überforderung und großes Mitleid, aber auch Ekel und Scham. Manche Angehörige beschreiben sich selbst als der Situation gegenüber distanziert. Auch Angehörige ziehen sich häufig aus sozialen Kontakten zurück, z. B. aufgrund von Geruchsbelästigung, und tragen zum Verbergen der Erkrankung bei. An dieser Stelle ist es wichtig, auch den Angehörigen Unterstützung anzubieten, die die Bewertung der Erkrankung, das Krankheitswissen und Ressourcen berücksichtigt. Im dargestellten Fallbeispiel könnte es hilfreich sein, die Partner zu ermutigen, sich als Paar Zeit zu nehmen, die Möglichkeit für Intimität bietet (betrifft v. a. das stationäre palliative Setting) und den Austausch über Wünsche und Bedürfnisse zwischen beiden Partner:innen fördern kann.

Literatur

da Costa Santos CM, de Mattos Pimenta CA, Nobre MRC (2010) A systematic review of topical treatments to control the odor of malignant fungating wounds. Journal of pain and symptom management, (6), S. 1065–1076. DOI: 10.1016/j.jpainsymman.2009.11.319.
Deutsche Gesellschaft für Palliativmedizin (2014) Leitlinien der DGP Sektion Pflege: Exulzerierende Wunden. Abrufbar unter: https://www.dgpalliativmedizin.de/images/stories/pdf/Leitlinie_exulzerierende_Wunden_end.pdf
Kaufmann M, Ernst B (2000) CAWAC-Umfrage in Deutschland. Was Frauen mit Krebs erfahren, empfinden, wissen und vermissen. Deutsches Ärzteblatt, 97: A 3191–3196 [Heft 47]
Kern M, Dörschugg D (2005) Der »offen-sichtliche« Ausdruck einer Tumorerkrankung. Entstehung, Bedeutung, Behandlung. *Palliative Care Lehren, Lernen, Leben.* Abrufbar unter: https://www.dgpalliativmedizin.de/images/stories/pdf/fachkompetenz/Sektion%20Pflege%2060811%20PCLLL%20Exulzerierendes%201%20FachKomp.pdf
Knipping C (Hrsg.) (2007) Lehrbuch Palliative Care. Verfügbar unter http://data.theeuropeanlibrary.org/BibliographicResource/3000043572019
Leitlinienprogramm Onkologie (Hrsg.) (2019) S3-Leitlinie Palliativmedizin. für Patienten mit einer nicht-heilbaren Krebserkrankung. Version 2.0.
Lund-Nielsen B, Müller K, Adamsen L (2005) Qualitative and quantitative evaluation of a new regimen for malignant wounds in women with advanced breast cancer. Journal of wound care, (2), S. 69–73. DOI: 10.12968/jowc.2005.14.2.26736.
Oechsle K, Scherg A (Hrsg.) (2019) FAQ Palliativmedizin. Antworten – prägnant und praxisnah. 1. Aufl. München: Elsevier.
Ousey K, Roberts D (2016) Exploring nurses' and patients' feelings of disgust associated with malodorous wounds: a rapid review. Journal of wound care, (8), S. 438–442. DOI: 10.12968/jowc.2016.25.8.438.
Uebach B, Kern M (2010) Wunden sind nicht immer heilbar. Palliative Wundbehandlung exulzerierender Tumorwunden. Bonn: PalliaMed Verlag
Uebach B, Kern M (2011) Palliative Versorgung exulzerierender Tumorwunden. Die eigene Erschütterung zulassen. Pflege Zeitschrift, (10), S. 606–610.

Vasel-Biergans A (2018a) Wundauflagen/Band 1: Konventionelle und hydroaktive Wundauflagen. Stuttgart: wissenschaftliche Verlagsgesellschaft.
Vasel-Biergans A (2018b) Wundauflagen/ Band 2: Spezielle Wundversorgung und Produkte für den Handverkauf. Stuttgart: wissenschaftliche Verlagsgesellschaft.
Vos MS, de Haes JC (2007) Denial in cancer patients, an explorative review. Psychooncology, 16(1):12–25

12 Akute Blutung

Doris Bartos, Elisabeth Ebner und Daniela Steinbusch

12.1 Fallvignette

Herr Meier ist zum Zeitpunkt des Erstkontaktes 69 Jahre alt. Er hatte bis zum 65. Lebensjahr als Verwaltungsfachangestellter gearbeitet, ist verheiratet und hat zwei Kinder im Alter von 35 und 39 Jahren. Er lebt mit seiner Ehefrau im gemeinsam erbauten Haus. Er war Raucher bis vor zehn Jahren. Im Rahmen eines Herzinfarktes und der folgenden Bypass-OP hatte er damit aufgehört. Auch der langjährig erhöhte Blutdruck war mit dem Betablocker Bisoprolol 5 mg/Tag und dem entwässernden Medikament Torasemid 5 mg/Tag eingestellt. Weiterhin nahm Herr Meier täglich ASS 100 mg zur »Blutverdünnung« und Atorvastatin 40 mg zur Cholesterinsenkung ein.

Seit November des Vorjahres bemerkte Herr Meier eine zunehmende Heiserkeit und stellte sich beim HNO-Arzt vor. Dieser stellte eine Lähmung des rechten Stimmbands fest und überwies ihn an die nächstgelegene Uniklinik für HNO-Erkrankungen. Dort wurde ausführlich der gesamte Rachen- und Kehlkopfbereich gespiegelt. Die entnommenen Proben bestätigten den Verdacht auf ein Plattenepithelkarzinom des Kehlkopfes.

Im folgenden Januar mussten der gesamte Kehlkopf und die Halslymphknoten bds. sowie der rechte Schilddrüsenlappen entfernt werden. Herr Meier wurde tracheotomiert und mit einer Sprechkanüle versorgt.

In der feingeweblichen Untersuchung zeigte sich, dass der Krebs bereits in die Speiseröhrenwand und den Stimmbandnerv rechts eingewachsen war. In einer Tumorkonferenz wurde eine begleitende Chemo- und Strahlentherapie empfohlen. Herr Meier erhielt eine PEG und eine Portanlage, die für die Chemotherapie erforderlich war. Er stellte sich für eine Zweitmeinung in einer weiteren universitären HNO-Klinik vor, die das bereits begonnene Therapiekonzept bestätigte, so dass die Chemo- und Strahlentherapie heimatnah durchgeführt wurde. Im Entlassungsbrief der HNO-Klinik wurde bereits eine psychoonkologische Mitbehandlung empfohlen, da im Erhebungsbogen vor der OP erhöhte Belastungswerte aufgefallen waren.

Deshalb stellte er sich wenige Tage nach der aktuellen Entlassung zum ambulanten psychoonkologischen Erstgespräch vor. Zu diesem Zeitpunkt war er zunächst dysphorisch gereizt, etwas affektlabil, aber sehr beherrscht. Die Stimmung war zum depressiven Pol hin verschoben. Dann wurde er im Gespräch jedoch zugewandter, fühlbar traurig und sehr besorgt um seine Familie. In der

Gegenübertragung dominierten mitfühlende Traurigkeit, Angst und Hilflosigkeit.

Trotz zunächst schwieriger Verständigung mit ihm allein wurde dabei schnell klar, dass er sich wenig Hoffnung auf eine lange Überlebenszeit machte. Sein Wunsch, bis zuletzt zu Hause bleiben zu können, wurde von der großen Angst überschattet, seiner Frau zu sehr zur Last zu fallen und ersticken oder verbluten zu müssen.

Auf Wunsch des Patienten wurde die Ehefrau in das Gespräch mit einbezogen, um seine Sorgen gemeinsam zu besprechen. Der Austausch darüber gelang zu dritt sehr ehrlich, da sie sich erstmals trauten, so offen über ihre Ängste zu sprechen. Sie fühlten sich gestärkt, die Mitarbeitenden eines hinzugezogenen Palliativteams aktiv in ihre Sorgen einzubeziehen und mit ihnen Lösungen zu erarbeiten. Es wurden bei Bedarf weitere psychoonkologische Termine in der Praxis oder als Hausbesuch verabredet.

Bereits vier Wochen nach der großen Tumor-OP vermittelte der Hausarzt den Kontakt zum Palliativpflegedienst, da sich der Allgemeinzustand von Herrn Meier verschlechterte. Er nahm ca. 5 kg an Gewicht in vier Wochen ab und fühlte sich zunehmend kraftlos.

Die Kommunikation erfolgte im Weiteren sehr mühsam über die Sprechkanüle oder schriftlich. Hierbei zeigte Herr Meier eine zunehmende Ängstlichkeit und traurige Verstimmtheit. Er konnte diese Situation schlecht ertragen.

Begleitende Kopf- und Nackenschmerzen wurden mit Metamizol-Tropfen behandelt, die er bis zu 4 × tgl. mit gutem Effekt einnehmen konnte. Unter dem Hypnotikum Zopiclon 7,5 mg konnte Herr Meier ausreichend schlafen.

Die Ehefrau war für den Patienten eine große Unterstützung. Gemeinsam mit dem Pflegedienst versorgte sie die PEG und die Trachealkanüle. Sie saugte bei Bedarf den Schleim über die Trachealkanüle ab und entfernte viel Sekret im Mund- und Rachenbereich.

Herr Meier konnte zunehmend weniger allein sein. Unterstützung gab es durch die Kinder und die Nachbarschaft, die für die Einkäufe sorgten.

Unter der Chemo- und Strahlentherapie kam es zu Entzündungen im oberen und mittleren Speiseröhrenbereich, die eine zusätzliche Gabe von Schmerzmitteln erforderlich machten. Herr Meier erhielt ein Fentanylpflaster (12 µg/h) und konnte sich bei Schmerzspitzen 10 Tropfen Morphin (2 %ige Lösung) über die PEG geben. Nach Abschluss der Chemo- und Strahlentherapie kam es immer wieder zu Hustenanfällen, vor allem wenn Herr Meier getrunken hatte. Es wurde eine Computertomografie des Brustkorbs veranlasst, wo sich der Verdacht auf eine Fistelbildung zwischen Luft- und Speiseröhre erhärtete.

Der Wechsel der Trachealkanüle wurde schmerzhafter und verursachte einen starken Hustenreiz. Nach Rücksprache mit den behandelnden onkologischen Kolleg:innen, die die Nachsorge heimatnah übernommen hatten, wurde vereinbart, dass der Kanülenwechsel in der onkologischen Ambulanz erfolgen sollte.

Zwei Monate später meldete sich die Ehefrau notfallmäßig nachts, da sie vermehrt blutiges Sekret endotracheal absaugen musste. Nach Rücksprache mit dem Palliativarzt verabreichte die Palliativpflegekraft 20 Tropfen Dihydrocodein und 1 mg Lorazepam über die PEG, da Herr Meier sehr ängstlich wirkte. Eine Kommunikation war in dieser Phase nur noch über die Ehefrau möglich.

Nach dieser Episode wird Herr Meier in die SAPV (spezialisierte ambulante Palliativversorgung) aufgenommen. Es erfolgen tägliche Besuche des Palliativpflegedienstes zur Symptomkontrolle, Beratung und Behandlung. Palliativärztliche Hausbesuche finden nun 2 × wöchentlich statt. Beim nächsten Hausbesuch der Palliativärztin übergibt die Ehefrau einen Zettel, auf dem ihr Mann folgendes aufgeschrieben hat: »Ich habe Angst, dass sich dieser Zustand wiederholt und es wieder blutet. Was kann ich dann tun?«

12.2 Multiprofessionelle Lösungsansätze

Welche Gegenübertragung löst diese Fallgeschichte in Ihnen aus?

Sehr zuverlässig erlebt ein Mensch im Kontakt mit einem anderen eine oder verschiedene Gefühlsfarben, die er mit seinem Gegenüber intuitiv teilt. Dies ist meistens zusätzlich sehr abhängig von selbst schon erlebten Gefühlen, Erwartungen, Wünschen oder aber auch Vorurteilen. Diese Kombinationen sollten sich alle Fachkräfte in jedem Kontakt mit Patient:innen bewusst machen. Hierzu ist es hilfreich, die eigene Biografie in Selbstreflexionsprozessen wie z. B. in angeleiteter Selbsterfahrung bearbeitet zu haben und diese immer wieder etwa in Supervisionen zu betrachten. Nur so kann die Gegenübertragung als sicheres Hilfsmittel für eine gelingende Kommunikation im Patient:innen-, aber auch im Teamgespräch genutzt werden. Im konkreten Fall können wir die naheliegende existenzielle Angst und Hilflosigkeit des Ehepaares vor einer erneuten schweren Blutung im Bereich der Luftröhre und/oder einem Erstickungsfall eindeutig wahrnehmen und annehmen. Aus dem psychotherapeutischen Erstgespräch ergeben sich hier zusätzlich wertvolle (erklärende) Hintergründe, die uns die Dynamik der Ängste zusätzlich erklären und damit für den Patienten sehr persönliche Lösungsmöglichkeiten entwerfen lassen können (▶ Kap. 12.5).

Wie bewerten Sie die Sorgen des Patienten?

Es ist sinnvoll, die Frage des Patienten zu wiederholen und damit die Frage nach dem Grad seiner Angst zu verknüpfen. Über die visuelle Analogskala (VAS) kann die Intensität der Angst bestimmt werden (von »keine Angst« = 0–1 bis »maximale oder existenzielle Angst« = 9–10). Es ist wichtig, dem Patienten zu spiegeln, dass das Palliative-Care-Team seine Angst ernst nimmt und die Bedeutung der Angst für den Patienten und seine Ehefrau erkennt und würdigt.

Was sollte bei diesem Hausbesuch vorrangig besprochen werden?

Die grundsätzlich bereits sehr solide Handlungskompetenz von Herrn Meier und seiner Ehefrau benötigt unsere professionelle Unterstützung, um wieder mehr konkrete eigene Handlungssicherheit zu erlangen. Sie sollten ermutigt werden, im Falle einer erneuten Blutung oder Atemnot die pflegerische und/oder ärztliche Notrufnummer zu wählen und damit schnelle Hilfe für sich zu aktivieren. Um diese im Sinne des Patienten dann gewährleisten zu können, sollten beim zweiten Besuch eine Patientenverfügung und Vorsorgevollmacht erstellt werden.

Nennen Sie konkrete Behandlungsziele und dazugehörige Maßnahmen!

Nach Kenntnis der gesamten Krankengeschichte sollte ein Behandlungsplan erstellt werden, der sich nach den medizinischen und persönlichen Bedürfnissen des Patienten richtet. Dazu gehört im konkreten Fall auch die Besprechung der medikamentösen Möglichkeiten, um weitere Blutungen zu verhindern, z.B. auch durch Absetzen der Acetylsalicylsäure (ASS) als Thrombozytenaggregationshemmer.

Im Rahmen eines notfallmäßigen Hausbesuchs erhält Herr Meier bei deutlicher Blutung aus dem Tracheostoma folgende Medikamente: zur Angstlösung 5 mg Midazolam und 5 mg Morphin fraktioniert i.v. über den Port. Zusätzlich wird verdünntes Adrenalin (1:9 mit NaCl 0,9%) tropfenweise in das Tracheostoma gegeben, um die lokale Blutung zu vermindern. Anschließend erhält Herr Meier Tranexamsäure 1,5 g/Tag i.v. über den Port für 3–4 Tage. Dieses Medikament wirkt als sog. Plasminogen-Aktivator-Inhibitor im Sinn einer medikamentösen Blutungsstillung. Eine begleitende prophylaktische antiemetische Therapie mit Alizaprid 2 ×/Tag wird ebenfalls über den Palliativpflegedienst verabreicht.

Behandlungsziel ist die Reduktion der Blutungsgefahr, der dazugehörigen Angst sowie die Erhöhung der Handlungskompetenz von Herrn und Frau Meier. Damit verknüpft sich die Hoffnung, dass die Angst durch die Absprache eines abgestuften Notfallplans in kleinere Einheiten aufgeteilt und damit insgesamt reduziert werden kann.

Neben der Gabe von Medikamenten sind bei Palliativpatient:innen mit Atemnot allgemeine und pflegerische Maßnahmen sehr hilfreich. Diese sind mindestens ebenso wichtig wie die Verabreichung von Medikamenten (▶ Kap. 12.4).

Welche weiteren Unterstützungsmöglichkeiten sollten dem Patienten und seiner Ehefrau angeboten werden?

Spezielle Problematiken können durch den fortgesetzten Kontakt des gesamten Teams mit dem Ehepaar erhoben werden. Diese können dann zu Lösungen verarbeitet und danach mit der Familie kommuniziert und auf Durchführbarkeit überprüft werden. Wichtig ist auch das Angebot, mit allen Fachkräften des erweiterten therapeutischen Teams (Onkologie, hausärztliche Versorgung, Physiotherapie) z.B. im Rahmen eines strukturierten palliativen Fallgespräches zu sprechen, so dass alle

Beteiligten auf demselben Stand sind, wie z. B. Informationen über die in der Patientenverfügung genannten Vorstellungen und Maßnahmen zum Lebensende hin.

Zusätzlich sollte die Vermittlung eines abgestuften Notfallplans bis hin zur palliativen Sedierung besprochen werden, um seine Ängste vor einer intensiven Blutung aus dem Bereich der Luftröhre oder einem Ersticken zu vermindern.

Welche zusätzlichen Berufsgruppen außer dem Palliative-Care-Team sollten sinnvoll eingebunden werden, um die Situation zu verbessern?

Bei der Behandlung von Herrn Meier ist das Einschalten der psychoonkologischen Begleitung für das Verständnis der Ängste, aber auch der Stärken des Ehepaares sehr bedeutsam. Es fand noch zu einem Zeitpunkt statt, als Herr Meier kraftvoll genug war, sich aktiv zu äußern. Zu einem späteren Zeitpunkt wären die wertvollen Zusammenhänge (s. u.) nicht mehr zu eruieren. Zusätzliche psychoonkologische Hausbesuche in einem späteren Stadium der Erkrankung können sowohl die Symptombeherrschung verbessern als auch helfen, die Überforderung innerhalb des Familiensystems frühzeitig zu erkennen, um dann entlastende Schritte einzuleiten.

Physiotherapie kann Beschwerden, z. B. durch längeres Liegen, mildern und mögliche eigenständige Aktivitäten fördern. Je nach spirituellem Bedürfnis des Patienten wären entsprechende Gespräche zu vereinbaren. Entlastend für das Familiensystem kann auch der Hinweis auf Angebote ambulanter hospizlicher Unterstützung sein.

12.3 Zusätzliche Fragen aus spezifisch medizinischer Perspektive

Gibt es eine Patientenverfügung und eine Vorsorgevollmacht?

Bis zu seiner Erkrankung hatte Herr Meier keine Patientenverfügung erstellt. Erst die Palliativärztin bespricht die Vorsorgevollmacht und die Patientenverfügung mit dem Ehepaar. Herr Meier setzt seine Frau als Vorsorgebevollmächtigte ein. Er lehnt jede weitere stationäre Aufnahme in Verbindung mit seiner Erkrankung ab. Lediglich bei Knochenbrüchen wünscht er, falls medizinisch indiziert, eine stationäre Versorgung. Auch lebensverlängernde Maßnahmen und eine Wiederbelebung werden abgelehnt. Er wünscht sich eine umfassende Symptomlinderung sowie die Gabe von sedierenden Medikamenten im Falle einer akuten Blutung. Dies wird mit allen Beteiligten des Palliative-Care-Teams besprochen. Neben der Patientenverfügung wird ein Notfallplan in einfacher Sprache erstellt, der in der Pflegeakte gut sichtbar abgeheftet wird (Rolke et al., 2020).

Was wünscht der Patient im Falle einer akuten Blutung?

Herr Meier wünscht bei akuter Blutung die Betreuung über das Palliative-Care-Team und die Gabe von Sedativa und Opioiden, damit Angst, Schmerzen und ein vermehrter Hustenreiz unterdrückt werden können. Er möchte zu Hause bleiben bis zuletzt.

Welche medikamentösen Veränderungen sind in dieser Phase sinnvoll?

Sinnvoll ist ein Wechsel von der oralen auf die parenterale Gabe von Medikamenten sowie das Absetzen von gerinnungsaktiven Substanzen wie ASS oder anderen blutverdünnenden Medikamenten. Lokale blutstillende Medikamente wie verdünntes Adrenalin und die episodische Gabe von Fibrinolyse-Hemmern, z. B. Tranexamsäure, können die Blutung stoppen. Da Herr Meier eine Fistel zwischen Luft- und Speiseröhre ausgebildet hat, ist es sehr wahrscheinlich, dass Blut in den Magen gelangt. Dieses löst häufig Übelkeit und Erbrechen aus. Deshalb ist die prophylaktische Gabe von Antiemetika, z. B. Alizaprid 50 mg i. v. 2–3 ×/Tag, sinnvoll.

Wie kann die Bedarfsmedikation auf den Notfall »Akute Blutung« abgestimmt werden?

Neben der ausführlichen Aufklärung über die Notfallmaßnahmen im Blutungsfall erhalten Herr und Frau Meier einen schriftlichen Plan, auf dem die besprochenen Maßnahmen dokumentiert waren. Dieser wird in der Pflegemappe des Patienten gut sichtbar abgeheftet. Telefonisch werden alle Mitglieder im Palliative-Care-Team sowie der Hausarzt informiert.

Welche Maßnahmen können Patient und Ehefrau selbst durchführen, um die Situation zu entspannen?

In einer Notfallsituation sollte die Ehefrau das Palliative-Care-Team (PCT) für einen dringenden Hausbesuch anfordern. Sie selbst sollte bei ihrem Ehemann bleiben und wenn möglich für eine ruhige Umgebung sorgen. Im Fall einer Panikattacke könnte sie in einer Spritze vorbereitetes Midazolam (z. B. 5 mg) über einen Sprühadapter nasal verabreichen. Sie legt dunkle Handtücher bereit, damit nach außen fließendes Blut nicht grell rot und ggf. Angst einflößend sichtbar wird. Sie saugt vorsichtig endotracheal und im Rachen ab.

12.4 Zusätzliche Fragen aus spezifisch pflegefachlicher Perspektive

Welche pflegerischen Maßnahmen können durchgeführt werden, um die Patientenselbstbestimmung zu stärken?

Die Art und der Umfang aller pflegerischen Maßnahmen richten sich ganz besonders in der letzten Lebensphase nach den Wünschen von Patient:innen. Die Betroffenen entscheiden über Grund- und Teilpflegen, Prophylaxen, Ernährung und Flüssigkeitsaufnahme. Kann eine Patient:in sich nicht mehr äußern, sind ihre früher festgelegten Wünsche, ihr mutmaßlicher Wille sowie ihre aktuelle Verfassung und Reaktion zu berücksichtigen. Die Lebensqualität von Herrn Meier wurde durch Schmerzen, Atemnot, Übelkeit und Angst stark beeinträchtigt. Mit geeigneten Assessmentinstrumenten (z. B. MIDOS-Fragebogen) werden Symptome erfasst, gezielt und interdisziplinär angegangen (z. B. durch atemerleichternde Lagerung bei Atemnot). Dabei werden sowohl die biologischen, psychologischen, sozialen oder spirituellen Ursachen der Symptome beachtet, als auch die möglichen Bewältigungsstrategien des Herrn Meier. Das Ziel ist die gemeinsame bestmögliche Linderung von belastenden Symptomen.

Welche Rolle spielen die Angehörigen in der Versorgung von Herrn Meier und welche Unterstützungen können angeboten werden?

Angehörige von schwerstkranken und sterbenden Patient:innen sind immer auch selbst betroffen. Sie entwickeln Schuldgefühle und Ängste, Erwartungen nicht ausreichend zu erfüllen. Besonders schwerwiegend ist die Angst der Ehefrau, ihrem Mann in der Blutungssituation nicht adäquat helfen zu können. Durch diese Grenzsituationen kann es zu Spannungen in der Familie kommen, die zusätzlich Kraft kosten. Um sich in dieser schweren Situation nicht zu überfordern, ist ein Hospizdienst bzw. die Psychoonkologie eine wesentliche Säule in der Unterstützung von Angehörigen. Häufig führt die selbst durchgeführte Pflege über einen langen Zeitraum bei Angehörigen zu einer Überforderung. In dieser speziellen Paardynamik wird jedoch klar, dass schwere Situationen immer schon geteilt wurden und damit als Teil des Verarbeitungsprozesses angesehen werden können.

Welche Kommunikationsstrukturen sind in der palliativen Betreuung hilfreich?

Durch regelmäßige (palliative oder auch ethische) Fallgespräche sollte eine einheitliche und transparente Versorgungsstrategie erarbeitet und von allen beteiligten Berufsgruppen mitgetragen werden. Wichtig ist dabei, dass sich die mit Herrn und Frau Meier besprochenen Inhalte nicht widersprechen.

12.5 Zusätzliche Fragen aus spezifisch psychoonkologischer Perspektive

Was sind die besonderen Zusatzinformationen des psychoonkologischen Erstgesprächs?

Obwohl seine Ehefrau ihn bei allen bisherigen Behandlungen begleitet hatte, wurde zunächst von Therapeutenseite darum gebeten, ein Gespräch allein mit dem Patienten führen zu dürfen. Erfahrungsgemäß berichten Patient:innen selten ehrlich über ihre Beschwerden und größten Ängste in Anwesenheit von nahen Angehörigen, um diese nicht noch zusätzlich zu belasten. Wegen der Anstrengung des Patienten beim Reden mit der Sprechkanüle wurden vor allem Fragen mit Ja/Nein-Antworten gestellt, bzw. Wiederholungen der Antworten vorgenommen, um das eigene Verständnis zu kontrollieren. Da Herr Meier schnell über seine drastische Angst zu verbluten oder zu ersticken sprach, wurde er nach der Herkunft dieser Vorstellungen gefragt. Er sagte mühsam, er wolle seiner Frau »keine riesige Sauerei aus Blut« hinterlassen. Erneut nach der Bedeutung dieses konkreten Bildes befragt berichtete er, dass sein leberkranker Vater (der Patient war damals selbst noch minderjährig) an einer plötzlichen Speiseröhrenblutung zu Hause verblutet und seiner Meinung nach auch erstickt sei. Er sei dabei gewesen und habe nach dessen Tod mit seinem Onkel zusammen das Blut weggewischt. Er leide nicht mehr sehr unter diesen Erinnerungen, bejahte aber, jetzt Angst zu haben, ebenso sterben zu müssen. Ob die Ehefrau davon wisse, sei er sich nicht sicher, sie könne und solle dies aber ruhig erfahren. Er habe keine Geheimnisse vor ihr.

Mit dem Ehepaar gemeinsam wurden nochmals die durch frühere Erfahrungen gegenwärtig ausgelösten Ängste und Sorgen besprochen, dann aber klare Unterschiede zwischen damals und heute aufgezeigt. Dies beruhigte beide in diesem konkreten Punkt sehr. Sie wurden ermuntert, das multiprofessionelle Palliativteam gezielt nach Möglichkeiten für entlastende Vorbereitungen zu fragen (z. B. dunkle Handtücher und Bettwäsche oder ausreichende Einmalmaterialien in Greifnähe).

Am Ende des Gesprächs wurde mit dem Ehepaar besprochen, wer von diesen Zusammenhängen wissen solle. Im Einvernehmen wurde beschlossen, dass die Psychoonkologin den Palliativarzt darüber in Kenntnis setzt, damit dieser das Team informiert. Dies entlastete das Ehepaar deutlich.

Welche Kenntnisse über psychodynamisch wirksame lebensgeschichtliche Erfahrungen des Patienten helfen dem Team bei der Arbeit mit Herrn Meier?

Die durch die Psychoonkologin herausgearbeiteten besonderen Hintergründe der Ängste und Verhaltensweisen des Patienten ermöglichten dem Behandlungsteam sehr gezielt, auf die psychodynamisch wirksamen Zusammenhänge einzugehen. Dadurch konnten sich der Patient und seine Ehefrau sicher fühlen, ihre Sorgen und Ängste ohne Schuld- und Schamgefühl mit dem Team zu kommunizieren. Als

Ergebnis daraus ließen sich passende und oft einfache Problemlösungen erarbeiten. Es konnte sich so eine tiefere Vertrautheit einstellen, die sowohl viele Erklärungen überflüssig machte als auch Missverständnisse verhindern konnte. Durch diese Zusammenhänge minimierten sich auch die Belastungen der einzelnen Teammitglieder, so dass besser für die eigene Psychohygiene gesorgt werden konnte. Zusätzlich wurde durch die früher schon gemeinsam getragenen Verantwortungen klar, dass das Paar sehr früh belastbare Strukturen für schwierige Situationen ausgebildet hatte, die sich auch im weiteren Krankheitsverlauf als sehr wertvoll und tragend erwiesen.

Gibt es spezielle psychotherapeutische Möglichkeiten, den psychischen Druck von Herrn Meier zu reduzieren?

Die ambulante Psychoonkologie kann als Spezialgebiet innerhalb der psychotherapeutischen Versorgung, in diesem Fall tiefenpsychologisch fundiert, betrachtet werden. Dazu gibt es zahlreiche sehr spezielle Interventions- und Gesprächstechniken, die für jede Patient:in und für jede Krankheitsgeschichte passend gemacht, kombiniert, ergänzt oder auch verändert werden müssen. Im Zentrum stehen nicht immer – wie bei der Richtlinienpsychotherapie – nur die Erlebnisstrukturen des gesamten Patientenlebens, sondern eher gegenwärtig andrängende Gefühle und Probleme, die es zu lösen gilt. Oftmals ist jedoch, wie in diesem Fall, eine kurze, durch eine therapieerfahrene Behandler:in schnell erhobene und zusammengesetzte Verbindung von Vorteil für das tiefe Verständnis der aktuellen Problematik. Immer ist ein ehrliches, ressourcenorientiertes und angstreduzierendes therapeutisches Arbeiten auf Augenhöhe notwendig, um die Begleitung von Patient:innen wertvoll zu machen. Unter Zugrundelegung der Prinzipien der Selbstbestimmtheit kann so eine wertvolle Ressource geschaffen werden, die nicht nur für die Betroffenen, sondern auch für Angehörige sowie für die Behandlungsteams in schwierigen Zeiten entlastend sein kann. Nicht zu vergessen ist, dass die Verarbeitung des Geschehen für die Familienmitglieder oder Freunde oft erst nach dem Tod von Patient:innen beginnen kann. Bis dahin ist die Extrembelastung ertragen worden, die Energiespeicher sind leer und eine Trauerarbeit kann oft nicht angegangen werden, ohne selbst zu erkranken. Eine bereits vorher begonnene verständnisvolle Begleitung, die viel unnötiges Leid abmildert oder sogar erspart, kann dann direkt eine Fortsetzung finden. Dies wird sogar sehr oft von Patient:innen selbst erbeten, wie bei Herrn Meier, z. B. durch Wünsche wie: »Bitte kümmern Sie sich um meine Frau.«

Literatur

Diegelmann C, Isermann M, Zimmermann T (2020) Therapie Tools Psychoonkologie. Julius Beltz GmbH und Co KG: Weinheim.

Muffler E (2015) Kommunikation in der Psychoonkologie: Der hypnosystemische Ansatz. Karl-Auer Verlag: Heidelberg.
Rolke et al. (2020) Notfallplan in einfacher Sprache.
Deutsche Gesellschaft für Palliativmedizin e.V. (DGP) Erweiterte S3-Leitlinie Palliativmedizin für Patienten mit einer nicht-heilbaren Krebserkrankung, Langversion 2.0 (2019) S. 345–351.

13 Epileptischer Anfall

Christian Geber, Alexandra Scherg und Monika Winand

13.1 Fallvignette

Herr Pauli hatte bei Diagnosestellung gerade sein Lehramtsstudium abgeschlossen und eine Stelle in einer Gesamtschule angetreten. »Endlich eine eigene Klasse.« Seine Beziehung zu Carina war noch recht frisch, sie machten Zukunftspläne, er wollte erstmal das Leben auf sich zukommen lassen. Sein Bruder Johan war es, der ihn beiseite nahm und sagte: »Wenn Du sie nicht liebst, dann beende das, aber Du kannst Carina nicht so behandeln, so vulgär und gehässig kenne ich Dich gar nicht.« Dann kamen diese ständigen Kopfschmerzen. Aber ein Hirntumor? Mit 28? Tatsächlich ein Astrozytom links frontal, »klingt irgendwie nach Weltraumabenteuer...«

- Astrozytom WHO Grad III links frontal (Erstdiagnose Oktober)
- Primäre Resektion

Die erste OP hatte die Beziehung noch überstanden, aber je mehr er sich aufgrund seiner Krankheit veränderte, desto weniger konnte Carina die Situation aushalten – und dann war sie weg.

- Rezidiv 13 Monate später
- Erneute Resektion
- Radiochemotherapie mit Temozolomid

Die nächsten zwei Jahre waren bestimmt von Klinikaufenthalten, OPs und Radiochemotherapie, mit Erfolg, bis sich zehn Jahre später die altbekannten Kopfschmerzen wieder meldeten. Wieder war es Johan, der mit Sorge die Hemmungslosigkeit zur Kenntnis nahm, doch Frank Pauli wollte davon nichts hören.

- Rezidiv 10 Jahre später
- Radiochemotherapie mit Temozolomid
- Bei Progress erneute Resektion

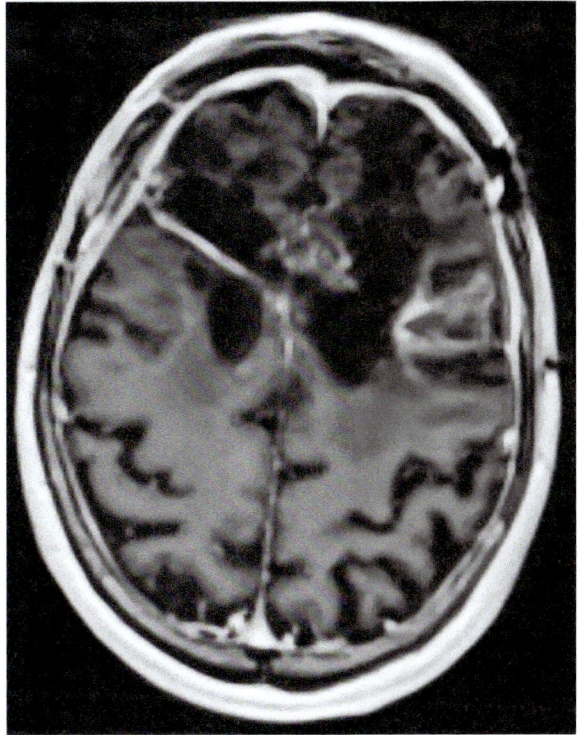

Abb. 13.1: Craniale MRT des Patienten

Nach dem ersten Krampfanfall war die Welt unwirklich geworden. Seine Mutter mit besorgtem Blick und verquollenen Augen, das »Gepocher« im MRT-Scanner (▶ Abb. 13.1), diese Krankenschwester, die immer rot wurde, wenn sie seine Hose wechselte. Kein Autofahren, nicht mehr klettern, »meinen die mich?«

OPs, Therapien, ernste Gesichter, alles ein Brei.

- Antikonvulsive Therapie mit Levetiracetam und initial Dexamethason
- 32 Gaben Antikörper-Therapie mit Bevacizumab, darunter »stable disease«

Die Erkenntnis, nicht mehr allein wohnen zu können – das war fast noch schrecklicher als alle Diagnosen zuvor. Seine Mutter bedrängte ihn, wieder bei den Eltern zuhause einzuziehen. Das wollte er auf keinen Fall. Und trotzdem diese Abhängigkeit von Anderen ... Sein Bruder Johan informierte sich für ihn über Wohnangebote für Menschen mit Behinderung. War er das jetzt – ein Mensch mit Behinderung? Johan organisierte sehr schnell für ihn Termine zur Beratung bei einer KoKoBe (Koordinierungs-, Kontakt- und Beratungsdienste). Eine sehr nette Mitarbeiterin dort erklärte ihm alle notwendigen Schritte im Bereich der Eingliederungshilfe, um einen Platz in einer Wohnstätte zu bekommen. Und er hatte »Glück« und konnte nach nur fünf Wochen in eine Wohnstätte für Menschen mit Behinderung einziehen. Es war ein kleines Haus mit nur 24 Plätzen. Er wohnte in einer Wohngruppe mit fünf Mitbewohner:innen, hatte sein eigenes Zimmer, das komplett von ihm eingerichtet wurde. Der Umzug in die Wohnstätte war für ihn dann eine große Erleichterung und Hilfe. Alle Mitbewohner:innen freuten sich sehr, dass er ein Teil der Wohngemeinschaft wurde, und ein Stück Normalität und Lebensfreude kehrten zurück. Parallel zu seinem Umzug in die Wohnstätte konnte er auch einen Arbeitsplatz in der Schreinerei einer Werkstatt für Menschen mit Behinderung aufnehmen.

Er lernte sich zurechtzufinden und freute sich, wenn er in der Werkstatt Vogelhäuser bauen durfte oder mit Johan spazieren gehen. Nur diese Panik im Blick seiner Mutter konnte er weder verstehen noch ertragen. Sie konnte sich gar nicht mit der Situation abfinden. Weder mit seiner Erkrankung noch mit seinem neuen Leben im Kontext von Menschen mit Behinderung. Die anhaltenden Kopfschmerzen wurden Normalität, ab und zu fehlte ihm die Kontrolle über die rechte Hand.

Er hatte sich schon den ganzen Morgen unwohl gefühlt, dann versinkt alles. Jetzt wieder Krankenhaus, wach, alle rennen – dunkel – Klingeln, wer kommt da? Ach, der Monitor – dunkel – hell –dunkel – dunkel, immer länger, wie im Winter.

- Nonkonvulsiver Status epilepticus bei erneutem Rezidiv mit Einblutung und ausgedehntem perifokalem Ödem
- Gabe von Clonazepam, Levetiracetam, Valproat

Die Leitung der Wohnstätte hatte ihn doch vor Kurzem nochmal gefragt, ob er eine Vorsorgevollmacht und Patientenverfügung erstellen wolle. Dabei könnte ihm auch eine vertraute Person aus der Wohnstätte helfen. Bei seinem Mitbewohner Willi hatte er ein Heft dazu in leichter Sprache gesehen (»Zukunftsplanung zum Lebensende: Mein Wille!« von Bonn Lighthouse e. V.). Und er wusste, dass in seiner Pflegedokumentation ein Notfallplan hinterlegt war.

Der Bruder, Johan Pauli, sitzt den ernsten Mienen der Ärzte gegenüber. »Krampfserie durchbrechen. Status epilepticus. Multifokales Rezidiv. Palliativstation. Ich ahne, was das alles bedeutet. Es graut mir vor dem Blick unserer Mutter.«

13.2 Multiprofessionelle Lösungsansätze

Welche Einschränkungen des alltäglichen Lebens bringen Epilepsien mit sich?

Epilepsien sind Erkrankungen des Gehirns, bei denen wiederholt Funktionsstörungen aufgrund synchronisierter Entladungen von kortikalen Nervenzellverbänden in bestimmten Hirnregionen oder auch generalisiert auftreten. Hieraus resultieren epileptische Anfälle, die mit je nach Anfallstyp unterschiedlichen Beeinträchtigungen einhergehen (u. a. Störung des Bewusstseins und der Wahrnehmung sowie motorischen Entäußerungen). Epilepsien können in allen Lebensabschnitten auftreten und dadurch in unterschiedlichem Ausmaß die weitere Lebensplanung und den Alltag beeinflussen. Einige Bereiche sind hierbei durch Richtlinien und Gesetze geregelt – dies gilt insbesondere für den beruflichen Bereich und die Teilnahme am Straßenverkehr. Zugrunde gelegt wird hierbei das Eigen- und Fremdgefährdungspotenzial, das wesentlich von der Anfallsform und Anfallsfrequenz bestimmt wird. In vielen Fällen – etwa 70% der Menschen mit Epilepsie sind unter entsprechender Medikation anfallsfrei – ist bei Beachtung einiger Hinweise eine weitestgehend normale Lebensführung möglich.

Erwähnenswert ist, dass gerade im Haushalt und im Freizeitbereich Gefahrensituationen lauern können. Diese beziehen sich auf den Umgang mit »Wasser«, beispielsweise beim Baden oder Duschen in einer Badewanne, beim Umgang mit offenem Feuer (Kamin, Grill, Lagerfeuer) oder in der Küche. Umfangreiches Informationsmaterial zum Thema »Leben mit Epilepsie« kann im Internet abgerufen werden, beispielsweise unter https://www.epilepsie-vereinigung.de/leben-mit-epilepsie/ (abgerufen am 21. 3. 2024).

Wie kann der Patient von einer multiprofessionellen Zusammenarbeit der unterschiedlichen Professionen, die ihn begleiten, am besten profitieren?

Hierbei ist es wichtig, den Blick nicht nur intern auf das Krankenhaus, sondern auch extern auf Familie und Angehörige zu richten. Da Herr Pauli zuvor in einer Wohnstätte der Eingliederungshilfe lebte und sich dort auch sehr wohl fühlte, arbeitet das Krankenhaus (Sozialdienst/Case Management und Ärzt:innen) eng mit der Einrichtung zusammen. Personen in der Wohnstätte, die ihm sehr vertraut geworden sind, können eine wichtige Rolle in der Begleitung und Unterstützung bis hin zur Sterbephase einnehmen. Sie kennen den Patienten vielleicht besser oder anders als Angehörige und wissen viel von ihm. Vielleicht konnte er in der Wohnstätte, anders als gegenüber seiner Mutter oder seinem Bruder, seine Wünsche und Bedürfnisse für sein Lebensende formulieren. Vielleicht wurde etwas zu spirituellen, körperlichen, medizinischen und psychosozialen Wünschen aufgeschrieben.

Die Träger der Wohnangebote für Menschen mit Behinderung (intellektueller, komplexer und/oder psychischer Beeinträchtigungen) haben sich schon seit vielen Jahren und in vielfältiger Weise auf den Weg gemacht, Konzepte zur palliativen Begleitung und Betreuung ihrer Bewohner:innen zu entwickeln und zu implementieren. Hierbei ist auch eine wesentliche und verantwortungsvolle Kernaufgabe, die Begleitung und Kooperation mit Angehörigen und/oder rechtlich Betreuenden der Bewohner:innen. Dies erfolgt an wesentlichen Schnittstellen und gerade immer dann, wenn emotional schwierige und belastende Situationen und Themen auftauchen oder Entscheidungen zu treffen sind.

Im Hinblick auf Herrn Pauli könnte es hilfreich und entlastend für ihn und seine Familie sein, dass eine Bezugsperson seiner Wohngruppe (z. B. sein Bezugsbetreuer) oder die beratende Pflegefachkraft der Wohnstätte das Entlassmanagement zwischen Krankenhaus und Wohnstätte steuert. Dies sollte auf der Grundlage einer guten und an den Wünschen von Herrn Pauli orientierten Zusammenarbeit aller beteiligten Akteure (Herr Pauli, Krankenhaus, Wohnstätte, Familie …) geschehen.

»Juristisch Stellvertretende« fühlen sich oft allein gelassen. Hier kann das Team um den erkrankten Menschen eine wertvolle Hilfestellung bieten (Deutsche Gesellschaft für Palliativmedizin e.V. et al., 2017).

13.3 Fragen aus spezifisch medizinischer Perspektive

Würden Sie bei diesem Patienten bereits nach dem ersten epileptischen Anfall eine medikamentöse Therapie einleiten?

Die Entscheidung, ob bereits nach einem ersten epileptischen Anfall eine anfallssupprimierende Therapie eingeleitet werden soll, hängt wesentlich davon ab, ob es sich hierbei bereits um eine Epilepsie handelt oder ob ein akut-symptomatischer epileptischer Anfall vorliegt, bei dem nach Behandlung der zugrundeliegenden Ursache kein relevant erhöhtes Risiko eines erneuten epileptischen Anfalls vorliegt.

Akut-symptomatische Anfälle treten in engem zeitlichem Zusammenhang beispielsweise zu einer ZNS-Infektion, einem Schlaganfall, einem Schädel-Hirn-Trauma, im Rahmen einer Hypoglykämie, Elektrolytstörungen (Hyponatriämie, Hypokalzämie) oder als unerwünschte Arzneimittelreaktion (z. B. nach Gabe des Antibiotikums Imipenem) auf.

Im vorliegenden Fall ist eine strukturelle Hirnläsion (Astrozytom) bereits bekannt, die ein hohes Risiko für weitere epileptische Anfälle aufweist. Daher wurde nach konsiliarischer neurologischer Mitbeurteilung eine anfallssupprimierende Medikation (ASM) empfohlen. Herr Pauli wurde hierüber aufgeklärt und willigte in eine medikamentöse Therapie ein.

Hintergrund: Nach einem epileptischen Anfall ist eine Abklärung hinsichtlich kausaler Ursachen (Labordiagnostik, zerebrale Bildgebung (CCT/cMRT) und ein Elektroenezephalogramm (EEG)) notwendig. Der Nachweis epilepsietypischer Veränderungen im EEG hat hierbei einen hohen diagnostischen Stellenwert und auch therapeutische Konsequenzen. Ein unauffälliges EEG im anfallsfreien Intervall (interiktal) schließt eine Epilepsie jedoch nicht aus. Die diagnostische Treffsicherheit kann im Intervall durch wiederholte Routine-EEGs (bis zu 4 ×) auf etwa 80–90 % gesteigert werden (Holtkamp et al., 2023).

Welche anfallssupprimierende Medikation würden Sie einsetzen?

Aktuell stehen mehr als 20 Medikamente zur Behandlung einer Epilepsie zur Verfügung. Die Entscheidung für eine bestimmte ASM umfasst mehrere Dimensionen:

- Handelt es sich um eine generalisierte oder fokale Epilepsie?
- Wie ist die Langzeitverträglichkeit/Nebenwirkungsprofil?
- Welche Begleitmedikation liegt vor (Interaktionspotenzial)?
- Welche Darreichungsformen liegen vor (oral, intravenös, rektal) oder sind möglich (i.d.R. off-label) im palliativen Behandlungskonzept?
- Wie rasch muss die Aufdosierung erfolgen?

In die Entscheidungsfindung im aktuellen Fall wurde die Neurologische Abteilung konsiliarisch einbezogen. Aufgrund des insgesamt günstigen Nebenwirkungsprofils, der raschen Aufdosierungsmöglichkeit, der breiten Wirkung und dem geringen Interaktionspotenzial wurde initial Levetiracetam eingesetzt. Bei diesem Medikament können psychiatrische Nebenwirkungen auftreten (vermehrte Gereiztheit, Aggressivität, Depression). Diese Phänomene traten auch im Rahmen der Grunderkrankung des Patienten (frontal lokalisiertes Astrozytom) auf. Im Rahmen des stationären Aufenthaltes wurde daher auf die möglichen psychischen Nebenwirkungen besonders geachtet. Es zeigte sich jedoch, dass sich diese unter der zeitgleich eingeleiteten Therapie mit Dexamethason nachhaltig besserten. Daher wurde die Therapie mit Levetiracetam fortgeführt.

Alternativ stellt auch Lacosamid eine sehr gute initiale Therapieoption dar, da es ebenfalls rasch aufdosiert werden kann (z.B. intravenös), eine gute Wirksamkeit besitzt und wenig Interaktionspotenzial aufweist. Bei Unverträglichkeit oder Nebenwirkungen unter Levetiracetam wäre eine rasche Umstellung möglich. Bei weiterbestehenden Anfällen könnten beide Präparate auch kombiniert werden.

Eine weitere bewährte Therapieoption ist Valproat, das insbesondere auch einen stimmungsstabilisierenden Effekt aufweist. Auch hier ist eine rasche Aufdosierung (oral, intravenös, subkutan) möglich. Das Nebenwirkungs- und Interaktionsprofil ist für diese Substanz jedoch ungünstiger (Gewichtszunahme, Laborwertveränderungen, Enzyminhibition).

Hinsichtlich der Applikationsform sollte, wann immer möglich, eine orale Verabreichung favorisiert werden. Bei Dysphagie oder Abneigung gegen Tabletten ist Levetiracetam beispielsweise auch als Saft verfügbar. Kann eine regelmäßige orale Einnahme nicht gewährleistet werden, ist es erforderlich, auf eine parenterale Gabe auszuweichen. Im palliativen Setting kommt neben der intravenösen Gabe für viele Wirkstoffe auch eine subkutane Gabe in Betracht. Empfehlungen gibt es beispielsweise für die »off-label« Subkutangabe von Levetiracetam und Lacosamid.

Welche medikamentösen Behandlungsmöglichkeiten gibt es zur Akuttherapie eines epileptischen Anfalls? (

Ein generalisiert tonisch-klonischer epileptischer Anfall ist in der Regel nach 2–5 Minuten selbstlimitierend. Initial kommen daher insbesondere die oben erwähnten nichtmedikamentösen Maßnahmen zum Schutz des Patienten zum Tragen. Medikamente wie Benzodiazepine (Lorazepam, Diazepam, Midazolam), die akut verabreicht werden, haben daher insbesondere den Effekt, mögliche weitere

Anfallsereignisse innerhalb der nachfolgenden 24 Stunden zu vermeiden – eine Zeitspanne, in der das Risiko weiterer epileptischer Anfälle erhöht ist.

Was ist ein Status epilepticus und wie wird er behandelt?

Epileptische Anfälle in Form generalisiert tonisch-klonischer Anfälle, die länger als fünf Minuten andauern oder eine Serie (≥ 30 Min.) von generalisierten tonisch-klonischen Anfällen, ohne dass die Patient:innen über 30 Minuten das Bewusstsein wiedererlangen, werden als konvulsiver Status epilepticus (CSE) bezeichnet und stellen einen Notfall dar.

Ziel der Therapie ist es, den Status epilepticus zeitnah zu unterbrechen. Hierfür wird gemäß aktueller Leitlinie eine Stufentherapie (Stufen 1–4) empfohlen, die in ▶ Abb. 13.2 dargestellt ist. Die Therapie Stufe 3 umfasst die intravenöse Verabreichung von Anästhetika. Die Stufe 4 umfasst das Management des superrefraktären Status epilepticus mit verschiedenen Therapiealgorithmen, die jedoch nur intensivmedizinisch umgesetzt werden können.

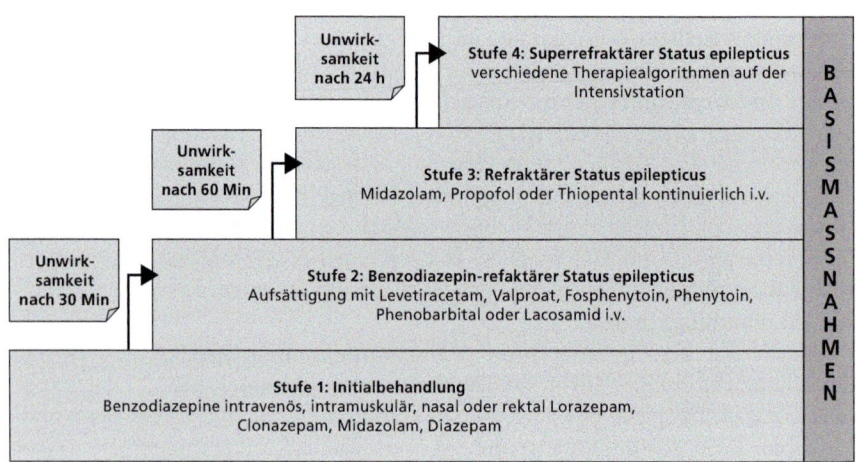

Abb. 13.2: Stufentherapie der medikamentösen Behandlung (zu Basismaßnahmen ▶ Kap. 13.4).

Ein Status epilepticus kann sowohl bei palliativmedizinisch behandelten Patient:innen auftreten als auch selbst zu einer palliativen Therapiesituation führen. Insbesondere der superrefraktäre Status epilepticus (Stufe 4) kann zur Frage der Therapielimitierung führen.

Die Mortalität des Status epilepticus liegt zwischen 3 % und 39 %, im Durchschnitt bei erwachsenen Patienten bei 15,9 % (Neligan et al., 2019). Sie hängt stark vom Alter, der Ätiologie, der Dauer und Behandelbarkeit des Status epilepticus ab.

Medizinethische Aspekte spielen insbesondere im palliativen Kontext eine Rolle. Gerade wenn der Patientenwille nicht dokumentiert oder kommuniziert ist, kann beispielsweise die Frage nach Einleitung einer intensivmedizinischen Therapie bei fortgeschrittener Grunderkrankung Behandlungsteam und Angehörige vor große Herausforderungen stellen.

Ein nonkonvulsiver Status epilepticus (NCSE) – wie in unserem Fallbeispiel – kann sich vielfältig äußern, z. B. in rhythmischen motorischen Entäußerungen, aber auch mit Sprachstörungen oder qualitativen und quantitativen Bewusstseinsstörungen bis hin zum Koma, die oft deutlich fluktuieren und die Abgrenzung zu einem Delir erschweren. Differenzialdiagnostische Klarheit schafft hier die Durchführung eines EEGs, das auch im palliativen Kontext sinnvoll ist, wobei je nach Gesamtsituation und individueller Abwägung aber auch eine probatorische Gabe von ASM gerechtfertigt ist. In einer prospektiven Studie lag bei 5,2 % der innerhalb eines Jahres palliativmedizinisch aufgenommenen Patienten ein NCSE vor. Bei Menschen mit delirantem Syndrom oder Bewusstseinsstörungen bei Aufnahme betrug dieser Anteil sogar 30,6 %. Durch effektive anfallssupprimierende Behandlung erlangten 60 % der NCSE-Patient:innen ihre Kommunikationsfähigkeit vor ihrem Versterben wieder zurück (Lorenzl et al., 2010).

Die Therapie erfolgt angelehnt an die Therapie des konvulsiven Status epilepticus, wobei der nonkonvulsive Status primär keine akut lebensbedrohliche Erkrankung darstellt. Allerdings stellt die Stufe 3 der Therapie des nonkonvulsiven Status epilepticus ebenfalls den Beginn der intensivmedizinischen Maßnahmen dar, so dass hier ebenfalls o. g. medizinethische Aspekte zum Tragen kommen.

Wie wird ein epileptischer Anfall in der Sterbephase behandelt?

In der Sterbephase sollte auf die Einleitung einer intensivmedizinischen Therapie verzichtet werden. Der Fokus der medizinischen und pflegerischen Bemühungen sollte auf der Symptomkontrolle liegen. In dieser Phase steht unter anderem die Reduktion der Medikation auf das Notwendigste im Vordergrund, um die Patient:in hierdurch nicht zusätzlich zu belasten und auch der Situation Rechnung zu tragen, dass die orale Medikamentenaufnahme erschwert und die Organfunktion zunehmend beeinträchtigt ist.

Bei der Entscheidung für das Absetzen der ASM sollte die vorbestehende Anfallssituation berücksichtigt werden und inwieweit die anfallssupprimierende Wirkung von Benzodiazepinen – beispielsweise im Rahmen einer palliativen Sedierungstherapie – die Gabe von ASM ersetzen kann. ASM sollten – wenn möglich – ausgeschlichen und nicht abrupt abgesetzt werden. Wenn die ASM beibehalten werden soll, kann ggf. eine Anpassung der Applikation erforderlich sein. Tritt in dieser Lebensphase ein epileptischer Anfall oder ein anhaltendes Anfallsgeschehen im Sinne eines CSE oder NCSE auf, erfolgt eine medikamentöse Behandlung analog zum oben genannten Stufenschema zunächst mit Benzodiazepinen, initial beispielsweise mit 2,5–5 mg Midazolam intravenös. Bei fehlendem i.v. Zugang ist Midazolam intramuskulär, intranasal oder buccal verfügbar. Alternativ kann Lorazepam sublingual (2,5 mg) oder Diazepam rektal (10 mg, Wiederholung nach 5–10 Min. bei Bedarf) verabreicht werden.

Im Anschluss an die Akutsituation kann in der Sterbephase zur Prophylaxe weiterer Anfälle eine Dauertherapie mit Midazolam (s.c. oder i.v.) im Sinne einer palliativen Sedierung diskutiert werden. In diesem Fall sollte unbedingt ein klinisch erfahrenes Palliativteam involviert werden.

13.4 Fragen aus spezifisch pflegefachlicher Perspektive

Welche nichtmedikamentösen Maßnahmen sollten bei Auftreten eines epileptischen Anfalls ergriffen werden?

Nichtmedikamentöse Maßnahmen bei epileptischen Anfällen sollten darauf abzielen, dass sich die Betroffenen nicht verletzen oder sich in eine Gefahrensituation bringen können. Dieses Risiko besteht insbesondere bei epileptischen Anfällen mit Bewusstseinsstörungen oder generalisierten tonisch-klonischen Anfällen. Bei generalisiert tonisch-klonischen Anfällen wird empfohlen, die Betroffenen nach dem Anfall in die stabile Seitenlage zu legen, um das Aspirationsrisiko zu verringern.

Welche Rolle spielt Antizipation bei der Gefahr des Auftretens epileptischer Anfälle?

Das Auftreten eines epileptischen Anfalls, insbesondere eines generalisierten Anfalls, stellt für Betroffene, ihr Umfeld und auch das behandelnde multiprofessionelle Team ein beeindruckendes Geschehen und eine große Herausforderung dar. Um ein möglichst hohes Maß an Sicherheit zu gewährleisten und eine Traumatisierung des Umfeldes zu lindern, ist eine vorausschauende Kommunikation erforderlich. Diese sollte folgende Aspekte berücksichtigen:

- Aufklärung über mögliche epileptische Anfälle (»Krampfanfälle«) und angezeigte Verhaltensweise
- Bereitstellen entsprechender Bedarfsmedikation, sowohl in der Häuslichkeit als auch im klinischen Setting
- Insbesondere vor Entlassung in die Häuslichkeit bei terminaler Erkrankungssituation und (drohenden) epileptischen Anfällen sollten Betroffene und Angehörige über mögliche Szenarien informiert sein, um gemeinsam zu entscheiden, ob sie sich eine Versorgung zu Hause unter diesen Umständen vorstellen können

Welche Rolle spielen die Begriffe »Scham« und »Würde« in der pflegerischen Versorgung von Herrn Pauli?

Scham spielt in der Pflege, insbesondere durch die damit verbundene körperliche Nähe und Intimität, eine große Rolle. In der Psychoanalyse wird Scham als die

Wächterin der menschlichen Würde bezeichnet. Aus moralphilosophischer Perspektive sind es nicht Abhängigkeit oder Unselbständigkeit, die die Würde eines Menschen beeinträchtigen, sondern Demütigung. Diese Betrachtung unterstreicht die immense Verantwortung der Pflegenden: Mit dem Ziel, die Integrität der menschlichen Würde zu erhalten, gilt es Scham zu erkennen, zu respektieren und zu reflektieren, um so Demütigung zu vermeiden.

Es gibt vier Grundbedürfnisse, die die menschliche Würde schützen:

- Anerkennung
- Schutz
- Zugehörigkeit
- Integrität

Diese Würde-orientierten Bedürfnisse gilt es so weit wie möglich bei allen pflegerischen und medizinischen Handlungen zu berücksichtigen. Differenziert werden hier Scham, ein Gefühl, das von innen heraus entsteht, und Beschämung, die von außen zugefügt wird und die oben genannten Bedürfnisse verletzt.

In unserem Fallbeispiel stellen dabei das junge Alter des Patienten, die zunehmende körperliche Abhängigkeit und kognitive Einschränkung und insbesondere das Auftreten epileptischer Anfälle (bei denen Betroffene vollkommen hilflos sind und während derer es zu Einnässen etc. kommt) eine besondere Herausforderung dar.

13.5 Fragen aus Perspektive der Eingliederungshilfe

Wie unterscheiden sich Einrichtungen der Alten- und Eingliederungshilfe?

Die unterschiedlichen Wohnangebote für Menschen mit Behinderung sind schon seit vielen Jahren, manchmal Jahrzehnten, das »Zuhause« dieser Menschen. Dies macht einen großen Unterschied zum Leben in einer Senioreneinrichtung aus, in die alte/ältere Menschen erst einziehen, wenn es »zuhause nicht mehr geht«.

In Folge der systematischen Tötung von Menschen mit Behinderung im Dritten Reich konnten erst in den letzten Jahrzehnten Menschen mit Behinderung das Erwachsenenalter und auch ein hohes Lebensalter erreichen. Die Träger der Wohnformen für Menschen mit intellektueller, komplexer und/oder psychischer Beeinträchtigung entwickelten umfassende Konzepte zum Thema »Sterben, Tod und Trauer« sowie im Weiteren zu »Palliative Care«.

Dabei wurde »das Rad nicht neu erfunden«, sondern mit Blick auf die besonderen Bedarfe, Wünsche und Fähigkeiten von Menschen mit Behinderung wurden Konzepte aus der Sterbe- und Trauerbegleitung, aus hospizlicher und palliativer Begleitung übernommen bzw. weiterentwickelt. Sie sind Pflichtaufgaben der Wohn-

13 Epileptischer Anfall

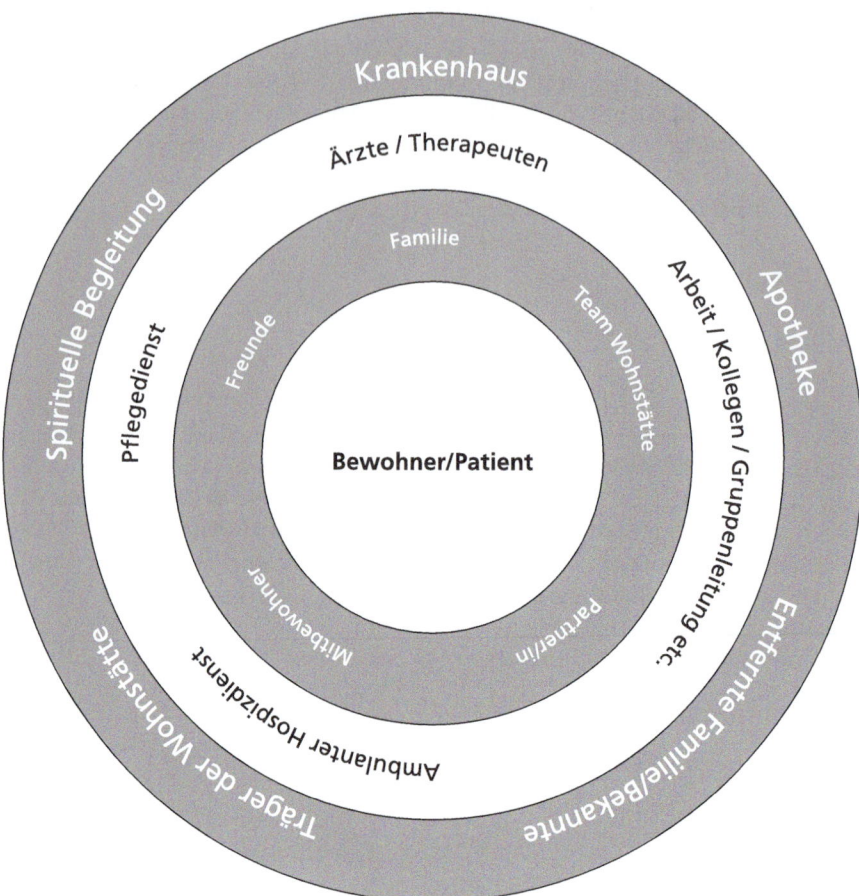

Abb. 13.3: Der mögliche Kreis der Begleitenden einer Bewohner:in

angebote für Menschen mit Behinderung und im Wohn- und Teilhabegesetz (WTG) gesetzlich verankert.

Auf welchen Rahmen stützen sich vorausschauende Beratungskonzepte für Menschen mit Behinderung?

Seit Verabschiedung im Dezember 2015 sieht das Hospiz- und Palliativgesetz mit Ausgestaltung einer Rahmenvereinbarung in 2018 unter dem §132 g SGB V eine »gesundheitliche Versorgungsplanung am Lebensende« in der Eingliederungshilfe, aber auch der Altenhilfe vor.

Materialien und Methoden, die auf Konzepten von »leichter Sprache« sowie auf den großen Erfahrungsschatz in der Arbeit mit Menschen mit Behinderung zurückgreifen, wurden konzipiert und ständig erweitert. Dies auch immer mehr unter Einbeziehung und Beteiligung von Menschen mit Behinderung – sie sind die wirklichen Expert:innen für sich und ihr Leben. Auf diese Erfahrungen, Materialien und Konzepte muss auch in der medizinischen/stationären Behandlung und Versorgung von Menschen mit Behinderung zurückgegriffen werden – denn diese sind Ausdruck und belegbare Dokumente ihres persönlichen Willens.

Eine kontinuierliche und verantwortlich gesteuerte Kooperation zwischen allen Beteiligten ist notwendig, um eine ganzheitliche und multiprofessionelle Begleitung der Menschen mit Behinderung zu gewährleisten (▶ Abb. 13.3).

Literatur

Bausewein et al. (2007) Leitfaden Palliativmedizin, 3. Auflage. Elsevier.
CNS Drugs (2020) Therapeutic Options for Patients with Refractory Status Epilepticus in Palliative Settings or with a Limitation of Life-Sustaining Therapies: A Systematic Review. Aug;34(8):801–826.
Deutsche Gesellschaft für Palliativmedizin e.V., Hartmann B, Wördehoff D (2017) Palliative Begleitung von Menschen in Wohnformen der Eingliederungshilfe.
Holtkamp M, May TW, Berkenfeld R et al. (2023) Erster epileptischer Anfall und Epilepsien im Erwachsenenalter, S2k-Leitlinie, 2023; in: Deutsche Gesellschaft für Neurologie (Hrsg.), Leitlinien für Diagnostik und Therapie in der Neurologie. Online: www.dgn.org/leitlinien (abgerufen am 18.03.24)
Immenschuh U (2018) Scham und Würde in der Pflege. GGP – Fachzeitschrift für Geriatrische und Gerontologische Pflege; 02(03): 115–119. DOI: 10.1055/a-0598-9813
Leitinger M, Beniczky S, Rohracher A et al. (2015) Salzburg Consensus Criteria for Non-Convulsive Status Epilepticus – approach to clinical application. Epilepsy Behav;49:158–63
Lorenzl S, Mayer S, Feddersen B et al. (2010) Nonconvulsive status epilepticus in palliative care patients. J Pain Symptom Manage;40(3):460–5. doi: 10.1016/j.jpainsymman.2010.01.019.
Neligan A, Noyce AJ, Gosavi TD et al. (2019) Change in Mortality of Generalized Convulsive Status Epilepticus in High-Income Countries Over Time: A Systematic Review and Meta-analysis. JAMA Neurol. doi: 10.1001/jamaneurol.2019.1268
Rosenow F, Weber J et al. (2020) Status epilepticus im Erwachsenenalter, S2k-Leitlinie, in: Deutsche Gesellschaft für Neurologie (Hrsg.) Leitlinien für Diagnostik und Therapie in der Neurologie. Online: www.dgn.org/leitlinien (abgerufen am 18.03.24)
Salinsky M, Kanter R, Dasheiff RM (1987) Effectiveness of multiple EEGs in supporting the diagnosis of epilepsy: an operational curve., Epilepsia; 28(4):331; PMID 3622408
Sutherland A, Meldon C, Harrison T, Miller M (2021) Subcutaneous Levetiracetam for the Management of Seizures at the End of Life: An Audit and Updated Literature Review. J Palliat Med; 24(7):976–981. doi: 10.1089/jpm.2020.0414.

14 Plötzliche Atemnot

Andrea Blankenheim, Astrid Holtrup und Rita Laufenberg-Feldmann

14.1 Fallvignette

Frau Bogner ist eine 56-jährige Patientin, die sich aufgrund einer chronisch obstruktiven Lungenerkrankung (COPD) GOLD IV bereits in Frührente befindet. Viele Jahre hat sie als Wirtin eine Gaststätte betrieben. Sie ist ein aufgeschlossener, kommunikativer Mensch. Sie lebt mit ihren beiden Kindern in einem Haushalt. Ihre 24-jährige Tochter arbeitet als Verkäuferin, der 20-jährige Sohn studiert. Die Angst vor Atemnot ist ständiger Begleiter von Frau Bogner. Täglich ringt sie nach Luft und greift zu ihrer Akutmedikation, die ihr Herz schneller schlagen lässt und Angst auslöst. Manchmal ist es die Angst, die Frau Bogner hyperventilieren lässt. Sie atmet dann so schnell, dass ihr schwindelig wird. Sie war vor der stationären Aufnahme infolge ihrer Angst bereits stark belastet. Sie verließ das Haus nicht mehr und eines der Kinder musste immer anwesend sein. Eine medikamentöse Behandlung der Angst konnte der Patientin subjektiv keine Linderung verschaffen.

Als Ursache der COPD ist ein Nikotinkonsum (50 pack years) bekannt. Seit geraumer Zeit hat Frau Bogner nicht mehr geraucht. Zur Behandlung der Atemnot erhält sie seit drei Jahren eine dauerhafte Sauerstofftherapie mit 3 L/Min. Die Bildgebung der Lunge zeigt ein Lungenemphysem mit starker Lungenüberblähung. In den letzten zwölf Monaten erfolgten drei Krankenhausaufenthalte wegen respiratorischer Insuffizienz aufgrund einer plötzlichen Symptomzunahme (Exazerbation).

Nun kommt es zur Krankenhausaufnahme bei progredienter Atemnot (Dyspnoe) mit zunehmendem Husten, zähem Auswurf und nicht-invasiver Maskenbeatmung (NIV-Therapie) bei respiratorischer Azidose, einer atmungsbedingten Ansäuerung des Blutes. Die akute Atemnot ist zum Aufnahmezeitpunkt stark ausgeprägt. Frau Bogner muss während des Sprechens und Essens kurze Pausen einlegen. Es liegen weder Vorsorgevollmacht noch Patientenverfügung vor. Die bisherige medikamentöse Behandlung der COPD-Beschwerden erfolgte mit Salbutamol Dosieraerosol 3 × täglich (2 Hübe), Olodaterol/Tiotropium Respimat 1 × täglich (2 Hübe). Angst sowie gedrückte Stimmung werden mit Lorazepam 1 mg b. B., Sertralin 50 mg 1 × täglich sowie Promethazin 20 Tropfen b. B. behandelt.

Während des Krankenhausaufenthaltes betätigt Frau Bogner in Phasen der Atemnot und Angst häufig in sehr kurzen Abständen die Patientenklingel. Die dann gemessenen Vitalzeichen (z. B. Sauerstoffsättigung mit 90%) zeigen akzeptable Werte an.

Die Patientin gibt als Therapieziel an, Atemnot und Angst beherrschen zu wollen. Sie wünscht sich eine baldige Entlassung nach Hause, um sich dort von ihren Kindern versorgen zu lassen.

14.2 Multiprofessionelle Lösungsansätze

Welche Gefühle löst diese Fallgeschichte in Ihnen aus?

Patient:innen mit Angst und Atemnot lösen auch bei Anwesenden ein Gefühl der Hilflosigkeit aus. Gleichzeitig ist den Beteiligten bewusst, dass eigene Panik die Patientin verunsichert. Eine bewusste sowie strukturierte Vorgehensweise übt einen positiven Einfluss auf die Gesamtsituation aus.

Welche Lebensbereiche könnten betroffen sein?

Die Atemnot, die Frau Bogner auf Grund ihrer fortgeschrittenen COPD empfindet, betrifft alle Lebensbereiche. Das Gefühl, der Atemnot ohnmächtig gegenüberzustehen, löst bei der Patientin Unruhe und Todesangst aus. Aufgrund der Angst meidet sie Bewegung, was ihre Leistungsfähigkeit mindert und zunehmende Isolation zur Folge hat. 98% der Patient:innen mit fortgeschrittener COPD empfinden bei geringster Anstrengung oder sogar im Ruhezustand Atemnot. Die fehlende Aktivität führt zur körperlichen Dekonditionierung.

Je nach Zielgruppe: Welche Aspekte sind im Rahmen eines Atemnot-Assessments wichtig?

Mit dem Wissen, dass Stress und körperliche Belastung Atemnot auslösen, muss Pflege patienten- und situationsorientiert koordiniert werden. Das subjektive Gefühl von Atemnot bei Frau Bogner ist zu respektieren. Hinweise, dass Vitalzeichen im Normbereich liegen, sind nicht zielführend. Atemnot kann durch Ruhe und Vermittlung von Sicherheit gesteuert werden. Komorbiditäten der COPD sind Depression und Angststörungen. Diese verstärken die soziale Isolation. Da Atemnot ein subjektives Symptom ist, hat die Diagnostik zum Beispiel mittels Lungenfunktionstest, bildgebender Diagnostik oder der Bestimmung der Blutgase nur begrenzte Aussagekraft. Nur die Patient:innen selbst können die Schwere der Symptome beurteilen!

Wie könnte die Behandlung der Atemnot aussehen?

Der Umgang mit Patient:innen, die unter Atemnot leiden, fordert ein besonnenes Vorgehen. Es gibt nicht-pharmakologische (NP) und pharmakologische (P) Behandlungsmöglichkeiten, die miteinander kombiniert werden können. Wenn Atemnot nur bei Belastung auftritt, überwiegen die NP, bei terminaler Atemnot überwiegen zumeist die P. Zu den NP gehören drei Hauptansatzpunkte: die Atmung selbst zu verbessern, die Gedanken und Gefühle zu beeinflussen und die körperliche Aktivität zu fördern.

Nennen Sie drei weitere konkrete Behandlungsziele und führen diese aus!

Ziel 1: Unterstützung beim Umgang mit der Erkrankung

Pflege kann Unterstützung im Umgang mit der Erkrankung bieten, indem sie Gesprächsbereitschaft signalisiert. Fragen und Information bezüglich der Therapie vermitteln Sicherheit. Tipps im Umgang mit Atemnot und das Einbeziehen des familiären Umfelds in pflegerische Tätigkeiten schaffen zusätzlich Vertrauen. Ziel ist es, das Verstehen und die Akzeptanz der Erkrankung zu fördern.

COPD ist eine chronisch progrediente Erkrankung. Sie verläuft in Phasen, wodurch eine Prognoseeinschätzung schwierig ist. Da es möglich ist, dass die Patientin längere Zeit mit den belastenden Symptomen leben wird, fällt der Umgang mit der Erkrankung umso schwerer. Bei der Akzeptanz der Situation und der Anpassung an die neuen Lebensumstände sollte Frau Bogner professionell unterstützt werden. Dazu gehört auch das Angebot des Gesprächs über das Lebensende:

- Welche Ängste beschäftigen Frau Bogner?
- Welche Vorstellung hat Frau Bogner von ihrer letzten Lebensphase?
- Vorsorgevollmacht und Patientenverfügung erstellen!

Ziel 2: Soziale Teilhabe ermöglichen

Ein weiteres Behandlungsziel ist es, Aktivität und Teilhabe zu fördern. Nach Absprache können Familie oder Freund:innen durch Besuche unterstützen. Eine weitere Möglichkeit zur sozialen Teilhabe bietet die Nutzung digitaler Medien. Da Atemnot und Kommunikation in Relation stehen, ist es wichtig, dass Besuche sowie Telefonate koordiniert werden, um eine Überforderung zu vermeiden. Da häufig Unsicherheit und Angst vor Überforderung bestehen, ist es wichtig, das Thema Versorgung – in der Häuslichkeit oder in einer Pflegeeinrichtung – mit allen Beteiligten zu thematisieren. Die Inanspruchnahme eines häuslichen Pflege- oder Palliativdienstes kann entlastend sein.

Ziel 3: Verbesserung des Nachtschlafes

Ein drittes Behandlungsziel ist die Verbesserung des Nachtschlafs. Erholsamer Schlaf ist von besonderer Bedeutung. Es muss jedoch auch Akzeptanz geschaffen werden, dass Durchschlafen nicht immer möglich ist. Als Ergänzung bieten sich Ruhephasen im Tagesverlauf an. Schlafmindernde Faktoren wie beispielsweise Angst können durch Entspannung beeinflusst werden. Pflegerische Maßnahmen, die der Entspannung dienen, z.B. eine Massage, können unterstützend wirken. Abendliche Rituale wie das Trinken von Tee schaffen ebenfalls Entspannung. In Einzelfällen kann es hilfreich sein, in aufrechter Position evtl. in einem Sessel mit Rücken- und Armlehnen zu schlafen. Ein Buch lesen oder ein Hörbuch hören, hat ebenfalls einen schlafanstoßenden Effekt.

Für wie realistisch halten Sie die im Fallbeispiel benannten Behandlungswünsche der Patientin? Begründen Sie Ihre Einschätzung!

Die positive Beeinflussung der Angstsymptomatik ist möglich. Frau Bogner muss darüber informiert werden, dass es Medikamente mit schneller und verzögerter Wirkung gibt. Die Linderung der Atemnot kann durch medikamentöse, physikalische und psychologische Maßnahmen erfolgen. Die von der Patientin erwartete Befreiung der Atemnot ist voraussichtlich nicht zu erreichen, eine Linderung oft. Im Idealfall akzeptiert Frau Bogner die Atemnot als stetige Begleiterin und sieht sie nicht als Gegner.

Entscheidend bei der Arbeit mit der Patientin ist es, realistische Behandlungsziele festzulegen. Erstrebenswert ist es, der Patientin zu vermitteln, dass sie mit der Atemnot und einer guten Lebensqualität leben lernen kann. Somit ist die Akzeptanz der Erkrankung für die Patientin ein wichtiges Behandlungsziel.

Welche Möglichkeiten sehen Sie für die Patientin, eine aktive Rolle zur Reduktion der Atemnot einzunehmen?

Im Gespräch mit dem multiprofessionellen Team und unter Einbindung der Patientin sowie der Angehörigen können vorhandene Ressourcen erkannt, genutzt und gefördert werden. Gleichzeitig kann Frau Bogner sich aktiv an der Behandlung beteiligen, Kontrolle zurückgewinnen und selbstständig Maßnahmen zur Symptomkontrolle umsetzen. Um die Dekonditionierung aufzuhalten, sollten Hilfsmittel ausgewählt werden, die sie regelmäßig einsetzen kann, um wieder Freude an Bewegung zu erfahren. Dies kann beispielsweise auch unter Sauerstofftherapie mit Hilfsmitteln wie einem Rollator erfolgen.

Die gemeinsame Erstellung eines Notfallplans mit Maßnahmen und Übungen, die allein oder mit Unterstützung von Angehörigen umgesetzt werden können, hilft, das Gefühl der Machtlosigkeit zu reduzieren. Die Mitarbeit und die aktive Rolle der Patientin ist ein entscheidender Faktor bei der Behandlung der Atemnot. Vor allem der Erfolg der nicht-medikamentösen Behandlung beruht auf ihrer Mitarbeit. Mit Unterstützung des multiprofessionellen Teams erhält sie die Möglichkeit, die eigenen Ressourcen im Akutfall effektiver einzusetzen (Sigurgeirsdottir et al. 2019).

Welche Berufsgruppen könnten sinnvoll eingebunden werden, um bestmöglich multiprofessionell an den Behandlungszielen zu arbeiten?

Das optimale Therapiekonzept sieht einen multiprofessionellen Ansatz vor. Neben der Unterstützung der Patientin durch Ärzt:innen und Pflege ist die Einbeziehung von Physio- und Atemtherapie, Psychologie und gegebenenfalls auch Logopädie empfehlenswert. So können Physiotherapeut:innen mit Anleitung zur allgemeinen Stärkung der Dekonditionierung entgegenwirken. Dies sollte im Sinne eines Pacing-Programms erfolgen, ein an die Fähigkeiten der Patient:innen angepasstes Programm mit Aktivität und Pausen. Atmungstherapie kann durch gezielte Atemübungen wie der Kontaktatmung und sekretlösenden Maßnahmen Linderung verschaffen. Psycholog:innen haben durch den Einsatz von psychoedukativen Ansätzen die Möglichkeit, die Patientin bei der Krankheitsverarbeitung zu unterstützen. Auch Selbsthilfegruppen können gegebenenfalls einen wertvollen Beitrag leisten. Wesentlich ist dabei eine Informationsvermittlung, die an die Bedürfnisse der Patient:innen angepasst ist. Durch das Verständnis für die physiologischen und pathophysiologischen Zusammenhänge werden die notwendigen Behandlungsmaßnahmen verständlich und umsetzbar (informed consent). Ebenso ist es in der Behandlung wichtig zu berücksichtigen, dass die Sichtbarkeit der Atemnot als beschämend, als selbst verursacht und sozial inakzeptabel stigmatisiert wird (Gysels & Higginson, 2008).

14.3 Zusätzliche Fragen aus spezifisch medizinischer Perspektive

Wie kann plötzliche Atemnot aus medizinischer Sicht zugeordnet werden?

Dyspnoe ist ein häufiges Symptom im Rettungsdienst und in der Notaufnahme, am Lebensende steigt die Häufigkeit zusätzlich an. Die Atemnot ist definiert als Erleben aus Interaktionen zwischen verschiedenen physiologischen, psychologischen, sozialen und Umwelt-Faktoren und ist in der Lage, physiologische Reaktionen und Verhaltensreaktionen hervorzurufen (American Thoracic Society, 1999, 2012). Viele Parameter zur Atmung sind messbar wie Atemfrequenz, Sauerstoffsättigung, BGA (Blutgasanalyse) und Lungenfunktionstest. Es besteht jedoch keine Korrelation zwischen dem Gefühl der Atemnot und den gemessenen Parametern. Daher sollten bei Verdacht auf Atemnot die Patient:innen hierzu befragt werden.

Welche klinischen Zeichen und Charakteristika sprechen für Atemnot?

Hier kommt es auf die klinische Beobachtung und den Bericht der Patient:innen an. Ist die Atemfrequenz erhöht, die Ausatmung verkürzt, »um mehr einzuatmen«, bestehen ein ängstlicher Blick oder Unruhe? Hierbei sollte beachtet werden, dass Sprechen die Atemnot noch verstärkt und bis zur Wirkung der pharmakologischen Behandlung nur die nötigsten Fragen gestellt werden, die auch mimisch beantwortet werden können.

Wie ist die bisherige medikamentöse Einstellung der Atemnot zu beurteilen? Wie kann die medikamentöse Behandlung verbessert werden?

Aus der Medikationsliste ist erkennbar, dass der Behandlungsschwerpunkt auf der Bronchospasmolyse beruht und mehrere Wirkstoffe mit gleichem Wirkprinzip parallel verabreicht werden. Sinnvoll wäre die Kombination eines beta2-Mimetikums und Anticholinergikums zur Bronchospasmolyse ggf. mit einem lokal wirksamen Cortison Präparat. Dies führt zur einfacheren Handhabung der Dosieraerosole und sollte der Patientin erklärt werden. Zur Anxiolyse eignen sich Benzodiazepine, z. B. Lorazepam. Promethazin lindert ebenfalls Unruhe- und Erregungszustände und eignet sich vor allem für die abendliche Einnahme bei Schlafstörungen. Aufgrund der langen Halbwertszeit sollte es abends nicht zu spät eingenommen werden.

Opioide lindern schnell und effizient die Atemnot und liegen in vielen verschiedenen Darreichungsformen vor. In RCTs (randomisierten klinischen Studien) wurden weder klinisch relevante Atemdepression noch Krankenhauseinweisungen berichtet. Bei opioidnaiven Patient:innen sollten bei Bedarf 1,25–2,5 mg Morphin z. B. in Tropfenform alle 30 Min. (bis 4 × täglich) verordnet werden. Für eine kontinuierliche Opioidbehandlung sollte ein lang wirksames Retardopioid gegeben werden. Der schnell wirksame Opioid-Bedarf sollte etwa 1/10 bis 1/6 der Opioid-Tagesdosis betragen.

Für COPD-Patient:innen, die häufig eine rasche Wirksamkeit des Präparates zur Behandlung der Atemnot benötigen, eignen sich die schnell wirksamen Fentanyl-Präparate, wie sie heute (off label) als Nasenspray, sublinguale oder bukkale Schmelztabletten leicht applizierbar zur Verfügung stehen.

Es besteht keine höhergradige Evidenz für den Einsatz von Benzodiazepinen bei Atemnot im Vergleich mit Placebo. Angst bei Atemnot kann durch Benzodiazepine gut gelindert werden. Eine geeignete Substanz ist Lorazepam mit einem Wirkeintritt nach 20 Min. Für den schnelleren Wirkeintritt und bei akuten Exazerbationen eignet sich Midazolam. SSRIs (Serotonin-Wiederaufnahmehemmer) wird eine potenzielle Reduktion des subjektiven Empfindens von Atemnot zugeschrieben, auch bei fehlender Angst/Depression. Die Pathophysiologie ist noch nicht geklärt, eine direkte serotonerge Modulation der Respiration in der Medulla und/oder serotonerge Modulation der kortikalen Wahrnehmung von Atemnot wird postuliert.

Bei Hypoxämie ist die Wirkung von Langzeitsauerstofftherapie belegt. Bei Normoxämie und leichter Hypoxämie ist die Wirkung nicht belegt und zeigt keine

Beschwerdelinderung im Vergleich zu Raumluft. Aufgrund der Nachteile der Sauerstofftherapie (Einschränkung der Aktivität, trockene Schleimhäute etc.) sollte diese kritisch erwogen werden.

Welche nicht-medikamentösen Maßnahmen kommen zur Linderung der Atemnot für die Patientin in Betracht?

In Phasen akuter Atemnot wird Frau Bogner nicht allein gelassen. Falls ruhiges Atmen und Sprechen nicht ausreicht, eventuell Angehörige aus dem Zimmer bitten, um die Situation zu entspannen.

Luftzufuhr durch geöffnete Fenster und Türen, (Hand-)Ventilator oder Fächer besitzen ebenfalls einen positiven Effekt auf sensorische Nervenfasern im Mund-Nasen-Lippenbereich und mildern das Empfinden der Atemnot.

Das Entfernen von engaliegender Kleidung sowie unnötigen Kissen und Decken befreit vom Engegefühl.

Lippenbremse: Die Ausatmung mit gespitzten Lippen ist eine Atemtechnik, die den Atemstrom in der Ausatmung bremst und so die Atemwege stabilisiert sowie erweitert. Gleichzeitig hilft die Lippenbremse, Sekret zu lösen und tiefere Lungenbereiche zu belüften.

Atemerleichternde Haltungen:

- Kutschersitz (Oberkörper leicht vorgebeugt, Ellenbogen auf leicht gespreizte Oberschenkel abstützen)
- Torwartstellung (Oberkörper leicht nach vorne gebeugt, Hände auf gespreizte Oberschenkel abstützen)
- Stütze (im Stehen aufrecht auf Tisch oder Fensterbank aufstützen)
- Schülersitz (umgekehrt auf Stuhl setzen, Arme und Oberkörper auf der Stuhllehne abstützen)

Über atemstimulierendes Einreiben (ASE) sowie die Kontaktatmung und Hand- oder Fußmassagen ist es möglich, die Aufmerksamkeit von der Atemnot wegzulenken.

Ätherische Öle wirken entspannend. Für die Anwendung gilt, dass diese sparsam verwendet werden, da sie ggf. Atemnot auslösen können. Die Verträglichkeit daher in Phasen ohne akute Atemnot testen.

Aktionsplan bei Atemnot

- ✓ Ich hatte diese Gefühle schon früher und weiß, dass es wieder vorbei geht.
- ✓ Ich nehme eine *angenehme Körperhaltung* ein, die mir schon früher geholfen hat (z. B. Arme auf Knie stützen und nach vorne lehnen).
- ✓ Ich nutze meinen *Handventilator*.
- ✓ Ich *konzentriere mich auf die Ausatmung* und atme aus … und aus … und aus …

- ✓ Ich muss keine Angst haben und weiß, dass ich bald wieder ruhiger und tiefer atme. Es wird gleich besser.
- ✓ Ich merke, wie die Kontrolle zurückkommt.

14.4 Zusätzliche Fragen aus spezifisch pflegefachlicher Perspektive

Welches Dyspnoe-Assessment wenden Sie an?

Entscheidend ist nicht die eingeschätzte Intensität, sondern die individuelle Wahrnehmung der Betroffenen. Sie ist multidimensional und kann sich in unterschiedlicher Form äußern. Engegefühl im Brustkorb durch mangelnde Ausdehnung, erschwerte Atmung in der Ein- und/oder Ausatmung sowie unzureichende Atmung mit erhöhter Atemarbeit sind Teilaspekte der subjektiv empfundenen Atemnot. Diese kann kontinuierlich, intermittierend oder in Form von Attacken auftreten.

Im Folgenden sind die wichtigsten Kriterien zur Beurteilung von Dyspnoe aufgelistet:

- Atemfrequenz: Normale Frequenz (ca. 16 Atemzüge/Minute), Tachypnoe (> 20 Atemzüge/Min.), Bradypnoe (< 8–12 Atemzüge/Min.)
- Atemgeräusch: in- bzw. exspiratorischer Stridor, Rasselgeräusche, einseitig abgeschwächte Geräusche
- Atemtyp: Cheyne-Stokes-Atmung, Schnappatmung, Kußmaul-Atmung, Biot-Atmung, Seufzer-Atmung
- Atemqualität/-tiefe: flache Atmung, vertiefte Atmung
- Vigilanz: wach, somnolent, soporös, komatös
- Beobachtung der Hautfarbe: rosig, blass, zyanotisch
- Beobachtung des Gesichtsausdrucks: entspannt, angespannt, ängstliche Körperhaltung, aufrecht sitzend und abgestützt mit Einbeziehung der Atemhilfsmuskulatur (Orthopnoe), nach vorne gebeugt
- Laborparameter: Anämiezeichen, Entzündungszeichen, Blutzuckerkontrollen, kapillare Blutgasanalyse (Pulsoximetrie)

Des Weiteren sind klinische Zeichen wie abgehackte Sprache, Unruhe sowie Beanspruchung der Atemhilfsmuskulatur (Schultergürtel, Bauchmuskeln), Mimik sowie Schwitzen wichtige Hinweise auf Atemnot.

Wichtig ist dabei, die Begleitumstände zu registrieren und zu dokumentieren. Die Beobachtungen im Hinblick auf auslösende oder verstärkende Handlungen sowie die Reaktion auf symptomlindernde Medikamente liefern wichtige Erkenntnisse. Sie dienen der Beurteilung der aktuellen Therapie und führen im Bedarfsfall zur Anpassung der Medikation. Atemnot, die zunächst nur unter Belastung, im Verlauf in Ruhe und beim Sprechen auftritt, ist ein Prädiktor für eine Verschlechterung des Allgemeinzustandes (Deutsche Gesellschaft für Palliativmedizin; DGP, 2014).

Die Intensität der akuten Atemnot kann im Stationsalltag sowie im ambulanten Setting durch die NRS (numerische Rating-Skala), VAS (visuelle Analogskala) VRS (verbale Ratingskala) erfasst werden.

Wie lange soll gewartet werden bis Patient:innen wegen Atemnot Medikamente nehmen oder Ärzt:innen rufen?

Es wird empfohlen, zusammen mit den Patient:innen, Angehörigen, Ärzt:in und Pflege einen individuellen Notfallplan festzulegen. Neben strukturierten Maßnahmen sollte auch das weitere Vorgehen besprochen werden, wie eine erneute Krankenhauseinweisung, Intensivpflege oder palliative Versorgung. In diesem Fall sollten Kopien von Befunden, Medikamentenplan, Kontaktdaten der Angehörigen, Vorsorgevollmacht sowie Patientenverfügung in einer gepackten Tasche bereitstehen.

Ärzt:innen sollten informiert werden, falls sich die Situation nicht beruhigt und die Patientin folgende Symptome über einen längeren Zeitraum aufweist: Tachykardie mit einer Herzfrequenz >130 Schläge pro Minute, Blutdruck >180 mm HG systolisch, Zyanose, Kaltschweißigkeit, Angst- und Paniksymptome.

Wie und wo dokumentieren Sie die Atemnot?

Zur Erfassung von Atemnot werden standardisierte Screening-Tools (s.o.) angewendet. Die Dokumentation erfolgt in der Patientenkurve, im Arztbericht sowie im Überleitungsbogen.

Welche Maßnahmen wenden Sie an, um Atemnot auslösende Situationen zu vermeiden?

Die Patientin sollte zur Einhaltung des Therapieplans (Medikamente, Inhalation) angehalten werden. Dabei unterstützt die regelmäßige Anwendung von Hilfsmitteln zur Atemtherapie, z.B. PEP-Systeme mit oszillierendem Effekt, die zur Stabilisierung der Atemwege sowie der Sekretolyse beitragen.

Pflege wird bei Frau Bogner atemsparend durchgeführt, das bedeutet, Interventionen werden zielorientiert geplant. Die Durchführung erfolgt – wenn möglich – durch zwei Pflegekräfte. Die pflegerischen und therapeutischen Maßnahmen sollten bedürfnis- und patientenorientiert an den Tagesrhythmus von Frau Bogner angepasst sein. Legen Sie regelmäßig Pausen zwischen Körperpflege, Nahrungsaufnahme sowie Physio- und Atemtherapie ein. Dyspnoe wird häufig sowohl durch Stress als auch durch körperlich belastende Situationen ausgelöst. Die frühzeitige

Gabe einer Bedarfsmedikation kann hilfreich vor Durchführung von pflegerischen/therapeutischen Maßnahmen sein.

14.5 Zusätzliche Fragen aus spezifisch psychologischer Perspektive

Welche psychischen Faktoren, Bewertungen, Gefühle, Gedanken und Verhaltensweisen wirken sich günstig auf das Erleben von Atemnot aus und welche sind eher ungünstig?

Die Psyche hat sowohl Einfluss auf das Erleben als auch auf das Verhalten bei Atemnot. Während Angst und Stress das Gefühl der Atemnot verstärken, wirken Wohlbefinden und Sicherheit dem Gefühl der Atemnot entgegen. Die Atemnot löst körperliche Veränderungen aus, die von der Patientin wahrgenommen und bewertet werden. Die Situation wird als gefährlich und potenziell lebensbedrohlich eingestuft. Als Folge entsteht Angst. Diese wiederum führt zur Fluchtreaktion. Der Sympathikus wird aktiviert. Herzfrequenz, Blutdruck und Atemfrequenz steigen, wodurch sich die Atemnot verstärkt. Frau Bogner befindet sich in einem Teufelskreis (▶ Abb. 14.1).

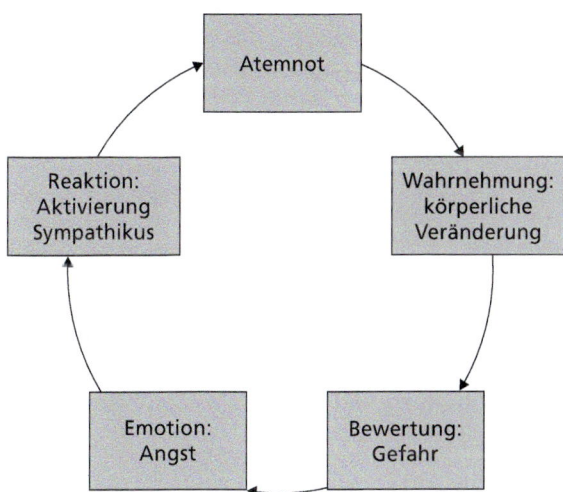

Abb. 14.1: Teufelskreis der Atemnot

In Erwartung der Atemnot befindet sich die Patientin in einem chronisch angespannten Zustand. Zudem ist sie fokussiert auf körperliche Veränderung und deren potenziell gefährliche Auswirkung. Diese Faktoren haben einen negativen Einfluss auf Frau Bogners Wahrnehmung und ihr Verhalten bei Atemnot.

Welche psychologischen Maßnahmen können eingesetzt werden, um die Wahrnehmung der Atemnot zu beeinflussen?

Um den Teufelskreis zu durchbrechen, muss die Patientin lernen, die Situation neu zu bewerten (Smith et al., 2014). Durch Psychoedukation erhält die Patientin die Möglichkeit, die bestehenden Symptome einzuordnen und zu normalisieren: Die kognitive Komponente der Angst (»Etwas Schlimmes passiert!«) und der körperlichen Erregung mit der daraus resultierenden Verstärkung der Angst werden Frau Bogner vermittelt. Im Anschluss wird die Patientin zur Selbstbeobachtung angeleitet: »Welche Ängste und Sorgen sind begründet, welche nicht?« Frau Bogner soll so Vermeidungsreaktionen erkennen und ihre Ängste einer Realitätsprüfung unterziehen (▶ Abb. 14.2).

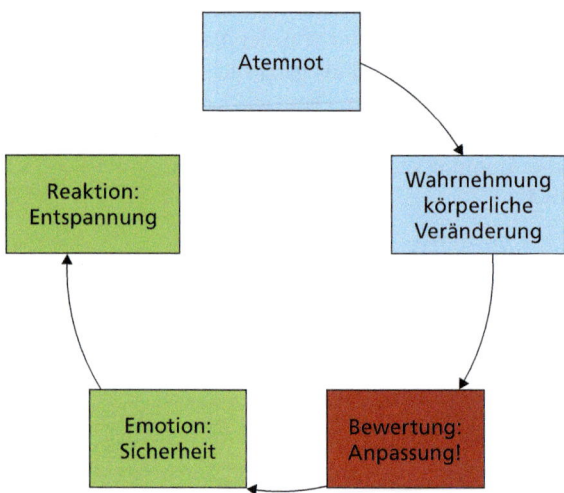

Abb. 14.2: Psychoedukative Schritte gegen Atemnot.

Welche psychologischen Maßnahmen können eingesetzt werden, um den Umgang mit der Erkrankung im Hinblick auf die Atemnot zu verbessern?

Die ressourcenorientierte Arbeit ist in diesem Fall erfolgversprechend. Die Selbstbestimmung der Patientin wird gefördert durch Einbeziehung in möglichst viele Maßnahmen. Freund:innen und Familie sind ebenfalls eine wichtige Ressource. Zu beachten ist, die Angehörigen nicht zu überfordern.

Selbstfürsorge zu fördern ist eine psychologische Maßnahme, die Frau Bogner den Umgang mit der Erkrankung erleichtern soll. Dies umfasst alles, was der Patientin guttut. Zur Aktivierung der Ressourcen gehört die Erarbeitung eines Notfallplans, so dass die Patientin im Akutfall in der Lage ist, die Kontrolle über die Situation zu behalten. Auch die strukturierte Konfrontation mit dem angstauslösenden Reiz kann hilfreich sein. Entspannungsverfahren wie die Progressive Muskelentspannung oder Übungen zur Emotionsregulation wie imaginative Übungen oder aufmerksamkeitsbasierte Verfahren sind psychologische Maßnahmen, um den Umgang mit der Atemnot und der damit verbundenen Angst zu verbessern. Die Übungen können teils mit Unterstützung des entsprechend geschulten pflegerischen Personals ausgeübt werden (Bausewein, 2016).

Literatur

Bausewein C (2016) Therapie von Atemnot, Angst und Depression bei fortgeschrittenen Lungenerkrankungen. Der Pneumologe 13: 166–173.
Leitlinien Deutschen Gesellschaft für Palliativmedizin Sektion Pflege (2014) Atemnot in der letzten Lebensphase
Sigurgeirsdottir J, Halldorsdottir S, Arnardottir RH et al. (2019) COPD patients' experiences, self-reported needs, and needs-driven strategies to cope with self-management. Int. J. Chron. Obstruct. Pulmon. Dis. 14: 1033–1043.
Smith SMS, Sonego S, Ketcheson L, Larson JL (2014) A review of the effectiveness of psychological interventions used for anxiety and depression in chronic obstructive pulmonary disease. BMJ Open Resp Res. 1: e000042.doi:10.1136/bmjresp-2014-000042

15 Hyperaktives Delir

Inge Nadenau, Manuela Rheinberg und Sascha Weber

15.1 Fallvignette

Herr Winter ist ein 84-jähriger, verheirateter, ehemaliger Techniker eines großen Unternehmens, der in wenigen Tagen seine Goldhochzeit feiern möchte. Seine Ehefrau und ihre beiden Kinder freuen sich seit Wochen auf die gemeinsame Feier. Seine Tochter lebt im Nebenhaus und der Sohn im Obergeschoss des gemeinsamen Wohnhauses. Herr Winter hat mit seinem Sohn und Schwiegersohn zusammen das eigene Haus und das Haus der Tochter selbst gebaut und ist handwerklich sehr begabt. Darauf ist die Familie stolz. Seit der Diagnosestellung des Dünndarmkrebses vor einem Monat begleitet das örtliche SAPV-Team Herrn Winter bei den initialen Symptomen Schmerz, Atemnot, Unruhe und phasenweiser Desorientierung. Eine Chemotherapie oder Bestrahlung wünschte Herr Winter nach Beratung durch seinen Onkologen nicht. Bereits zum Zeitpunkt der Diagnosestellung bestehen Lebermetastasen und eine Bauchfellmetastasierung (Peritonealkarzinose). Die Werte Selbstbestimmung und Unabhängigkeit sind Herrn Winter wichtig. Gemeinsam mit seiner Ehefrau hat er eine Patientenverfügung und Vorsorgevollmacht zu deren Gunsten erstellt. Er wünscht sich eine Begleitung bis zuletzt in seiner Häuslichkeit – den »eigenen, selbst erbauten vier Wänden bei meiner Familie«, wie er es nennt. Herr Winter ist ein gläubiger Mann und wünscht sich außerdem Beistand durch einen Seelsorger.

Nach unruhigen Nächten, in denen er wie im Fiebertraum redet, kann sich Herr Winter am nächsten Morgen nicht mehr an Unruhe erinnern, gesteht aber: »Ich habe das Gefühl, irgendwas stimmt nicht, ich verliere den Faden in Gesprächen und erinnere mich nicht mehr so gut an Namen.« Seine Frau fühlt sich zunehmend überlastet. Wegen starker Schmerzen und zunehmender Schwäche liegt Herr Winter fast durchgehend im Bett (ECOG 4). Sprechen fällt zunehmend schwer und »die Antworten sind durcheinander«, so die anwesende Tochter, und »jetzt hat er auch noch eine Lungenentzündung, japst nach Luft und isst und trinkt nicht mehr.«

Die anfangs hilfreichen Medikamente gegen Schmerzen reichen nun nicht mehr aus. Neben Metamizol 2 g über zwölf Stunden in einer Infusion über den Port werden die Schmerzmittel von Oxycodon-Tabletten auf Fentanyl TTS 25µg/h umgestellt. Wegen massiver Verdauungsbeschwerden werden jeden Tag abführende Maßnahmen ergänzt. Herr Winter zeigt immer wieder auf seinen Bauch und beklagt Schmerzen. Kurz wirksame Opioide helfen kaum. Verschiedene Medikamente wie Benzodiazepine und Antipsychotika gegen Unruhe und

»nächtliche Wanderungen« – wie die Ehefrau es nennt – bringen nur kurze Linderungen. Zuletzt entscheidet die Familie, die Goldhochzeit vorzuverlegen, um das »letzte gemeinsame Fest« mit allen zu feiern. Am Ende verstirbt er in seinen »selbstgebauten vier Wänden« im Kreis seiner Familie.

15.2 Multiprofessionelle Lösungsansätze

Welche Gefühle löst diese Fallgeschichte bei den An- und Zugehörigen aus?

Die Begleitung von Patient:innen mit Delir in einer palliativen Situation stellt sowohl für das multiprofessionelle Team als auch für die An- und Zugehörigen eine Herausforderung dar. Ein Mensch, der in seiner Wahrnehmung, seinem Denken und seinem Handeln »ver-rückt«, in seiner emotionalen Empfindsamkeit sehr intensiv, verletzlich und intuitiv wahrnehmend ist, kann bei allen Versorgenden Angst, Unsicherheit, Überforderung, Erschöpfung, evtl. sogar Ärger und Wut auslösen.

Erich Schützendorf beschreibt das »Meer der Ver-rücktheit« als eine hilfreiche Metapher für die Lebenssituation eines Menschen im Delir am Lebensende. Das dort beschriebene *Festland* entspricht unserer Normalität mit ihren Regeln, Strukturen, Vereinbarungen, Sprache und Werten.

Das *Meer* sind die Wahrnehmung und die Empfindungen in der Welt der *ver-rückten* Menschen.

Um in diesem Bild zu bleiben: Wir versuchen in der Begleitung, diese Menschen wieder auf das Festland zu holen. Wir gehen mit Booten auf das Wasser, werfen ihnen »Rettungsringe« zu, versuchen, sie wieder zu uns in das Boot zu holen. Wir, die Pflegenden und Versorgenden, müssen dafür das Boot verlassen. Wir müssen schwimmen (lernen), damit die Begleitung gelingen kann.

Was ist ein Delir und wie häufig tritt es bei Patient:Innen am Ende des Lebens auf?

Im Unterschied zur Verwirrtheit als formale Denkstörung und einem möglichen Teil-Symptom eines Delirs ist ein Delir selbst als Syndrom durch Störungen in verschiedenen Kategorien charakterisiert. Delire beginnen plötzlich, fluktuieren in ihrer Symptomatik und Ausprägung im Tagesverlauf. Oft liest sich in der Dokumentation, dass der Betroffene über Tag schläft und nachts hellwach ist. Neben dieser Störung der zirkadianen Rhythmik mit verschobenem Tag-Nacht-Rhythmus kann eine emotionale Labilität in Form von Gereiztheit, Weinen, Aggressivität und anderen starken und wechselnden Gefühlsausbrüchen stehen. Personen mit einem Delir sind häufig motorisch unruhig oder zittern. Man beobachtet auch vegetative Symptome wie vermehrtes Schwitzen, Herzrasen, Fieber oder Blutdruckentgleisungen. Auch eine verstärkte Schmerzwahrnehmung kann auftreten, sodass es leicht zu Überdosierungen von Schmerzmitteln kommen kann und sich in der Folge das Delir verschlimmert. Der insgesamt fluktuierende Verlauf geht häufig mit wechselnden Phasen von Wachheit und tiefer Schläfrigkeit sowie einer reduzierten Aufmerksamkeit und Konzentration einher. Gedächtnisstörungen und Desorientiertheit sind häufig die ersten Symptome, die auffallen. Betroffene Personen berichten regelmäßig von Dingen, die nur sie sehen oder hören. Zu diesen optischen oder akustischen Halluzinationen können auch Empfindungsstörungen auf der Haut kommen (taktile Halluzinationen).

Symptome von Verwirrtheit und Desorientiertheit sind häufige Symptome am Lebensende. Delire und die damit verbundenen Symptome sind typische Phänomene der Sterbephase und treten bei ca. acht von zehn Patient:innen auf einer Palliativstation auf. Bei einem Drittel der Patient:innen besteht das Delir bereits bei Aufnahme auf eine Palliativstation, bei zwei Dritteln entwickelt sich ein Delir im Laufe der Behandlung auf einer Palliativstation (Watt et al., 2019).

Grundsätzlich sind Delire reversibel, jedoch gilt dies nicht immer für die Delire am Lebensende. Die vollständige Erholung nach einem Delir dauert oft Wochen. Somit liegt der Behandlungsfokus am Lebensende und besonders in der Sterbephase auf Symptomlinderung und Begleitung, wenn eine Erholung vom Delir als unrealistisches Ziel erscheint. Delire und die damit verbundenen Veränderungen sind mit einer großen Belastung für An- und Zugehörige sowie die Behandlungsteams verbunden.

Wie erkennen Sie frühzeitig Verwirrung und ein mögliches Delir in der palliativen Situation (Delir-Assessment)?

Ein weitverbreitetes Testinstrument zur Feststellung eines Delirs ist die *Confusion Assessment Method* (CAM), eine kurze Checkliste, die alle relevanten Symptomkategorien abfragt und auch für den Einsatz auf Palliativstationen in Deutsch zur Verfügung steht. Ein weiteres, kurzes Testverfahren mit einer hohen Diagnosesicherheit ist die sog. *Single Question in Delirium* (SQiD). Die SQiD besteht aus einer einzigen Frage und bezieht die Menschen ein, die den Betroffenen am besten kennen – die An- und Zugehörigen. Wird die SQiD »*Haben Sie das Gefühl, dass ihr Angehöriger [Patientenname] in letzter Zeit verwirrt ist?*« mit »Nein« beantwortet, kann man mit einer großen Sicherheit ein Delir als Diagnose ausschließen (Bush et al., 2017; Sands et al., 2021).

Nennen Sie drei konkrete Behandlungsziele!

Ziel 1: Eine Begleitung und Versorgung von Herrn Winter in der eigenen Häuslichkeit zu ermöglichen und zu gestalten

Im Unterschied zur institutionellen Versorgung bringen schwerkranke Menschen das eigene Zuhause mit Sicherheit, Geborgenheit aber auch mit dem Empfinden von Normalität in Verbindung. Um eine Versorgung in der eigenen Häuslichkeit aufzubauen, braucht es ein belastbares Case Management und ein multidisziplinäres Helfersystem, welches aus einem ambulanten Palliativpflegedienst, einer fachärztlichen (z. B. Allgemeinmedizin) und palliativmedizinischen Versorgung, einem ambulanten Hospizdienst, Seelsorger:in und hauswirtschaftlichem Dienst zusammengesetzt sein kann. Dabei sind folgende Aspekte zu beachten und zu regeln: bestmögliche Teilhabe für die Patient:innen am Alltagsgeschehen und Familienleben, Entlastungsphasen für die Angehörigen schaffen, Koordination der Zusammenarbeit der unterschiedlichen Dienste bis hin zu einer Notfallplanung.

Ziel 2: Auftretende Episoden von Schmerzzuständen und Desorientierung behandeln

Herr Winter hat sich gegen eine Chemotherapie oder weitere Diagnostik entschieden. Die weitere Behandlung konzentriert sich auf die belastenden Symptome – in diesem Fall starke Schmerzen und Schwäche, innere Unruhe bis hin zu örtlicher und situativer Desorientierung.

Auch bei diesem Behandlungsziel geht es darum, den multiprofessionellen Blick in die weitere Versorgung einfließen zu lassen. »Das physische Erleben von Symptomen und emotionale Begleiterscheinungen sind untrennbar miteinander verbunden. Das Erleben von Schmerzen ist davon abhängig, wie der Schmerz interpretiert wird und welche Bedeutung ihm beigemessen wird« (Chochinov, 2017, S. 31).

Aus der psychosozialen Perspektive kann das Delir eine psychische Bewältigungsstrategie der existenziellen Situation sein, aus der medizinischen Perspektive ein Symptom der Erkrankung oder Begleiterscheinung der Medikation. Die spirituelle Perspektive deutet ein Delir u. U. dahingehend, dass ein Mensch aus »unserer« Lebenswelt bereits einen Blick in den kommenden »Raum« wirft – also ein Stück weiter auf seinem Weg *ver-rückt* ist.

Ziel 3: Unterstützung der Angehörigen und Zugehörigen in der Situation und bei der Auseinandersetzung mit dem bevorstehenden Abschied

Hier ist es wichtig, immer wieder das Gespräch mit den Angehörigen zu suchen, ein Ohr zu haben sowohl für ihre Überforderung als auch für ihre Empfindungen wie Wut, Angst oder Trauer. Zentral ist es hierbei, darauf zu achten, dass Ausgleich und Pausen von der Versorgung eine wichtige Ressource für die Angehörigen bedeutet, um die Wegstrecke bis zum Schluss zu schaffen. Die Persönlichkeitsveränderung von Herrn Winter ist für die An- und Zugehörigen häufig schwer anzunehmen. Wichtig zu wissen ist, dass die Persönlichkeitsveränderung Teil der Erkrankung ist und Herr Winter keinen Einfluss darauf nehmen kann.

Wie könnte die Behandlung aussehen und welche Aspekte sind vor allem im ambulanten Setting wichtig?

Im ambulanten Setting sind An- und Zugehörige im Gegensatz zum stationären Setting die unmittelbaren Ansprechpartner:innen vor Ort in der Versorgung. Feste Bezugspersonen in der Begleitung sind wichtig und können Halt und Struktur geben. Zu den Stützen zählen enge pflegerische und ärztliche Besuchsintervalle Tag und Nacht. Es werden Strategien bei Krisen erläutert. Bereits zu Beginn der Begleitung ist es wichtig, den An- und Zugehörigen mögliche Symptome zu erläutern, damit bei der Abfrage der Symptomlinderung alle Beteiligten vom gleichen Symptom sprechen. Bei der Klärung der Symptombegriffe ist eine intensive Beratung Voraussetzung, so etwa die Aufklärung darüber, welche Reaktionen und Handlungen bei Menschen mit Delir typisch sind, wie z. B. Unruhe, Angst oder Bewusstseinsstörungen. Die medikamentöse Therapie ist zu besprechen und jeweils der Situation anzupassen (Notfallplanung). Nicht-medikamentöse Behandlungsmöglichkeiten können von An- und Zugehörigen nach Anleitung übernommen werden (Musik, Aromapflege, Massagen, Lagerungen).

Welche Grenzen sehen Sie für das Team und die Begleitung von Personen mit Delir am Ende des Lebens?

Unsicherheit besteht häufig bezüglich folgender Punkte, die in dieser Situation nicht mehr selbst mit den Patient:innen besprochen werden können:

- Was nimmt die Patient:in wahr?
- Muss die Verwirrtheit behandelt werden und für wen – für die Patient:in oder die Angehörigen? Und wenn, wie?
- Wie kann der Lebensraum der Patient:in gestaltet werden, damit diese sich aufgehoben fühlen?
- Wie lässt sich eine würdebewahrende Beziehung gestalten?

15.3 Zusätzliche Fragen aus spezifisch medizinischer Perspektive

Wie helfen die Anamnese und die klinische Untersuchung in der Klärung der Diagnose Delir?

Eine ausführliche Befragung der Ehefrau wäre wichtig, um die Fluktuation der Symptome im Tagesverlauf und den zeitlichen Verlauf des Delirs zu verstehen. Eine Demenz wäre durch das langsame, über Monate hinweg schleichende Auftreten von Vergesslichkeit und Desorientierung von einem Delir abzugrenzen, welches plötzlich über Stunden bis Tage hin auftritt. Außerdem wäre eine Fluktuation des Bewusstseins ebenfalls typischer für ein Delir als für eine Demenz. Bei Herrn Winter fällt eine Aufmerksamkeitsstörung auf, die ebenfalls typischer für ein Delir als für eine Demenz ist. Mögliche Wahnvorstellungen oder Halluzinationen sind beim Delir ebenfalls fluktuierend, anders als bei einer Psychose, die durch das dauerhafte Bestehen von Wahnvorstellungen oder Halluzinationen gekennzeichnet ist. In der klinischen Untersuchung können Tremor, Zittern oder Muskelzuckungen (Myoklonien) oder eine veränderte Schmerzwahrnehmung neben einem Delir auf eine Medikamentenüberdosierung (bspw. von Opioiden) hindeuten.

Zwei grundsätzliche Mechanismen sind in der Entstehung eines Delirs bekannt. Bei Deliren – außer dem Entzugsdelir – geht man von einem Mangel des Neurotransmitters Acetylcholin und einem Übergewicht an Dopamin im Gehirn aus. Im Gegensatz hierzu ist das Entzugsdelir durch einen Mangel an GABA (γ-Aminobuttersäure), einem hemmenden Neurotransmitter, gekennzeichnet und Bedarf folglich einer abweichenden Behandlungsstrategie. Im Aufnahmegespräch sollte jede Patient:in daher nach Alkoholkonsum und einer möglichen Abhängigkeit von anderen Substanzen befragt werden.

Nennen Sie typische Ursachen eines Delirs in der palliativen Situation! Welche Risikofaktoren und mögliche Ursachen sehen Sie bei Herrn Winter?

In ▶ Tab. 15.1 sind typische Ursachen und mögliche Differenzialdiagnosen zusammengefasst. In der palliativen Situation am Ende des Lebens hat sich eine rationale und gleichzeitige Begrenzung der Diagnostik als ratsamer Weg für Betroffene ergeben, um unnötige Belastungen zu vermeiden.

Tab. 15.1: Auslöser, mögliche Differenzialdiagnosen und Beispiele für Delir-Ursachen; ZNS = Zentrales Nervensystem; COPD = chronisch obstruktive Lungenerkrankung

Auslöser	Beispiele/Differenzialdiagnosen
Infektionen	Pneumonie, Harnwegsinfekte, Enzephalitis, Meningitis
Entzug	Alkohol, Benzodiazepine und Z-Substanzen (bspw.: Zopiclon)
Akute metabolische Störungen	Elektrolytverschiebungen, Leber- oder Nierenversagen
Trauma/Operation	Postoperativ, Kopfverletzungen nach Stürzen
ZNS	Hirninfarkt, Hirnblutung, Hirnmetastasen oder Hirntumore, epileptische Anfälle, (atypische) Parkinson-Syndrome
Hypoxie (Sauerstoffmangel)	Anämie, Herzinsuffizienz, COPD, Lungenembolie
Mangelzustände	Vitaminmangel durch Tumorkachexie (Vitamin B12, Folsäure, Thiamin)

Tab. 15.1: Auslöser, mögliche Differenzialdiagnosen und Beispiele für Delir-Ursachen; ZNS = Zentrales Nervensystem; COPD = chronisch obstruktive Lungenerkrankung – Fortsetzung

Auslöser	Beispiele/Differenzialdiagnosen
Endokrine Störungen	Schilddrüsenüber- oder -unterfunktion, Hypo- oder Hyperglykämie, Hormon-produzierende Tumore (insbesondere Lungentumore oder der Nebennierenrinde)
Akute vaskuläre Ereignisse	Schock, Vaskulitis, hypertensive Entgleisung
Substanz(-abhängigkeit), Medikamente	Alkohol, Anticholinergika, Antibiotika (insbesondere Fluorchinolone wie Levo- oder Ciprofloxacin), Opiate und deren Metabolite (insbesondere im Rahmen von Leber- und Niereninsuffizienz)
Schwermetalle	Arsen-, Blei-, Quecksilbervergiftungen

Herr Winter wird von seinen An- und Zugehörigen als unruhig beschrieben – phasenweise desorientiert, sprachgestört, vor sich hinsprechend und mit verschobenem Tag-/Nachtrhythmus. Darüber hinaus ist bekannt, dass es Lebermetastasen bei Herrn Winter gibt, die Stoffwechselprozesse und den Medikamentenabbau einschränken sowie eine Schluckstörung, die zu Mangelernährung und Flüssigkeitsmangel führen könnte. Im Verlauf tritt eine Pneumonie auf und Herr Winter beklagt immer wieder starke Schmerzen. Zusammenfassend scheint die Diagnose eines Delirs bei Herrn Winter zuzutreffen.

Wie gehen Sie in der Behandlung eines Delirs vor?

Gerade in der palliativen Situation am Lebensende ist es, wie im Fall von Herrn Winter, häufig eine komplexe Vermischung von gleich mehreren Auslösern (metastasierter Tumor mit Anämie, Atemnot, Dehydratation, Mangelernährung und eine Pneumonie).

Zu den *allgemeinen prophylaktischen Maßnahmen* zählen Ruhe und die Möglichkeit zur (Re-)Orientierung mit Kalendern oder z. B. einer Uhr. Sensorische Defizite können mit einer Brille oder einem Hörgerät ausgeglichen werden. Ein vertrautes Umfeld bildet für den Betroffenen einen sicheren Rahmen. Körperliche Aktivität, auch die passive Mobilisation durch eine Physiotherapeut:in oder Angehörige, beugen einem Delir vor. Die Reduktion von Medikamenten erscheint in der letzten Lebensphase sinnvoll, um unerwünschte Wirkungen zu vermeiden. Basale Bedürfnisse wie Stuhl- oder Harndrang oder deren Verhalt können zu Anspannung und Unruhe führen. Zusammenfassend lindern vor allem das Einbeziehen von An- und Zugehörigen und die einfühlsame Begleitung durch die Behandler:innen die Belastung und können zur Entspannung der Situation führen (Bannon et al., 2019; Siddiqi et al., 2016).

Welche medikamentösen Maßnahmen kennen Sie zur Behandlung eines Delirs?

Eine medikamentöse Behandlung verkürzt nicht die Dauer des Delirs, sondern lindert die bestehenden und belastenden Symptome. Eine prophylaktische Medikation ist daher nicht empfohlen. Antipsychotika sind die erste Wahl zur Behandlung eines Delirs und wirken als Dopamin-Antagonisten. Haloperidol ist ein stark wirksames Antipsychotikum für die symptomatische Behandlung einer Plussymptomatik (z. B. Halluzinationen, Wahnvorstellungen). Antipsychotika wirken jedoch nicht nur an Dopamin-Rezeptoren, sondern auch an Rezeptoren, die eine Sedierung oder Blutdruckschwankungen (Orthostase) verursachen können. Typische unerwünschte Wirkungen von Antipsychotika können außerdem Bewegungsstörungen (extrapyramidale Störungen) sein. Typisch verwendete Antipsychotika sind neben Haloperidol (oral und off-label subkutan), Levomepromazin (oral, off-label subkutan), Risperidon (oral), Quetiapin (oral) oder Olanzapin (oral). Benzodiazepine wie Lorazepam oder Midazolam können Mittel der Wahl bei Ängsten, starker Unruhe oder in der finalen Phase, nicht jedoch regelhaft bei mobilen, deliranten Patient:innen sein. Benzodiazepine haben neben dem gewünschten Effekt einer Sedierung eine Amnesie und Muskelrelaxation zur Folge, die das Risiko von Desorientierung und Stürzen erhöht. Antipsychotika sollten im Vergleich zu Benzodiazepinen daher zunächst immer Mittel der 1. Wahl in der medikamentösen Behandlung des Delirs sein (Irwin et al., 2013; Perrar et al., 2013; Gaertner et al., 2019).

15.4 Zusätzliche Fragen aus spezifisch pflegefachlicher Perspektive

Welche nichtmedikamentösen Maßnahmen zur Behandlung von Verwirrung und Delir kennen Sie?

Neben der Orientierungslosigkeit tritt bei einem Delir häufig Angst auf. Dann suchen Betroffene oft die Nähe zu den Menschen, die gerade bei ihnen sind. Mit leichten Hand-, Kopf- und Fußmassagen kann das Gefühl der Geborgenheit und Sicherheit verstärkt werden. Dabei ist es wichtig, dass die Berührungen klar und eindeutig sind, das heißt: die Hand auf eine bestimmte Stelle legen und durch leichten Druck das Zeichen setzen: »Ich bin hier«. Das wohlwollende Streicheln am Unterarm zum Beispiel löst mitunter eine nicht zuzuordnende Reizüberflutung aus und die Unruhe wird verstärkt. Der Geruchssinn wirkt sich direkt auf die Gefühlsstimmung und die Befindlichkeit aus. Beim Einsatz von reinen ätherischen Ölen der Aromapflege werden Lavendel, Bergamotte und Melisse eine beruhigende Wirkung zugesprochen (Mertel & Bublitz, 2017) (▶ Tab. 15.2).

Tab. 15.2: Ätherische Öle in der Palliativpflege (modifiziert nach Mertel & Bublitz, 2017).

Anwendung	Ätherisches Öl	Emulgator
Beruhigende Waschung	2–4 Tropfen Lavendelöl	2–4 Teelöffel Honig, Sahne oder Milch
Guten ruhigen Schlaf	4 Tropfen Bergamotte 1 Tropfen Sandelholz 1 Tropfen Rosengeranie	Mischung für die Duftlampe oder Duftsteine
Entspannungsöl	1 Tropfen Rose 10 % 4 Tropfen Lavendel 2 Tropfen Sandholz	50 ml Basisöl (Jojobaöl oder Mandelöl)

Ob Musik und/oder Hörbücher beziehungsweise Vorlesen eingesetzt wird, um Orientierung und Ruhe zu vermitteln, ergibt sich aus den Gewohnheiten und Vorlieben der Betroffenen. (Haus-)Tiere, die immer zu den Patient:innen gehört haben, können weiterhin in der Nähe bleiben. Bei Betroffenen, die besonders nachts aktiv sind, kann es helfen, den eigenen Körper mit seinen Grenzen zu spüren. Die Körperwahrnehmung wird dann unterstützt durch das Anmodellieren einer Decke an den liegenden Körper (»Nest bauen«). Alles, was guttut, ist richtig und alles, was Abwehr auslöst, ist zu vermeiden. Darüber hinaus ist es wichtig zu wissen, dass Patient:innen im Delir ihre natürlichen Grundbedürfnisse wie Hunger, Durst und Toilettendrang nicht immer adäquat mitteilen können. Durch den Einsatz von basaler Stimulation wird Herr Winter in allen pflegerischen und betreuerischen Aktivitäten selbstbestimmend kommunikativ gefördert und seine Sinne werden stimuliert.

Welche Alternativen können Sie dem Patienten und seiner Familie anbieten?

Im ambulanten Setting sind es meistens die Partner:innen, die ohne Auszeit die Pflege und Betreuung übernehmen. Auf diese Weise kommt die Pflegeperson schnell an ihre Grenzen. Stundenweise Entlastung kann ein ambulanter Hospizdienst durch den Besuch von Ehrenamtlichen, die Aufnahme auf eine Palliativstation oder die Unterbringung in einer Kurzzeitpflege oder dauerhaft in einem Hospiz bieten.

Welches sind Ihre Koordinierungsaufgaben?

Bestenfalls bilden alle an der Versorgung beteiligten Akteur:innen ein Netzwerk. Hilfestellungen bei Anträgen der Pflegeversicherung oder Krankenkassenleistungen oder bei der Hilfsmittelorganisation können ebenfalls Unterstützung sein. Ein allen zugänglicher Notfallplan sollte verfasst werden, um in Krisensituationen aktiv reagieren zu können. Wenn Medikamente nicht mehr oral verabreicht werden können, ist es wichtig, den Notfallplan entsprechend anzupassen. Eine Möglichkeit besteht darin, die Familie in der Verabreichung von bereits vorbereiteten Spritzen über einen vorab gelegten Zugang miteinzubeziehen. Ebenso muss es für die Familie Möglichkeiten geben, Tag und Nacht die ärztliche und pflegerische Bereitschaft zu erreichen.

15.5 Zusätzliche Fragen aus spezifisch psychosozialer Perspektive

Welchen Einfluss hat die Diagnose Delir auf Herrn Winters Familie und auf die Mitglieder im multiprofessionellen Behandlungsteam?

Die Diagnose geht einher mit dem Verlust von Autonomie und Selbstwirksamkeit, aber auch mit dem Verlust von Würde und Identität. Die Ehefrau und die Kinder kommen in die Rolle der Versorgenden. Die Traurigkeit infolge der Wahrnehmung, einen geliebten Menschen zu verlieren, eventuell Unverständnis darüber »warum muss uns das jetzt passieren«, aber auch Hoffnung, diese letzte Lebensphase gemeinsam zu meistern, beeinflussen das Miteinander, aber auch jeden einzelnen persönlich.

Gleichzeitig ist es wichtig, auf die Belastungsgrenze im Behandlungsteam zu achten. Im Rahmen von Fallbesprechungen und Supervisionen ist es gut möglich, gemeinsame Handlungsstrategien zu erarbeiten und sich gegenseitig zu entlasten.

Welche Konzepte vereinfachen die Kontaktaufnahme und Beziehungsgestaltung bei Persönlichkeitsveränderung durch eine fortgeschrittene Erkrankung?

Kitwood prägt den Begriff des »Personseins« als zentrale Kategorie im zwischenmenschlichen Miteinander (Kitwood et al., 2019; Kitwood, 1997): »Es ist ein Stand und Status, der dem einzelnen Menschen im Kontext von Beziehung und sozialem Sein von anderen verliehen wird« (Kitwood, 1997, S. 27). Dies umfasst die Anerkennung, den Respekt und das Vertrauen in die ganze Person. Es ist die Haltung, mit der die Beziehung und der Kontakt zu einer in Wahrnehmung und Bewusstsein verrückten Person gestaltet sein sollte. Diese Haltung der ungebundenen Zugewandtheit und das Einlassen auf die konkrete Situation ermöglichen, Beziehung aufzunehmen und aufrecht zu erhalten – unabhängig von dem, was die Patient:in tut oder sagt.

Literatur

Bannon L, McGaughey J, Verghis R et al. (2019) The effectiveness of non-pharmacological interventions in reducing the incidence and duration of delirium in critically ill patients: a systematic review and meta-analysis. Intensive care medicine 45 (1), S. 1–12. DOI: 10.1007/s00134-018-5452-x.

Bush SH Tierney S, Lawlor PG (2017) Clinical Assessment and Management of Delirium in the Palliative Care Setting. Drugs 77 (15), S. 1623–1643. DOI: 10.1007/s40265-017-0804-3.

Chochinov HM (2017) Würdezentrierte Therapie. Was bleibt – Erinnerungen am Ende des Lebens. Göttingen, Bristol, CT, U.S.A.: Vandenhoeck & Ruprecht.

Gaertner J, Eychmueller S, Leyhe T et al. (2019) Benzodiazepines and/or neuroleptics for the treatment of delirium in palliative care? – a critical appraisal of recent randomized controlled trials. Annals of palliative medicine. DOI: 10.21037/apm.2019.03.06.

Irwin SA, Pirrello RD, Hirst JM et al. (2013) Clarifying delirium management: practical, evidenced-based, expert recommendations for clinical practice. J Palliat Med 16 (4), S. 423–435. DOI: 10.1089/jpm.2012.0319.

Kitwood T (1997) Demenz, der personenzentrierte Ansatz im Umgang mit verwirrten Menschen. Hans Huber Verlag.

Kitwood TM, Herrmann M, Müller-Hergl C et al. (2019) Demenz. Der person-zentrierte Ansatz im Umgang mit verwirrten Menschen. 8., ergänzte Auflage. Bern: Hogrefe.

Mertel M, Bublitz M (2017) Wohlbefinden mit ätherischen Ölen in der palliativen Pflege. Hrsg. v. Hospiz- und Palliativ-Verein Gütersloh. Online verfügbar unter: https://www.hospiz-und-palliativmedizin.de/wp-content/uploads/2020/01/Aroma_Web.pdf (geprüft am 10.03.2021)

Perrar KM, Golla H, Voltz R (2013) Medikamentöse Behandlung des Delirs bei Palliativpatienten. Der Schmerz 27 (2), S. 190–198. DOI: 10.1007/s00482-013-1293-2.

Sands MB, Sharma S, Carpenter L et al. (2021) SQiD, the Single Question in Delirium; can a single question help clinicians to detect delirium in hospitalised cancer patients?« running heading Single Question in Delirium (Bcan-D-20-01665). BMC Cancer 21 (1), S. 75. DOI: 10.1186/s12885-020-07504-x.

Siddiqi N, Harrison JK, Clegg A et al. (2016) Interventions for preventing delirium in hospitalised non-ICU patients. The Cochrane database of systematic reviews 3, Cd005563. DOI: 10.1002/14651858.CD005563.pub3.

Watt CL, Momoli F, Ansari MT et al. (2019) The incidence and prevalence of delirium across palliative care settings: A systematic review. Palliative Medicine 33 (8), S. 865–877. DOI: 10.1177/0269216319854944.

16 Umgang mit Todeswünschen

Susanne Kiepke-Ziemes, Michael Nehls und Thomas Sitte

Vorbemerkung

Der komplexe Hintergrund des Themas »Umgang mit Todeswünschen« liegt mitten im Handlungsfeld von Palliative Care und erfordert eine geschulte, erfahrene und zugleich reflektierte Gesprächskompetenz sowie eine Expertise in den Handlungsoptionen von Krankheitsverläufen, um das multidimensionale Geschehen zu verstehen und individuelle Lösungsansätze zu entwickeln. Ein solches Vorgehen schützt nicht nur Patient:innen selbst und deren An- und Zugehörige, sondern auch das multiprofessionelle Behandlungsteam. Todeswünsche sind oft von Ambivalenz gekennzeichnet, noch einmal wieder besser leben zu können oder in anderen Momenten am liebsten sofort zu sterben.

Bis auf seltene Ausnahmen kann ein Palliativteam Lösungsmöglichkeiten anbieten, die das Leiden lindern können, so dass ein Todeswunsch in den Hintergrund tritt. Dabei wird die Bedeutung verschiedener Begriffe wie aktive oder passive Sterbehilfe, assistierter Suizid, freiwilliger Verzicht auf Essen und Trinken oder palliative Sedierungstherapie immer wieder fehlgedeutet. Speziell die Assistenz beim Suizid ist keine ärztliche Aufgabe, auch nicht in der Palliativversorgung, die sich mehrheitlich als Alternative und an der Seite der Suizidprävention sieht. Gleichwohl hält das Bundesverfassungsgericht 2020 fest, dass Patient:innen das Recht auf eine Selbsttötung zusteht und ebenso das Recht, hierzu Beihilfe in Anspruch zu nehmen.

16.1 Fallvignette

Marita Müller ist 36 Jahre alt. Sie ist gelernte medizinisch-technische Fachangestellte und verheiratet mit Martin Müller, einem Biologielehrer. Frau Müller war bis zum Mutterschutz in einer Universitätsklinik im Labor beschäftigt. Danach konnte sie nicht mehr arbeiten. Ihre Tochter Melina ist neun Jahre alt. Sie leben gemeinsam in einer eigenen Doppelhaushälfte auf dem Land mit großem Garten, die ihnen Maritas Eltern Eva und Gerd, die in der anderen Haushälfte leben, bezahlt haben. Kurz nach der Geburt des Kindes erhielt sie die Diagnose eines Osteosarkoms. Vor acht Jahren musste ihr linker Unterschenkel deswegen amputiert werden und sie wurde prothetisch versorgt. Es folgten Bestrahlungen, Chemo-, Antikörpertherapien, weitere Operationen und vieles mehr. Das Therapieziel war für die Familie immer ganz klar: die Heilung.

Frau Müller wollte ihre Tochter aufwachsen sehen. Obwohl für die junge Mutter auf ihren ausdrücklichen Wunsch hin alle Optionen ausgeschöpft wurden, waren Remissionen immer nur von kurzer Dauer. Es kam insbesondere zu Metastasen der Lunge und im Bereich des muskuloskelettalen Systems.

Beim Besuch des neu hinzugezogenen Palliativteams ist Frau Müller massiv in ihren Aktivitäten des täglichen Lebens eingeschränkt. Die Tochter Melina konnte sie nur in den ersten zwei Jahren zwischen den Therapien etwas (mit)versorgen. Im Wesentlichen übernahm die Großmutter diese Verantwortung. Trotz aller guten Beziehungen und Verständnis für die Nöte untereinander nehmen die familiären Spannungen zu. Seit einem halben Jahr ist Frau Müller kaum noch belastbar. Sie kann nun mit dem Rollator noch knapp 100 Meter gehen. Durch die Lungenmetastasen besteht ein chronischer Husten mit Blutbeimengungen. Hier droht auch der Einbruch in große Gefäße mit dem Risiko der Gefäßverlegung oder einer massiven Blutung in die Atemwege. Die Knochen- und Weichteilmetastasen behindern beim Sitzen und beim Liegen. Hautmetastasen exulzerieren und stinken.

Neben den Metastasen quält Frau Müller besonders die Müdigkeit, zunehmende Schwäche und Hilfsbedürftigkeit. Sie ist bei einer Körpergröße von 172 cm auf 36 kg abgemagert. Dazu kommen Dauerschmerzen, die analgetisch mit geringen Nebenwirkungen recht gut eingestellt werden konnten und immer wieder einschießende Bewegungsschmerzen, die ihr und der Familie große Angst machen. Auch der blutige Husten belastet, steigt doch dadurch die Angst vor einer möglichen terminalen Erstickung.

Beim letzten Besuch des Palliativteams hat Frau Müller nun erstmals angesprochen, dass für sie die Grenze des Erträglichen erreicht ist. »Ich beginne bei lebendigem Leib und klarem Bewusstsein zu verfaulen. Wenn ich einen Blutsturz bekomme, will ich nicht an meinem eigenen Blut ertrinken. Was Melina alles miterleben muss, das macht es für mich noch schlimmer. Ach, wäre doch nur schon alles vorbei!«, klagt sie.

16.2 Multiprofessionelle Lösungsansätze

Welche Gefühle/Gedanken löst diese Fallvignette in Ihnen aus?

Frau Müller steckt in einer sehr schweren Situation. Sie sagt, dass sie sterben will. Das lässt uns überlegen, ob sie das sagt, weil sie aus dieser schweren Situation heraus und wieder ein Leben mit mehr Normalität führen will, oder ob sie wirklich sterben will. In beiden Fällen ist es wichtig, mit ihr darüber zu reden. Das Gespräch wird wahrscheinlich intensiv und vielleicht auch schmerzhaft sein. Manchmal gibt es

Krankheiten, bei denen der Tod eine bessere Option als das Leben ist (Sitte et al., 2015). In solchen Fällen könnte Frau Müller Hilfe brauchen, um ihren Sterbewunsch umzusetzen. Das könnte bedeuten, dass sie eine Assistenz beim Suizid in Anspruch nimmt oder dass ihr alternative Möglichkeiten aufgezeigt werden, wie zum Beispiel eine Palliativversorgung, um bis zum Schluss ein würdevolles Leben zu führen. Wenn Menschen in so einer schwierigen Situation sind, wollen sie und ihre Familie nicht noch mehr leiden. Als Mitarbeiter:in eines Palliativteams ist es dabei wichtig, im Gespräch zu bleiben, um die entstehende Trauer, die Gefühle von Ohnmacht oder Verzweiflung nicht zu verstärken. Die verzweifelte Äußerung einer Lebensverkürzung kann im ersten Moment erschrecken. Zugleich ist es eine Chance, sich in offener Auseinandersetzung mit dem Wunsch in ein Gespräch zu begeben, in dessen Verlauf alternative Wege aufgezeigt werden können. Es ist auch wichtig zu klären, wie die Behandelnden mit verschiedenen Meinungen innerhalb des Palliativteams umgehen, wenn es um solche Gespräche geht.

Wer sollte wie auf die Bitte um Lebensverkürzung reagieren?

Todeswünsche sind angesichts des existenziellen Leids vieler Patient:innen nachvollziehbar und kommen in der Palliativversorgung immer wieder vor. Sie können gleichwohl neben dem geäußerten Lebenswillen stehen, und daher sind immer beide Parameter zu erfassen. Palliative Care bietet insbesondere durch eine Einbindung in eine spezialisierte ambulante Palliativversorgung die Möglichkeit, Leiden zuhause zu lindern und speziell mit der Technik der palliativen Sedierung das Leid am Lebensende zu nehmen, wenn Symptome bestehen, die auf eine Behandlung nicht mehr ausreichend ansprechen. Es ist daher in jedem Fall ratsam, offen ins Gespräch zu gehen und – wo es sinnvoll und möglich ist – die Angehörigen mit einzubeziehen (S3-Leitlinie Palliativmedizin für Menschen mit nicht heilbarer Krebserkrankung). Dies verlangt ein sehr hohes Maß an Gesprächskompetenz. Für die Palliativversorger sind die wirksamsten Instrumente eine offene Haltung, eine geschulte und reflektierte Kommunikationskompetenz sowie das Wissen um Krankheitsverläufe. Damit kann dem besonderen Ausdruck von existenzieller Not ein Rahmen geboten werden, der es ermöglicht, gemeinsam Lösungen zu erarbeiten. Jedes Mitglied eines Palliativteams sollte auf die Äußerung von Todeswünschen auf dieser Grundlage reagieren können.

Welches Dilemma lösen Todeswünsche aus? Gedankliche Zwickmühlen auflösen

Die Äußerung Frau Müllers, nicht mehr leben zu wollen, scheint auf den ersten Blick klar und verständlich. Wie und was genau sie mit diesem Gedanken verbindet, ist nicht differenziert. Dazu bedarf es ein genaues Erfragen der Erwartungen und Ziele (Auftragsklärung), die Frau Müller und gegebenenfalls andere Auftraggeber an diese Beratung haben. Auftragsklärung ist Bestandteil jeder »guten« Beratung, orientiert sich an ethischen Grundsätzen und fachlichen Standards. Der systemische Beratungsansatz mit seinen Konzepten von Achtung und Wertschätzung, Zusammenarbeit auf Augenhöhe, Respekt unterschiedlicher Sichtweisen, Kontext- und Lösungsorientierung erscheint im Arbeitsfeld von Palliative Care besonders geeignet (Kiepke-Ziemes et al., 2013). Dieser Ansatz, der den Menschen im Kontext des Verhaltens der wichtigen Interaktionspartner betrachtet, bezieht sowohl die An- und Zugehörigen als auch die am Versorgungssystem Beteiligten mit ein. »Palliative Care« ist per Definition ein familienintegrierender, biopsychosozialer Ansatz. Medizinisch-pflegerische, psychologische, sozialarbeiterische und spirituelle Arbeit agieren im Zusammenspiel mit den Bedarfen der Patient:in und ihrer Familie.

Wie kann dem geäußerten Todeswunsch im multiprofessionellen Team begegnet werden?

Zunächst müssen die Beteiligten solche Fragen zulassen, ganz gleich, wie sie persönlich dazu stehen. Palliativversorgende sollten für ein Gesprächsklima bereit sein, in dem alle Ängste und Probleme ausgesprochen werden können. Unausgesprochenes könnte sonst die psychischen wie auch körperlichen Symptome überlagern und eine Behandlung massiv behindern.

Frau Müller möchte *so* nicht mehr leben. Beim ernsthaften, freiverantwortlich gefassten Sterbewunsch ist damit oft gemeint: »Doktor, bitte gib mir eine Spritze!« Dieses Vorgehen wird als »Tötung auf Verlangen« bezeichnet und ist nach § 216 Strafgesetzbuch in Deutschland verboten. Im Unterschied hierzu ist in Deutschland ein assistierter Suizid erlaubt (Schütz et al., 2019). Mit dem 2015 beschlossenen § 217 war ein geschäftsmäßiger assistierter Suizid bis zum Urteil des Bundesverfassungsgerichts von 2020 vorübergehend verboten. Seither haben sich auch in Deutschland Sterbehilfevereine gegründet oder ihre Arbeit fortgeführt. Dabei kann nach dem Urteil und Umsetzung im Standesrecht der Ärztekammern von Ärzt:innen keine Beihilfe zum Suizid eingefordert werden. Eine Assistenz beim Suizid ist keine ärztliche Tätigkeit, sondern nur nach freier Gewissensentscheidung anzubieten. Prinzipiell kann bis zu einer Neu-Regulierung des § 217 StGB nach geltender Rechtslage jeder Mensch Frau Müller bei einer Selbsttötung straffrei unterstützen. Der Umgang mit dieser Rechtslage ist unter beteiligten Fachgesellschaften und Expert:innen-Gruppen ebenfalls ambivalent. Während viele Medizinethiker in Deutschland mit Blick auf die Selbstbestimmung des Einzelnen das Konzept des assistierten Suizids vor dem Hintergrund der Autonomie begrüßen, steht die ganz überwiegende Mehrheit der Palliativmediziner:innen mit den teamorientierten Angeboten der Palliative Care auf der Seite der Suizidprävention.

Es kann sehr hilfreich sein, den Betroffenen die oberhalb beschriebene Gesetzeslage darzustellen und offen und ehrlich zu beschreiben, was ein Team zur Unterstützung zu leisten bereit ist. Die meisten multiprofessionellen Palliativteams bieten heute eine palliative Sedierung am Lebensende an. Zugleich würden viele von diesen Teams auf Wunsch des Patienten dann keine künstliche Ernährung beginnen oder eine bereits begonnene nicht fortführen.

Wenn es um den sogenannten »freiwilligen Verzicht auf Essen und Trinken« (FVET) geht, den die Deutsche Gesellschaft für Palliativmedizin als eine eigenständige Kategorie im Bereich der Hilfe beim Sterben sieht, so kann dieser doch trotz einiger Gemeinsamkeiten von einem Suizid oder einer passiven Sterbehilfe (»Sterben zulassen«) unterschieden werden. Insbesondere ist es ein großer Unterschied, ob der FVET im Rahmen einer fortgeschrittenen Grunderkrankung in Todesnähe erfolgt oder vielmehr aus relativer Gesundheit heraus. Das »Sterben zulassen« als weiterer Ansatz entspricht dabei einem Verzicht auf lebensverlängernde Maßnahmen – ein medizinethisch wie auch juristisch unproblematisches Vorgehen am Lebensende. Für die multiprofessionellen Teams in der Palliativversorgung ist es wichtig, sich intern sehr sorgfältig auf alle anzubietenden Maßnahmen abzustimmen, damit Teams auch in schwierigen Begleitungen eng zusammenstehen und nicht durch interne Probleme zusätzlich belastet werden.

Wie kann das Geschehen im Team besprochen/bearbeitet/verarbeitet werden?

Wenn die Patientin es erlaubt, sollten die Teammitglieder über den Todeswunsch und ihre damit verbundenen Gedanken informiert werden. Dann sollten mit dem Team in einer systematisch strukturierten Reflexion offene Fragen und Gefühle besprochen werden.

Im Team gibt es wie üblich das ganze Spektrum an Reaktionen, von vollkommener Ablehnung (»Sie braucht Antidepressiva!«) bis zum absoluten Verständnis (»Wenn sie es will, helfe ich ihr!«). Nach so einer ersten Sitzung kommt es zu vielen kleinen und großen Gesprächen innerhalb der Gruppe. Dabei ist es wichtig zu beachten, dass die entstehende Teamdynamik Sprengkraft besitzen kann. Es mag Teammitglieder geben, die auch einen assistierten Suizid durchführen würden, während andere Teammitglieder dann nicht länger Teil eines solchen Teams sein möchten.

Persönliche Haltungen müssen akzeptiert werden. Wichtig ist es, dass ein Gruppenkonsens darüber besteht, wie mit solchen Wünschen umgegangen wird, ob es hierzu eine klare Anweisung für die Gruppe zum gemeinsamen oder individuellen Handeln gibt oder es den Einzelnen freigestellt ist, nach ihrem Gewissen zu handeln. Keinesfalls darf ein Mitglied in die Situation gedrängt werden, gegen das eigene Gewissen handeln zu müssen.

16.3 Fragen aus spezifischer Perspektive der sozialen Arbeit

Welche Form der Kommunikation über den Todeswunsch wird gewünscht?

Am Beispiel von Frau Müller ist ein Familiengespräch aufgrund der Fragestellung angeraten. Sie wünscht sich eine öffnende Kommunikation und bittet um Unterstützung informativer als auch prozessorientierter Art.

16 Umgang mit Todeswünschen

Für einen Überblick über die familienanamnestischen Angaben und als Team-Kommunikations-Instrument eignet sich der Einsatz eines Genogramms (▶ Abb. 16.1).

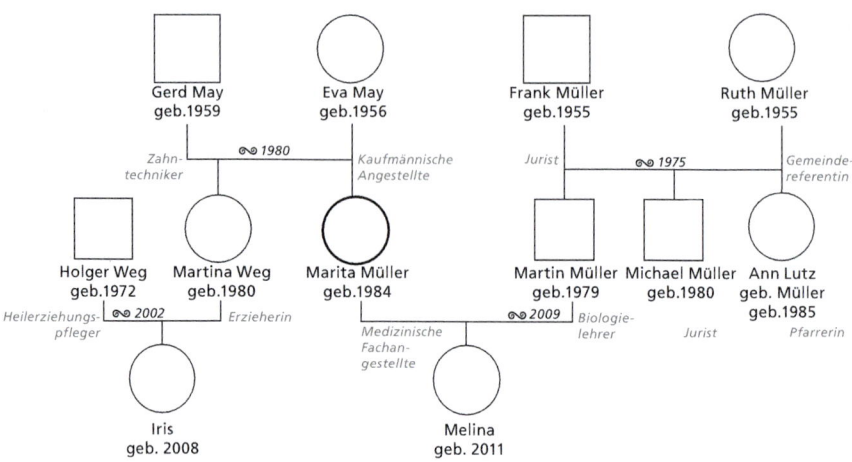

Abb. 16.1: Fiktives Genogramm

Das Genogramm kann als Bestandteil des Dokumentationssystems als multiprofessionelles Instrument genutzt werden. Die Netzwerkkarte erweitert den Adressatenkreis auf Freunde, Nachbarn etc. (Gramm & Kiepke-Ziemes, 2019; siehe zu näheren Erläuterungen auch DGP-Erläuterung – Patientenumfeld).

Beim Familiengespräch ist es empfehlenswert, in Abstimmung mit Frau Müller, die wesentlichen Beteiligten einzuladen, Ziele, Moderation und Zeitrahmen (dieser sollte 45 Min. nicht überschreiten) zu bestimmen. Allparteilichkeit im Sinne von Interesse und Wert- und Personenneutralität bilden die Grundhaltung eines solchen Gespräches.

Was half, was hilft und was könnte helfen, um die Familie zu unterstützen?

Trotz der langen palliativen Begleitung war für Frau Müller und ihre Familie bisher das Therapieziel »Heilung« der Motor aller Entscheidungen. Dieser Weg wurde von allen Familienmitgliedern mitgetragen. Mit der Therapiezieländerung fällt nicht nur die Zukunft »Heilung« weg, sondern neue Fragen zu Abschied, Trennung, Tod und Todeswunsch, Verlust der Selbstständigkeit und damit verbunden auch Versorgung, Pflege und palliative Behandlung stehen im Raum. Der enge Kreis der Zugehörigen erweitert sich auf ein multiprofessionelles Versorgungsteam. Familienmedizinische Interventionen bei Angehörigen von Schwerstkranken fokussieren unterschiedliche Zielebenen:

- unmittelbare Entlastung, Abbau von Schuldgefühlen
- Respektieren von Abwehrmechanismen

- Förderung der familiären Kohärenz und Unterstützungsfunktion
- Veränderung dysfunktionaler Verarbeitungs- und Interaktionsmuster
- patientenbezogene Kooperation von Expert:innen aus dem medizinischen, dem psychosozialen und dem nichtmedizinischen Bereich durch interdisziplinäre Behandlungsteams (McDaniel et al., 1997)

Die palliative Handlungsoption ist in diesem Falle die des »Dialogermöglichers« (Helm Stierlin, deutscher Psychiater, Psychoanalytiker und Systemischer Familientherapeut). Die Erfahrung offener Kommunikation verbindet sich für die Betroffenen mit einem Erleben sozialer Unterstützung, geringerer Ängstlichkeit, Ungewissheit und Depression und einem höheren Maß an eigenen Kontrollüberzeugungen und Selbstbewusstsein (Geigges, 2014).

Wie erleben Ehemann und Tochter die Situation, was erwarten sie?

Der Ehemann von Frau Müller ist beim ersten Gespräch nicht anwesend. Den meisten Patient:innen fällt es deutlich leichter, solche Wünsche auszusprechen, wenn kein anderer dabei ist. Auch wenn ein Team Hausbesuche meist zu zweit macht, wird ein Todeswunsch oft leichter im vertraulichen Dialog geäußert. Im ersten Gespräch wird angeboten, in Ruhe auch den Ehepartner in die Wünsche und Ängste einzuweihen, das ginge mit Moderation leichter.

In einem weiteren Gespräch könnte ein hierin ausreichend erfahrenes Teammitglied das Gespräch moderieren und zugleich müssen alle medizinisch-pflegerischen Fachfragen beantwortet werden. Nach Möglichkeit sollte sich dann zugleich eine weitere Person in dieser Zeit angemessen mit der 9-jährigen Tochter beschäftigen. Mit so jungen Kindern sollte das Thema Todeswunsch nicht vom Team aus thematisiert werden, Fragen sollten aber beantwortet werden.

Herr Müller reagiert auf die Mitteilung des Todeswunsches der Patientin mit einer Mischung aus völliger Überraschung bis hin zu tiefer emotionaler Abwehr. Hier ist, besonders wenn zuvor keine ähnlichen Gedanken geäußert worden sind, das ganze Spektrum an Gefühlen möglich.

Auf jeden Fall bietet das »2 + 2« Setting der Gesprächssituation gute Möglichkeiten, um diese Gefühle aufzufangen. Patient:innen wie Frau Müller sollte eine verlässliche Partnerperson zur Seite stehen, wie auch den gesprächsführenden Behandelnden, damit diese das eigene Verhalten reflektieren können.

In erster Linie erwartet der Ehemann eine Unterstützung vom Team, dem Todeswunsch nicht nachzugeben. Beim offenen Nachfragen ist dann aber die Zusage der Hilfe wesentlich wichtiger, dass es nicht zu von Frau Müller als unerträglich leidvoll empfundenen Situationen kommen wird.

16.4 Frage aus spezifisch psychologischer Perspektive

Wie können Krisen in solchen Situationen verarbeitet werden?

Eine schwere Erkrankung ist im Leben der Betroffenen und ihrer Angehörigen ein krisenhaft erlebter Prozess. Das individuelle Krankheitserleben, insbesondere in Verbindung mit existenziellen Fragen, erfordert ein stetiges Verarbeiten von Belastungssituationen. Die individuellen Belastungen sind im Gespräch auszuloten. Diesen Belastungen sollte im Palliative-Care-Team kompetenz- und professionsorientiert begegnet werden. In Anlehnung an Harrer (1995) lassen sich Belastungen in folgende Ebenen kategorisieren:

Körperliche Anforderungen und Belastungen

- Symptomlast wie z. B.: Schwäche, Schmerz, Atemnot etc.
- Beschwerden durch Diagnostik und Therapie
- Funktionseinschränkungen oder -änderungen einzelner Organe

Psychische Anforderungen und Belastungen

- Störungen des emotionalen Gleichgewichts durch innere und äußere Bedrohungen
- Bestehende Gefühle werden verstärkt oder treten neu auf (z. B.: Angst, Depression, Trauer, Hilf- und Hoffnungslosigkeit)
- Psychische Belastbarkeit ist herabgesetzt
- Veränderungen im Wahrnehmen und Denken (z. B. Reduzierung auf die Erkrankung betreffende Inhalte)
- Primär oder sekundär, gehirnorganisch bedingte Veränderungen der Psyche

Veränderungen in der Einstellung zu sich selbst und zum eigenen Körper

- Ungewissheit über den zukünftigen Krankheitsverlauf
- Lebensgestaltung und Lebensplanung verändert sich
- Verlust von Autonomie, Abhängigkeiten entstehen (Ärzte, Pflege, Medikamente, Maschinen etc.)
- Selbstzweifel, Lebenszweifel, Lebensmüdigkeit
- Individuelle Werte-Hierarchie
- Veränderungen der Körperwahrnehmung (z. B. Organverlust, Amputation, entstellende Wunden, Anus praeter etc.)
- Kontrollverlust (z. B. Körperfunktionen betreffend, sedierende Wirkung von Medikamenten etc.)

Veränderungen in den Beziehungen im sozialen Umfeld

- Eigene, innegehabte Rolle in Familie, im Freundeskreis und/oder im Beruf kann nicht mehr entsprochen werden
- Erleben von Verlust (z.B. Arbeit, Scheidung, auch Freunde durch sozialen Rückzug)
- Kommunikationspannen (nicht darüber sprechen z.B. durch Unsicherheiten auf allen Seiten, Verständnislosigkeit, Missverstehen, Kommunikationsbarrieren bis hin zur Isolation)

Erforderliche Anpassung an neue Situationen

- Neue Umgebung (z.B. Krankenhaus)
- Neue Bezugspersonen (z.B. medizinisches Personal)
- Anpassen an neue Verhaltensregeln, Werte und eine neue Fachsprache
- Veränderung der finanziellen Verhältnisse

Bedrohung des Lebens

- Angst vor Sterben und Tod
- Auseinandersetzung mit der Frage, wie die Angehörigen mit bzw. nach dem Tod zurechtkommen

16.5 Fragen aus spezifisch medizinischer Teamsicht

Wie könnte es nach dem Versterben der Patientin mit dem Kind und der Familie insgesamt weitergehen – verschiedene Szenarien?

Szenario 1

Die Patientin entscheidet sich für einen assistierten Suizid: Das Team kann die Anfrage zum assistierten Suizid ablehnen, an einen Sterbehilfeverein verweisen oder selbst einen assistierten Suizid anbieten, wenn dies durch die internen Gegebenheiten im versorgenden Setting abgedeckt ist. Alle diese Entscheidungen sollten sehr gut im Rahmen von Teamprozessen abgestimmt sein und jeden Mitarbeitenden mitnehmen. Das Anbieten von einer Assistenz beim Suizid durch ein Palliativteam kann nicht als ärztliche Tätigkeit eingefordert werden, sondern bleibt eine Gewissensentscheidung der Behandelnden, die diese aber mit ihrer ärztlichen Erfahrung und ihren Kenntnissen umsetzen.

In der Fallvignette ist eine minderjährige Tochter in der Familie direkt mit einem Todeswunsch der fürsorgepflichtigen Mutter konfrontiert. Um die Tragfähigkeit einer Entscheidung zum Suizid in Bezug auf die Lebensperspektive und Belastungen der Tochter zu hinterfragen, ist eine tiefgreifende Gesprächsführung mit der vom Todeswunsch betroffenen Mutter anzustreben. Kinder, die von elterlichem Suizid betroffen sind, haben ein erheblich höheres Risiko für einen späteren eigenen Suizid sowie für das Ausbilden verschiedener psychischer Störungen, die sich auch in Depressionen, Beziehungsverunsicherung (Vertrauensverlust in die Verlässlichkeit anderer) und in Selbstverunsicherung äußern können. Die Herausforderung hierbei ist es, eine informierte Entscheidung anzustreben, ohne eine moralisierende Debatte zu führen. Der Todeswunsch, der in diesem Szenario durch Suizid bzw. assistierten Suizid in eine Umsetzung gebracht werden könnte, sollte am besten unter Einbindung einer Kinder- und Jugendpsycholog:in reflektiert werden, wo dies möglich ist. Das Vorhandensein eines Familienbegleitdienstes, die teils im Kontext eines Kinderhospizdienstes angeboten werden, können ebenso eine entscheidende Unterstützung darstellen. Aus dieser Reflexion wären die Unterstützungsmöglichkeiten abzuleiten. Auf jeden Fall wird es in der Familie mit ihren einzelnen Mitgliedern darum gehen, möglicherweise ganz unterschiedliche Haltungen zusammenzuführen oder deren Nicht-Zusammenführbarkeit anzuerkennen. Sofern das Palliativteam die Durchführung eines assistierten Suizids ablehnt, wäre dennoch eine weitere Palliativversorgung hilfreich.

Szenario 2

Die Patientin entscheidet sich für eine Palliativversorgung ohne assistierten Suizid. Die Palliativversorgung für Frau Müller und ihre Familie läuft weiter. Die Not der Patientin sollte dabei in wiederholten Gesprächen auch mit der Familie anerkannt werden, ebenso die Ambivalenz vieler Situationen, in denen Betroffene Todeswünsche vortragen. Bei nicht mehr ausreichend zu lindernden Symptomen kann am Lebensende eine palliative Sedierung durchgeführt werden (Alt-Epping et al., 2010).

16.6 Frage aus spezifisch medizin- und sozialethischer Perspektive

Würde man diese Fallvignette im Rahmen einer mobilen bzw. ambulanten medizinethischen Fallberatung vorgestellt bekommen, so könnte sich folgende weitere Frage stellen, die ggf. mit der möglichen Option zur weiteren Besprechung und Bearbeitung in das Palliativteam zurückgegeben wird:

Welche Unterstützungsformen können der Familie angeboten werden?

1. Die vorhandenen Angebote, insbesondere der ambulanten Hospizdienste, bestehen aus hauptamtlichen koordinierenden Fachkräften und freiwillig engagierten Mitarbeitenden, die die Familien meist mit Gesprächen in der Verarbeitung von Sterben, Tod und Trauer begleiten.
2. Familienbegleitdienste, die teils im Kontext eines Kinderhospizdienstes angeboten werden, stehen den Familien beratend und begleitend zur Verfügung und fokussieren dabei auf die Belange des Kindes.
3. Psychoonkologische Dienste leisten psychologische Unterstützung und sind spezialisiert auf die Zusammenhänge zwischen psychischem Befinden, Krebsentstehung und Erkrankungsverlauf.
4. Palliativpsycholog:innen, Sozialarbeiter:innen und Familientherapeut:innen unterstützen das gesamte Familiensystem im Krankheitsprozess, bei der Entscheidungsfindung, bei der Entwicklung lösungs- und ressourcenorientierter Strategien und Gesprächsführung sowie zur Stärkung und Förderung von Ressourcen, Würde und Lebenssinn.

Literatur

Alt-Epping B, Sitte T, Nauck F, Radbruch L (2010) Sedierung in der Palliativmedizin – Leitlinie für den Einsatz sedierender Maßnahmen in der Palliativversorgung; Z Palliativmedizin, 112–22

Deutsche Gesellschaft für Palliativmedizin, Sektion Soziale Arbeit, Sektion Psychologie (2013): https://www.dgpalliativmedizin.de/images/stories/Patientenumfeld_Anleitung_kurz_DGP.pdf (Zugriff am 16.02.2019)

Gramm J, Kiepke-Ziemes S (2019) Der Einsatz des Genogramms in der Palliativversorgung Psychotherapie im Alter, Themenheft »Intergenerationelle Beziehungen«. Gießen: Psychosozial Verlag.

Harrer M (1995) Krankheitsverarbeitung (Coping). In: Frischenschlager O, Hexel M, Kantner-Rumplmair W, Ringler M, Söllner W, Wisiak UV (Hrsg.) Lehrbuch der Psychosozialen Medizin. Wien: Springer. https://doi.org/10.1007/978-3-7091-6602-4_35

Kiepke-Ziemes S, Waldhausen H, Rotthaus W, (2013) Entwicklung und Evaluation eines Weiterbildungscurriculums für Pflegefachkräfte zur systemischen Beraterin für Schwerstkranke und deren Zugehörige Viersen: Eigenverlag

17 Das Überbringen schlechter Nachrichten

Frank Elsner, Luise Elster und Constanze Steinhusen

17.1 Fallvignette

Die 20-jährige Frau Petersen befindet sich im letzten Jahr ihrer Ausbildung zur kaufmännischen Angestellten im Einzelhandel, als sie im August die Diagnose eines malignen Melanoms (Tumordicke 4,4 mm) am linken Ohr erhält. Sie pausiert ihre Ausbildung und begibt sich in medizinische Behandlung. Nach chirurgischer Entfernung tritt das Melanom im Oktober des Folgejahres erneut am linken Ohr auf. Es erfolgt eine Ohramputation und Neck-Dissection mit anschließender Bestrahlung.

Zwei Monate später wird Frau Petersen mit Rückenschmerzen, Übelkeit, Erbrechen, Obstipation, Dysurie und eingeschränkter Vigilanz in ein Krankenhaus aufgenommen. Es wird eine Hyperkalzämie bei multiplen Metastasen des Melanoms in verschiedenen Knochenpartien, der Lunge, der Leber und im Peritoneum festgestellt. Schnell wird deutlich, dass eine kurative Behandlung der Erkrankung nicht mehr möglich ist.

Das behandelnde Team von Ärzt:innen, Pflegfachpersonen und einer Psychologin geht davon aus, dass Frau Petersen nur noch eine begrenzte Lebenszeit von wenigen Monaten hat. Nach konsiliarischer Klärung, auch im Rahmen einer Tumorkonferenz, werden weitere kausale Therapieansätzen, wie Chemo- und Immuntherapie sowie Bestrahlung, als nicht mehr zielführend eingeschätzt. Um Frau Petersen die Situation zu schildern, wird ein Gesprächstermin mit ihr und ihrer Mutter als enger Bezugsperson festgelegt. Es herrscht Einigkeit im Team, dass der Schwerpunkt im Kontakt mit der Patientin auf dem Angebot einer ehrlichen Besprechung der Prognose liegen sollte.

Das Gespräch wird vom behandelnden Chefarzt und Onkologen Dr. Wallner eröffnet, der sich zunächst Orientierung über den Informationsstand der beiden Gesprächspartnerinnen verschafft. Weitestgehend scheinen beide die Situation realistisch zu erfassen. Frau Petersen wirkt jedoch zunehmend gereizt: »Immer wieder kommt etwas Neues dazu. Irgendwann muss doch mal Schluss sein!« Es wird deutlich, dass die Patientin nur mit der klaren Perspektive eines Heilungserfolgs bereit ist, weiteren Therapien zuzustimmen. Mit Äußerungen wie »Stellt den Sarg schon mal bereit!« oder »Da habe ich dann noch zehn Jahre, wenn überhaupt« signalisiert Frau Petersen Unsicherheiten bezüglich ihrer selbst empfundenen Krankheitsprognose. Dr. Wallner verweist jedoch wiederholt auf ihr junges Alter und hält sie dazu an, zu kämpfen. Obwohl es keinen Hinweis auf einen möglichen Behandlungserfolg gibt, fordert Dr. Wallner Frau Petersen auf,

Therapiemaßnahmen zuzustimmen, die er nicht näher definiert: »Nicht zu kämpfen halte ich in Ihrem Alter für eine unerträgliche Entscheidung. Sie sollten eher kämpfend untergehen.« Frau Petersen macht wiederum unmissverständlich klar, dass sie nicht für eine aussichtslose Sache kämpfen möchte: »Ich möchte nicht von einer Behandlung zur nächsten leben und mich immer nur schonen müssen. Wofür bin ich überhaupt geboren?«

Zunehmend entgleitet dem Arzt die Gesprächsführung. Ohne klare Perspektive endet das Gespräch damit, dass Frau Petersen verzweifelt und scheinbar trotzig einer Therapie zustimmt, die im Gespräch letztlich niemals klar definiert worden ist. Kurze Zeit nach dem Gespräch zieht Frau Petersen jedoch jegliche Zustimmung zu weiteren kausalen Therapieansätzen zurück. Sie verstirbt vier Wochen nach diesem Gespräch.

17.2 Multiprofessionelle Lösungsansätze

Was löst diese Fallgeschichte in Ihnen aus?

Im ▶ Kapitel 6 »*Schmerzen erkennen und behandeln*« wurde auf die Relevanz der Wahrnehmung und Reflexion der eigenen Gefühle für die Behandlung hingewiesen. Das Überbringen schlechter Nachrichten erfordert nicht nur gute Kommunikationsfähigkeiten, sondern ist auch emotional herausfordernd. Schon in Vorbereitung auf ein solches Gespräch sollte sich die gesprächsführende Person darüber klar werden, welche eigenen Themen vom Gesprächsinhalt berührt werden. Sich selbst gut zu kennen, erleichtert den empathischen Kontakt im Gespräch. So werden z. B. auftretende Gefühle nicht fälschlicherweise auf die Patient:innen projiziert. Auch der interdisziplinäre Austausch vor und nach dem Gespräch ist bereichernd und hilft dabei, die eigene Sichtweise um andere Perspektiven zu erweitern.

Reflexionsfragen:

- Was löst das Leid anderer in mir aus? Empfinde ich Ohnmacht, Trauer oder Wut? Wie gehe ich damit um? Wie finde ich Hoffnung?
- Wie rede ich über Dinge, die unangenehm oder emotional herausfordernd sind?
- Wie reagiere ich auf eigene Krisen, wie auf Krisen anderer?
- Welche Strategien der Krisenbewältigung nutze ich, welche empfehle ich anderen?

Wie bewerten Sie die Belastungen der einzelnen Gesprächsteilnehmenden?

Wenn eine schwierige Nachricht übermittelt werden muss, ist das sowohl für die Patient:innen und deren Angehörige als auch für die Behandelnden eine Belastung.

Für Frau Petersen und ihre Mutter beginnt im Gespräch eine schrittweise Annäherung an eine neue Wirklichkeit (Leitlinienprogramm Onkologie, 2020). Sie müssen die Informationen aufnehmen, verstehen und verarbeiten. Gleichzeitig drängt sich die Frage auf, welche Auswirkungen diese Informationen auf das eigene Leben haben werden. Frau Petersen macht ihre Überforderung mit den Ereignissen der letzten Monate (»Immer wieder kommt etwas Neues dazu«) und auch ihre Unsicherheit bezüglich der Prognose (»Stellt den Sarg schon mal bereit«) deutlich. Gleichzeitig wird die Auseinandersetzung dadurch erschwert, dass Dr. Wallner klare und direkte Aussagen zu Situation und Prognose vermeidet.

Auch Dr. Wallner als gesprächsführender Arzt ist durch das Gespräch auf verschiedenen Ebenen beansprucht. Er bemüht sich, die Informationen verständlich und angemessen zu vermitteln. Gleichzeitig scheinen ihn das junge Alter der Patientin und die fehlenden Therapiemöglichkeiten zu belasten (»Nicht zu kämpfen halte ich in Ihrem Alter für eine unerträgliche Entscheidung«).

Glauben Sie, dass der beschriebene Gesprächsverlauf auch in Ihrer Arbeitsumgebung so ablaufen könnte?

Wenn man eine Behandlungs- oder Gesprächssituation, die misslungen erscheint, von außen als unbeteiligte Person wahrnimmt, so mag sich schnell der Impuls auftun, dass dies im eigenen Umfeld so nicht passieren könnte. Geht man aber nur nach der theoretischen Möglichkeit, dass ein Gespräch so wie dargestellt verlaufen kann, so beurteilt und beantwortet man diese Frage vorsichtiger und differenzierter. Elemente des Gesprächs sind dann auch in der eigenen, vertrauten beruflichen Umgebung denkbar. Vielleicht fantasiert man sogar, welchen Kolleg:innen man ein solches Gesprächsverhalten am ehesten zutrauen würde, bzw. in welchen Situationen wir selbst der Verführung unterliegen, die unfassbare Realität einer aussichtslosen Prognose im direkten Gespräch gemeinsam mit den Patient:innen zu verleugnen. Schnell bewegen wir uns dann im Bereich von Vorurteilen. Diese entstehen oft in einem ersten Affekt. Da ein Affekt akut nur schwer steuerbar ist, ist es an dieser Stelle wichtig, diesen als solchen zu realisieren und zu reflektieren. Dieses Überdenken kann den Schlüssel zum Vermeiden eigener kommunikativer Schwierigkeiten darstellen.

Was glauben Sie, hat den Gesprächsverlauf positiv beeinflusst?

Das dargestellte Gespräch zeigt kaum positive Einflussfaktoren. Das Gespräch wird vom behandelnden Onkologen eröffnet, der sich zunächst Orientierung über den Informationsstand der beiden Gesprächspartnerinnen verschafft. Dies ist grundsätzlich zu unterstützen und entspricht im Wesentlichen dem Buchstaben P für

Patientenwissen im SPIKES-Modell (▶ Abb. 17.1). Dieses Modell bietet eine Richtschnur für das Überbringen schlechter Nachrichten.

Wenn auch kaum mess- oder belegbar, so kann man das grundsätzliche, vehemente Engagement Dr. Wallners, das sich beispielsweise in dem Satz »Nicht zu kämpfen halte ich in Ihrem Alter für eine unerträgliche Entscheidung« offenbart, in seiner Abstraktion (er kümmert sich, er ist besorgt) positiv bewerten, nicht aber in seiner konkreten Wort- bzw. Bildwahl.

Situation	Geeigneten Gesprächsrahmen schaffen: möglichst ungestört, Anwesenheit Angehöriger ermöglichen, zeitlichen Rahmen klarstellen.
Patientenwissen	Wahrnehmung der Patient:innen erfragen: ermöglicht Klärung von Missverständnissen und Anpassung der Informationen an deren Wissen.
Informationsbedarf	Den aktuellen Informationsbedarf der Patient:innen ermitteln.
Kenntnisvermittlung	Wissensvermittlung: an die subjektive Wirklichkeit anknüpfen; Sprache, Tempo und Informationsdichte anpassen; knappe und klare Aussagen.
Emotionen	Emotionen wahrnehmen, ansprechen und empathisch auf sie eingehen.
Strategie	Konsequenzen und Alternativen für die Zukunft besprechen (wenn Patient:innen dafür bereit sind) und das Gespräch zusammenfassen.

Abb. 17.1: SPIKES-Modell

Was glauben Sie, hat den Gesprächsverlauf negativ beeinflusst?

Dr. Wallner ist nicht in der Lage, einen persönlichen und einfühlsamen Kontakt zu Frau Petersen aufzubauen. Meta-Themen wie Spiritualität, Lebensqualität und Prognose werden, ohne als solche benannt zu werden, zum Teil mehrfach von Frau Petersen eingeführt. Spiritualität als Frage nach der Sinnhaftigkeit des eigenen Seins wird von Frau Petersen durch die Äußerung »Wofür bin ich überhaupt geboren?« angesprochen. Lebensqualität als Konzept wird von ihr durch Aussprüche adressiert wie »Immer wieder kommt etwas Neues dazu. Irgendwann muss doch mal Schluss sein!« oder auch »Ich möchte nicht von einer Behandlung zur nächsten leben und mich immer nur schonen müssen.« Zuletzt spricht Frau Petersen mit Aussagen wie »Stellt den Sarg schon mal bereit!« oder »Da habe ich dann noch zehn Jahre, wenn überhaupt« das große Thema Prognose an. Die extreme Bandbreite, die in diesen beiden zeitlichen Beschreibungen steckt, mag ein Hinweis für die empfundene Unsicherheit hinsichtlich ihrer Prognose sein. Leider greift Dr. Wallner diese Punkte nicht auf. Ein bewusstes, vorheriges Sammeln möglicher Themen hätte hier zusätzlich eine Hilfe für den Arzt darstellen können. Vielleicht hätte er dann die von

Frau Petersen angesprochenen Bereiche eher wahrgenommen. Das Nicht-Ansprechen und vielleicht auch Nicht-Wahrnehmen der benannten Meta-Themen seitens des Arztes, obwohl Frau Petersen ihm diese aktiv zuträgt, hat mit hoher Wahrscheinlichkeit einen negativen Einfluss auf den Gesprächsverlauf und das Verhältnis der beiden an sich.

Welche Rolle spielt die Sprache in einem solchen Gespräch?

Neben den persönlichen und kommunikativen Kompetenzen spielt die Wortwahl eine bedeutende Rolle für das Gelingen eines Gesprächs. Ein Gespräch wird als befriedigend bezeichnet, wenn zwischen den Gesprächsteilnehmenden eine angenehme Atmosphäre, ein aufeinander bezogener Austausch von Informationen entstanden ist sowie das Gefühl des gegenseitigen Verstehens gelingt. In dem Fallbeispiel scheint der Austausch auf beiden Seiten am Ende unbefriedigend.

Es ist davon auszugehen, dass Dr. Wallner und Frau Petersen aus verschiedenen Lebenswirklichkeiten kommen, die auch eine unterschiedliche sprachliche Kommunikationsweise mit sich bringen. Werte, Einstellungen, Motive und Handlungsoptionen werden über eine unterschiedliche Sprache repräsentiert. Behandelnde Ärzt:innen sollten die Biografie der Patient:innen kennen, um sich auf die Lebenswelt des Gegenübers besser einlassen zu können. Da Herr Wallner die Patientin schon lange behandelt, scheint er durchaus Einblick in ihre Lebenswelt zu haben, kann dies aber offensichtlich nicht gewinnbringend nutzen.

Weiterhin kann die Verwendung von einfacher Sprache zum Gelingen eines Gesprächs beitragen. Auf jeden Fall sollten Fachbegriffe und Fremdwörter vermieden werden. Auch Bilder, Skizzen oder Zeichnungen können das Verstehen der Informationen unterstützen.

Im Fallbeispiel verwendet Frau Petersen selbst eine sehr klare und direkte Sprache sowie Bilder, um ihre Situation zu beschreiben. Durch die widersprüchlichen Informationen des Arztes scheint sie jedoch verwirrt zu sein. Dr. Wallner ermutigt sie zu kämpfen, aber sie versteht nicht, wofür sie kämpfen soll.

Ehrlichkeit und Offenheit sind für ein gelingendes Gespräch unerlässlich. Patient:innen nehmen die Körpersprache, die Mimik und Gestik des Gegenübers sehr genau wahr und ziehen daraus Schlüsse. Sie können durchaus spüren, wenn ihnen etwas verschwiegen wird oder Informationen beschönigt werden. Dies kann sich negativ auf die Beziehung auswirken.

Welche Bedeutung hat ein ausgewogenes Verhältnis zwischen Wahrheit und Hoffnung?

»Die Würde des Menschen liegt in der Wahl.« (Max Frisch)

Um wählen zu können, muss man die Bedeutung der verschiedenen Optionen erfassen können. Insofern ist es unerlässlich, dass Patient:innen ein Angebot wahrheitsgemäßer Informationen über Prognosen und Therapieoptionen erhalten, um ihre Lebenssituation einschätzen und Entscheidungen für die verbleibende Lebenszeit treffen zu können, wenn sie eine krankheitsbezogene Aufklärung wünschen. Es gibt daneben auch das Recht auf Nicht-Aufklärung, wenn es dem Patientenwillen entspricht.

Für Frau Petersen und ihre Mutter sollte im Gespräch eine schrittweise Annäherung an eine neue Wirklichkeit stattfinden. Allerdings wird die Bedeutung der Diagnose und Prognose für das eigene Leben nicht in einem einzelnen Gespräch, sondern in der Regel in einem Prozess erfasst. Dies umfasst auch, im Verlauf auf Grundlage neuer Informationen Entscheidungen treffen zu können. Fragen wie »Werde ich Schmerzen haben?« oder »Wer begleitet mich am Lebensende?« oder wie im Fallbeispiel »Wofür bin ich überhaupt geboren?« werden aufgeworfen und sollten angesprochen werden.

Hoffnung bezieht sich auf ein in der Zukunft liegendes Ziel und kann für unterschiedliche Menschen in unterschiedlichen Situationen eine andere Bedeutung haben. In einem Aufklärungsgesprächsangebot sollten keine unrealistischen Hoffnungen geweckt werden. Gleichzeitig sollte die Wahrheit nicht zu niederschmetternd kommuniziert werden, was in dieser Komplexität eine fortgeschrittene Kommunikationskompetenz erfordert. An dieser Stelle kann es hilfreich sein, an Fortbildungen zu diesen herausfordernden Situationen in einem geschützten Rahmen teilzunehmen, um genau dies zu üben. In der letzten Lebensphase kann sich Hoffnung auch verschieben – weg von der Hoffnung auf Heilung, hin zu der Hoffnung auf eine gute Symptomkontrolle und eine schöne Zeit mit den Angehörigen. Hoffnung kann für die Beteiligten des Gesprächs sehr unterschiedliche Dimensionen haben. Dies sollte bestmöglich offengelegt werden, um für die Betroffenen angemessene Behandlungsziele definieren zu können.

Wer sollte neben der Patientin noch im Blick behalten werden?

Angehörige werden im Laufe der Behandlung leicht aus den Augen verloren. Der Fokus der Behandlung konzentriert sich meist auf die Erkrankung und die (medizinischen) Bedürfnisse der Patient:innen. Als wichtige Bezugsperson von Frau Petersen hat ihre Mutter allerdings eine herausfordernde Doppelrolle: Sie unterstützt ihre Tochter und muss gleichzeitig einen Umgang mit ihrer eigenen Belastung finden. Es ist wichtig, schon frühzeitig auch den Bedürfnissen der Angehörigen Beachtung zu schenken, um sie zu entlasten und zu unterstützen. Sie sind die wichtigsten Stützen der Patient:innen bis zum Lebensende. Sie benötigen eventuell Unterstützung vom Behandlungsteam, um die Situation zu verarbeiten.

Zu welchen Berufsgruppen sollte Kontakt hergestellt werden?

Auch wenn das Gespräch durch den Arzt geführt wurde, wird im weiteren Verlauf das gesamte Team Frau Petersen dabei unterstützen, die mitgeteilten Informationen zu verarbeiten. Deshalb sollte der Inhalt des Gesprächs nicht nur zur Reflexion, sondern auch zur Information mit dem Team besprochen und gut dokumentiert werden (Leitlinienprogramm Onkologie, 2020).

Um ihre Belastungen und existenziellen Sorgen aufzugreifen, sollte Frau Petersen psychologische und seelsorgerische Unterstützung angeboten werden. Je nach Frau Petersens persönlichen Präferenzen und den Möglichkeiten der Station können auch andere therapeutische Angebote, wie Kunst- oder Musiktherapie, gemacht werden.

Falls Frau Petersen und ihre Angehörigen eine Versorgung zuhause wünschen, sollte zur Organisation der häuslichen Versorgung (Beantragung von Hilfsmitteln, Einbindung von Pflegediensten usw.) der Sozialdienst eingeschaltet werden.

17.3 Zusätzliche Fragen aus spezifisch medizinischer Perspektive

Welche Rolle spielt das Vermitteln einer klaren medizinischen Prognose?

Zum Thema Prognose hat der Yale-Professor für Soziologie Nicholas Christakis in seinem Buch *Death Foretold: Prophecy and Prognosis in Medical Care* (1999) beschrieben, dass mangelndes Training in Kommunikationskompetenzen und einige weitere Faktoren Ärzt:innen dazu verleiten, Themen wie Prognose eher zu vermeiden, obwohl er gleichzeitig belegt, dass die Mehrheit der Patient:innen diesbezüglich Klarheit und Offenheit wünscht. Ärzt:innen neigen seinen Untersuchungen folgend dazu, die Prognose mit Betroffenen bis zum Faktor 5 positiver zu kommunizieren als es der tatsächliche Krankheitsverlauf später zeigt.

Beispiel: Wenn gegenüber der Patientin eine Prognose von vier Monaten kommuniziert wird, jedoch unter den Behandelnden eher von vier Wochen ausgegangen wird, so kann im Extremfall der beispielsweise sehr restriktive Umgang mit künstlicher Ernährung seitens der Behandelnden bei der appetitlosen Patientin zu großer Irritation und vielleicht auch Vertrauensverlust führen. Zu Recht fordert die Patientin für die vermeintlich verbleibenden vier Monate eine Ernährungsstrategie in irgendeiner Form ein. Dies zu vermeiden hat voraussichtlich ein angespanntes Arzt-Patientin-Verhältnis zur Folge.

Das Angebot einer klaren, realistischen medizinischen Prognose sollte insofern grundsätzlich gemacht werden. Dabei ist klar, dass eine Prognose auf den Punkt (23. Dezember um 15:32 Uhr) nicht möglich und unseriös ist. Das Benennen von wahrscheinlichen Prognose-Zeiträumen statt -Zeitpunkten kann meist jedoch realitätsnah geleistet werden.

Welche Rolle spielt das Erläutern medizinischer Therapieansätze allgemein?

Medizinische Therapieansätze sind ein wesentlicher Bestandteil der Medizin an sich, sind sie doch der Schlüssel für eine ersehnte Heilung einer Erkrankung oder Linderung auftretender Symptome. Dabei können sehr viele Ansätze (medikamentös, nichtmedikamentös, operativ-invasiv, konservativ etc.) beschrieben werden. Egal welche Ansätze indiziert sind, ist es wichtig, dass sie klar kommuniziert werden. Der Grund für den gewählten Ansatz, mögliche Alternativen sowie der zu erwartende Nutzen, aber auch Risiken, müssen in verständlicher Weise dargelegt werden, mit der Möglichkeit, Verständnisfragen und auch Bedenken äußern zu können. Ziel ist es, Patient:innen bestmöglich zu informieren, um eine aufgeklärte, gemeinsame geteilte Entscheidungsfindung (shared decision-making) zu ermöglichen.

Welchen Stellenwert sehen Sie in der Vermittlung medikamentöser Therapien zur Symptombehandlung?

Die angemessene Vermittlung medikamentöser Therapien zur Symptombehandlung stellt einen wichtigen Baustein zum Krankheitsverständnis und zur möglichen Verbesserung der Lebensqualität dar. Das Anerkennen des Stellenwerts von Symptombehandlung ist im palliativen Kontext oft an das Anerkennen der grundsätzlichen Unheilbarkeit einer Erkrankung gebunden. Solange die Patientin sich für heilbar hält, verschweigt sie dem behandelnden Arzt eventuell sogar Schmerzen, nur um nicht von der eigentlichen kurativen Therapie abzulenken. Daher ist die Art der Vermittlung einer Symptombehandlung auch verbunden mit einem orientierenden Gespräch über die gesamte Krankheitssituation. Zumindest sollte ein derartiges Gesprächsangebot erfolgen.

17.4 Zusätzliche Fragen aus spezifisch pflegefachlicher Perspektive

Welche Rolle spielt das Pflegepersonal während eines Aufklärungsgesprächs?

Ist beim Gespräch eine weitere Person anwesend, kann diese die Reaktionen von Patient:innen leichter erfassen und wichtige Gesprächsimpulse geben, insbesondere dann, wenn das Gespräch einen schwierigen Verlauf nimmt. Auch bei guter Dokumentation erleichtert die Anwesenheit einer Pflegekraft die spätere Reflexion des Gesprächs. Die Gesprächsinhalte können aus verschiedenen professionellen Blickrichtungen angeschaut und weitere Gespräche besser geplant werden.

Die Beteiligung von Pflegekräften könnte außerdem zur psychischen Entlastung des aufklärenden Arztes Dr. Wallner beitragen. Gemeinsam lässt sich die Verantwortung für den Gesprächsverlauf wahrscheinlich leichter tragen.

Welche Rolle spielt das Pflegepersonal nach einem solchen Gespräch?

Wie in ▶ Kap. 17.2 erwähnt, sollte das gesamte Team Frau Petersen unterstützen, die zuvor angebotenen Informationen zu verarbeiten. Gerade die Pflegekräfte sind an diesem Prozess beteiligt. Häufig besteht zwischen Patienten und Pflegekräften ein Vertrauensverhältnis, das von einer Kommunikation auf Augenhöhe geprägt ist. Die Patient:innen haben keine Angst, den Pflegekräften »dumme Fragen« zu stellen. Ist eine Pflegekraft bei dem Aufklärungsgespräch anwesend, besteht die Chance, Nichtverstandenes zu klären und den angestoßenen Trauerprozess zu begleiten. Die Bezugspflegekraft sollte in der nachfolgenden Zeit für die Patient:innen zur Verfügung stehen und ihre Kommunikationsbereitschaft aktiv zum Ausdruck bringen. Hierfür ist häufig keine besondere Umgebung und auch nicht grundsätzlich mehr Zeit nötig, da ein wesentlicher Austausch bei und zwischen pflegerischen Tätigkeiten stattfindet. Zentral ist die Bereitschaft der Pflegenden, sich auf diese Themen einzulassen.

Welche Relevanz hat die Vermittlung pflegerischer Aspekte für Frau Petersen und ihre Angehörigen?

Die Beratung von Patient:innen zu den erwarteten und auch zu erwartenden Krankheitssymptomen hat eine große Bedeutung für die Qualität der verbleibenden Lebenszeit. Im Fallbeispiel äußert Frau Petersen diesbezüglich ihre Bedenken sehr deutlich. Sie sollte die Möglichkeit bekommen, ihre Ängste und Sorgen zu äußern, Fragen zu stellen und bezüglich pflegerischer Maßnahmen zur Symptomlinderung beraten zu werden.

Im Bereich der Symptomkontrolle und pflegerischen Versorgung nehmen die Angehörigen eine wichtige Rolle ein. Sie begleiten die Patient:innen über einen langen Krankheitsverlauf und kennen die auftretenden Symptome oft sehr genau. Auf der einen Seite liefern sie wichtige Informationen an das Behandlungsteam und übernehmen zentrale Aufgaben. Auf der anderen Seite sind pflegende Angehörige durch ihren eigenen Trauerprozess und die Versorgung des kranken Menschen sehr belastet und benötigen die Unterstützung des Behandlungsteams. Sie sollten im Bereich der Symptomkontrolle und pflegerischer Maßnahmen geschult sein und während des Krankheitsverlaufs beraten und begleitet werden.

17.5 Zusätzliche Fragen aus spezifisch psychologischer Perspektive

Welche Gefühle und Bedürfnisse könnten hinter den Äußerungen von Frau Petersen stehen?

Die Gefühlsäußerungen von Patient:innen können sehr unterschiedlich ausfallen. Auch wenn Frau Petersen in der oben beschriebenen Situation ihre Gefühle und Bedürfnisse nicht explizit benennt, werden diese durch ihr Verhalten und ihre Aussagen doch deutlich. Dass Frau Petersen gereizt reagiert, ist vermutlich ein Ausdruck von Überforderung und Leid. Es ist davon auszugehen, dass Frau Petersen unter anderem Trauer und Schock empfindet. Mit ihren Aussagen streift sie zudem immer wieder existenzielle Themen (»Wofür bin ich überhaupt geboren?«), Fragen der Lebensqualität (»Ich möchte nicht von einer Behandlung zur nächsten leben und mich immer nur schonen müssen«) und auch der verbleibenden Lebenszeit (»Stellt den Sarg schon mal bereit«).

Wie könnten die Gefühle und Bedürfnisse von Frau Petersen aufgegriffen werden?

Bekommen Patient:innen die Möglichkeiten, ihr emotionales und spirituelles Erleben auszudrücken, fühlen sie sich gesehen und ernst genommen. Anstatt Frau Petersen zum Kämpfen aufzufordern, sollte Dr. Wallner ihren Gefühlsäußerungen mit wertschätzender Achtung begegnen, indem er ihr ausreichend Zeit für ihren emotionalen Ausdruck gibt. Wird auf Emotionen nicht angemessen eingegangen, ist es schwierig, andere Themen anzugehen. Das NURSE-Schema (▶ Abb. 17.2) bietet eine Hilfestellung, um Gefühle aufzugreifen und darauf einzugehen.

Welcher Umgang mit den eigenen Gefühlen bietet sich für den gesprächsführenden Arzt an?

Es ist wichtig, dass sich Dr. Wallner als gesprächsführender Arzt über seine Gefühle im Klaren ist und wahrnimmt, wenn durch das Gespräch eigene Sorgen und Ängste aktiviert werden. Nur so kann er sich mit seiner Gesprächsführung an den Bedürfnissen von Frau Petersen orientieren, anstatt das Gespräch (ungewollt) durch seine Überforderung fehlzuleiten. Wenn er seine eigenen Gefühle reflektiert, kann er versuchen, eine Distanz zu ihnen einzunehmen bzw. sie als angemessen anzunehmen. Er kann so bestenfalls auch entscheiden, inwieweit er seine eigenen Emotionen im Gespräch authentisch einbringen möchte.

Naming (Benennen)	Emotion benennen: die eigene Wahrnehmung sollte den Patient:innen dabei angeboten und nicht festgelegt werden.
Understanding (Verstehen)	Auf voreilige Beschwichtigung verzichten: durch Nachfragen, aktives Zuhören und Pausen das Verständnis sicherstellen.
Respecting (Respektieren)	Respekt ausdrücken: nonverbal oder verbal deutlich machen, dass Emotionen nicht nur erlaubt, sondern sogar wichtig sind.
Supporting (Unterstützen)	Unterstützung anbieten: bspw. über Hilfsangebote, Anerkennung der bisherigen Bewältigungsversuche, Angebot, über den weiteren Krankheitsverlauf da zu sein.
Exploring (Nachfragen)	Interessiertes Nachfragen und Eingehen auf Andeutungen: dies vertieft die Beziehung und das Verständnis.

Abb. 17.2: NURSE-Schema

Literatur

Back AL, Arnold RM, Baile WF et al. (2005) Approaching Difficult Communication Tasks in Oncology. CA: A Cancer Journal for Clinicians, 55(3), 164–177.

Baile WF, Buckman R, Lenzi R et al. (2000) SPIKES – A Six-Step Protocol for Delivering Bad News: Application to the Patient with Cancer. The Oncologist, 5, 302–311.

Christakis N (1999) Death Foretold: Prophecy and Prognosis in Medical Care. University of Chicago Press.

Deutsche Krebsgesellschaft, Deutsche Krebshilfe, AWMF (2020) Leitlinienprogramm Onkologie. Palliativmedizin für Patienten mit einer nicht-heilbaren Krebserkrankung, Langversion 2.2, 2020, AWMF-Registernummer: 128/001OL, https://www.leitlinienprogramm-onkologie.de/leitlinien/palliativmedizin/ (abgerufen am: 08.03.2021)

Klaschik E, Husebö S (2003) Palliativmedizin (3. Auflage). Springer Verlag: Berlin, Heidelberg, New York.

Maguire P (1989) Barriers to a psychological care of the dying. Br Med J 291:907–909

Schweizerische Akademie der Medizinischen Wissenschaften (SAMW) (2019) Kommunikation im medizinischen Alltag: Ein Leitfaden für die Praxis. https://zenodo.org/records/3576261#.YGA-YC0euqA (abgerufen am: 04.06.2024)

Specht-Tomann Monika, Tropper D (2007) Zeit des Abschieds. Sterbe- und Trauerbegleitung. Patmos Verlag: Düsseldorf.

18 Familiengespräche

Wiebke Nehls, Christian Schütte-Bäumner und Anja Siegle

18.1 Fallvignette

Bei der 50-jährigen Frau Steffen stellen sich Lähmungserscheinungen und Schmerzen des linken Arms ein. In der weiterführenden Diagnostik wird ein fortgeschrittenes nicht-kleinzelliges Lungenkarzinom mit Hirn- und Knochenmetastasen diagnostiziert. Nach einer Ganzhirnbestrahlung wird eine Tyrosinkinaseinhibitortherapie (Osimertinib) begonnen, eine als tägliche Tablette einzunehmende tumorspezifische Therapie. Einen Monat nach Beginn dieser Therapie wird Frau Steffen bei zunehmenden Beschwerden im Krankenhaus stationär aufgenommen.

Zu diesem Zeitpunkt lebt Frau Steffen getrennt vom Ehemann in Berlin in einer Wohnung im 3. Obergeschoss ohne Fahrstuhl. Ihre beiden 16-jährigen Zwillingstöchter befinden sich im Rahmen eines Austauschjahres in den USA. Vor drei Jahren starb ihr Sohn im Alter von neun Jahren an einem Hirntumor. Frau Steffen ist alleinerziehende Mutter und wird von ihren zwei jüngeren Schwestern unterstützt.

»Ich fühle mich so elend und verloren. Die Schmerzen sind kaum zu ertragen und ich muss ständig an Tom, meinen Sohn, denken«, beschreibt Frau Steffen ihre Situation. Bei komplexen körperlichen und psychosozialen Belastungen wird die Patientin in der Lungenklinik durch den Palliativdienst mitbetreut. Immer häufiger kommt es im Kontext der Versorgung zu krisenhaften Situationen. »Alles kommt wieder hoch, ich vermisse Tom. Ich muss ständig weinen«, äußert sich Frau Steffen gegenüber einer Fachkraft aus dem Palliativdienst. Insgesamt sind die weitere Unterstützung und Versorgungsplanung ein großes Thema für die gesamte Familie. Durch die intermittierende, aber zunehmende Verwirrtheit der Patientin mit Weglauftendenzen erscheint eine häusliche Betreuung der alleinlebenden Patientin kaum mehr möglich.

Körperlich nehmen die Schmerzen im linken Arm deutlich zu. Psychosozial erhöht sich der Leidensdruck bei Frau Steffen sowie bei den begleitenden Schwestern deutlich. Vor dem Hintergrund der komplexen Herausforderungen erfolgt die Übernahme auf die Palliativstation des betreuenden Krankenhauses. Es wird deutlich, dass sich die Schwestern durch den Aufenthalt auf der Palliativstation sehr entlastet fühlen. Zugleich treten im Kontext des stationären Settings auch Spannungen in der Familie zutage. Frau Steffen fragt: »Ist das jetzt die Endstation? Komme ich nie wieder nach Hause?«

18.2 Multiprofessioneller Lösungsansatz

Was bedeutet Familie in einem allgemeinen Verständnis und welche familiensoziologischen Aspekte lassen sich für eine Definition von Familie benennen?

Familiensystemisch kann es hilfreich sein, Beziehungsdynamiken in Familien, bspw. durch Familiengespräche, *grundsätzlich* zu verstehen.

Bedürfnisse und Belastungen, die mit der Situation einzelner, schwer und unheilbar erkrankter Menschen in Familien zusammenhängen (können), werden auf diese Weise *frühzeitig* und *angemessen sensitiv* aufgegriffen. Wirkliche Begegnung kann stattfinden. Auf diese Weise wird im Familiensystem grundsätzlich jedes Familienmitglied, der sterbende Mensch sowie seine Nahestehenden, durch Familiengespräche adressiert. Wie sich die Zusammensetzung der Teilnehmenden konkret darstellt, wird von der Fragestellung sowie vom Auftrag her bestimmt.

Sobald ein Mensch die Diagnose Krebs erhält, ist diese ganze Einheit von Patient:in und An- und Zugehörigen betroffen, die »unit of care«. Die Nahestehenden bilden gemeinsam mit Frau Steffen eine emotionale Einheit. Der Fortschritt der Krebserkrankung und die Behandlungsziele haben Einfluss auf die Belastung der Nahestehenden und deren Adaptationsfähigkeiten an die sich verändernde Erkrankungssituation. Nahestehende, die Patient:innen bis zum Lebensende begleiten, erfahren deutlich erhöhten Distress (Belastetheit) (Glajchen & Goehring, 2017).

Sowohl die Art und Weise der Einbeziehung Nahestehender in die Behandlung als auch die unterschiedlichen Rollen, die diese einnehmen, haben Einfluss darauf, welche Themen im Rahmen eines Familiengesprächs erarbeitet werden können.

Einbeziehung Nahestehender in die Behandlung

Welche Nahestehende in die Behandlung und Versorgung einbezogen werden, bestimmt die Patient:in. Die Einbeziehung von Nahestehenden in die Behandlung umfasst eine

- aktive Partnerschaft des multiprofessionellen Teams mit den Nahestehenden,
- Berücksichtigung der Werte und Ziele der Patient:innen und Nahestehenden in der Behandlung,
- Ermutigung und Unterstützung von Nahestehenden, sich einzubringen,
- Vermittlung von Information zum Patientenzustand und
- Einbindung in die Behandlung, Versorgung und Entscheidungsfindung in dem Ausmaß, wie die Patient:in und die Nahestehenden es wünschen (Brown et al. 2015).

Rollenklärung von Nahestehenden

Nahestehende nehmen im Behandlungs- und Versorgungskontext sehr unterschiedliche Rollen ein, die sich auf die Einbeziehung auswirken können. Häufig sind Nahestehende in der Rolle des Beschützers: Sie verbergen ihre Gefühle, Ängste und Belastungen gegenüber der Erkrankten. Die Anwesenheit von Nahestehenden kann Frau Steffen ein Gefühl von Sicherheit geben und Agitation und Verwirrtheit reduzieren. Nahestehende übernehmen die Rolle einer Vermittler:in, denn sie informieren die Patient:in und auch das multiprofessionelle Team. Und sie können auch in der Rolle eines Coaches sein, denn sie finden oft die richtigen Worte, um die Erkrankten zu motivieren und die Hoffnung aufrecht zu erhalten (Rustkele & Gagnon, 2013).

Eine Klärung des Auftrags, der Rolle und der vorhandenen Kompetenzen der Nahestehenden im Familiengespräch bestimmen sowohl das Ausmaß an Patientenunterstützung als auch die weitere Zusammenarbeit im multiprofessionellen Team.

Wie unterscheidet sich eine Familienkonferenz von einem Familiengespräch bzw. einem Familienrat?

Während sich der Begriff »Familienrat« häufig auf eine strukturierte Kommunikationsform innerhalb der Familie bezieht (Familienrat: Beratung mehrerer Familienmitglieder über ein die Familie betreffendes Problem), stehen »Familiengespräche« und »Familienkonferenzen« in der Palliativversorgung für ein Gespräch zwischen Behandler:innen und Betroffenen über die medizinischen Hintergründe der Erkrankungen und mögliche Versorgungsformen im weiteren Erkrankungsverlauf. Im deutschsprachigen Raum findet man im »palliativen Kontext« beide Begriffe, gelegentlich wird auch von »Perspektivgesprächen« gesprochen.

Ziele von Familiengesprächen sind:

- Aufklärung über erkrankungs- und behandlungsassoziierte Themen
- Offene Kommunikation über mögliche Verläufe, einschließlich über die Sterbephase, orientiert an den Bedürfnissen der Patient:innen
- Strategieklärung (bezüglich Therapie und Versorgung), Identifikation von Ressourcen
- Unterstützung der Entscheidungsfindung
- Entlastung bei Konflikten und Rollenklärung innerhalb der Nahestehenden und im Palliativteam

Obwohl zunächst Informationen zwischen den einzelnen Beteiligten ausgetauscht werden, sind Familiengespräche bedeutend für die schrittweise innere Annäherung an die neue Wirklichkeit der Patient:innen und ihrer Nahestehenden. Durch eine gelungene Moderation können eine emotionale Öffnung und Nähe innerhalb der Betroffenen unterstützt werden. Diese Verarbeitung können ärztliche Personen und andere an der Behandlung beteiligte Berufsgruppen in Familiengesprächen wirksam begleiten. Familiengespräche dieser Art ziehen häufig eine vermehrte Auseinandersetzung mit existenziellen Fragen nach sich und unterstützen die Krankheitsverarbeitung.

In der S3-Leitlinie Palliativmedizin (DGP, 2020) ist in dem Kapitel Kommunikation folgende konsensbasierte Empfehlung (hier redaktionell gegendert) abgegeben:

»Familiengespräche sollen mit Zustimmung des Patienten einberufen werden,

- wenn für Patient:innen und Angehörige ein gemeinsamer Informationsstand geschaffen werden soll;
- wenn Patient:innen und Angehörige Unterstützung benötigen beim Eintritt in fortgeschrittene Krankheitsphasen oder bei Entscheidungen über anstehende einschneidende Therapiezieländerungen;
- wenn familiäre Meinungsverschiedenheiten im Rahmen der palliativen Versorgung in den Vordergrund treten.

Die moderierende Person des Familiengesprächs soll verschiedene Sichtweisen zur Sprache bringen und alle Beteiligten zum Austausch motivieren.«

Richtlinien für die Durchführung von Familiengesprächen in der Palliativmedizin wurden in Australien entwickelt (Hudson et al., 2008). Obwohl strukturierte Familiengespräche in der Palliativversorgung weit verbreitet sind, gibt es keine einheitlichen verbindlichen Kriterien zu Abläufen und Gestaltung.

Es wurden nur wenige Studien durchgeführt, um die Ergebnisse von Familiengesprächen/-konferenzen zu untersuchen. Hannon et al. zeigten, dass sich die unerfüllten Bedürfnisse und Sorgen der Familie durch Familiengespräche deutlich verbesserten. Durch die strukturierte Gesprächsführung fühlen sich Nahestehende in Entscheidungen besser mit eingebunden (Hannon et al., 2012). Durch eine behutsame Annäherung an die jeweiligen Bedürfnisse gelingt es gleichzeitig, die Verbundenheit, die Anstrengungen und das Engagement aller Beteiligten zu würdigen.

Familiengespräche tragen dazu bei, dass Voraussetzungen für eine offene Kommunikation in der Familie geschaffen und Sprachlosigkeit in einer existenziellen Krise in der Familie überwunden werden. Sie ersetzen nicht das Einzelgespräch, sondern sind eine hilfreiche Ergänzung. Angehörige fühlen sich in der mehrfachen Belastung als Unterstützer:in, Pflegende und/oder Mitbetroffene oft allein gelassen und nicht genügend informiert.

Für die Kommunikation in den Familiengesprächen gelten die Grundprinzipien der patientenzentrierten Kommunikation. Für das Gespräch sind die Fähigkeit zum Perspektivwechsel und das Einlassen auf die Patient:innen elementar. Als ein wichtiges Kernelement der patientenzentrierten Kommunikation gilt das aktive Zuhören (nach Carl Rogers), das durch positive Wertschätzung, emotionale Wärme, Echtheit und ein einfühlendes Verständnis gekennzeichnet ist. Patientenzentrierte Familiengespräche in der Palliativversorgung erweisen sich für Mitarbeitende, Patient:innen sowie Nahestehende als gleichermaßen hilfreich. Ein patientenzentrierter Ansatz für Familientreffen, der eine aktive Patientenbeteiligung umfasst, kann zusätzliche wertvolle Möglichkeiten bieten, gegenseitige Anliegen zum Ausdruck zu bringen, Botschaften des Trostes und der Wertschätzung zu übermitteln und sich auf den Tod vorzubereiten (Sanderson et al., 2017).

In welchen Situationen ist die Durchführung eines Familiengesprächs sinnvoll?

In jeder komplexen Erkrankungssituation, in der Nahestehende beteiligt sind, kann ein Familiengespräch angezeigt sein. Eine komplexe Erkrankungssituation beinhaltet sowohl die Auswirkung von Krankheiten und Therapien auf die Patient:innen und ihre Lebenssituationen als auch (multi-)professionelle Entscheidungen und Maßnahmen, die erforderlich sind, um für die Betroffenen gute Ergebnisse zu erreichen. Bei Frau Steffen zeigt sich die Komplexität zunächst in der Erkrankungssituation – mehrere Therapien, mehrere involvierte Berufsgruppen und mehrere Nahestehende. Gekennzeichnet sind komplexe Situationen durch die Unvorhersehbarkeit des weiteren Erkrankungsverlaufs, der weiteren notwendigen Behandlung sowie Versorgung und durch weitere dynamische Komponenten, die von den Haltungen, Erfahrungen, Zielen, Erwartungen der beteiligten Personen beeinflusst werden (Huber et al., 2021). Gleichwohl kann ein Familiengespräch auch angezeigt sein, um eine Zunahme an Komplexität in einer Behandlungssituation durch frühzeitige Kommunikation zu minimieren oder gar zu verhindern.

Zu erkennen ist die Notwendigkeit für ein Familiengespräch am Ausmaß der potenziellen oder vorhandenen patientenbezogenen Komplexität. Diese wird durch den Grad an Instabilität, Unsicherheit und die Anzahl der Handlungsmöglichkeiten in der Patientensituation bestimmt. Huber et al. (2021) haben dieses Konzept für die Pflege konkretisiert. Im Folgenden werden die miteinander im Zusammenhang stehenden Komponenten dargestellt und auf die palliative Behandlungssituation von Frau Steffen übertragen (▶ Tab. 18.1):

Tab. 18.1: Komponenten von Komplexität

Komponente von Komplexität (Huber et al. 2021)	Übertragung auf die Situation Frau Steffen
Die Art, die Anzahl, die Überprüfbarkeit, die Kontrollierbarkeit, den Fortschritt und die Gefahr von behandlungsrelevanten, krankheits- und therapiebezogenen, psychosozialen und ethischen Problemen der Patient:innen und ihrer Nahestehenden.	• Tumorsituation (Lungenkrebs) ist nicht kontrollierbar • Wechselnde kognitive Situation • Unklarer Informationsstand der Nahestehenden (Töchter, Ex-Ehemann) • Schwestern möchten sich kümmern, sind aber sehr belastet
Die persönlichen, kognitiven, körperlichen, funktionellen, sozialen und kommunikativen Ressourcen der Patient:innen und ihrer Nahestehenden	• Frau Steffen ist sich ihrer begrenzten Prognose bewusst • Körperliche Ressourcen: gute Mobilität, Ernährung und Stoffwechsel wechselhaft, Herz-Kreislauf stabil

Tab. 18.1: Komponenten von Komplexität – Fortsetzung

Komponente von Komplexität (Huber et al. 2021)	Übertragung auf die Situation Frau Steffen
	• Soziales Umfeld: zwei Schwestern, die sich beide kümmern möchten, zwei Töchter, die eingebunden werden könnten
Die Anforderungen an das multiprofessionelle Versorgungsteam hinsichtlich Entscheidungen, Interventionen, um die Patient:innen-Fähigkeiten zu stärken, Leiden zu lindern, Verschlechterung zu vermeiden ebenso wie die Fähigkeiten der Nahestehenden zu stärken und Belastungen zu mindern	• Schmerztherapie • Koordination Entlassungsmanagement • Kontakt zu Psychoonkologie herstellen
Das Maß an konzentrierter Aufmerksamkeit, Wissen, Erfahrung und Versorgung, die vom multiprofessionellen Versorgungsteam notwendig ist, um eine wirksame Versorgung mit dem bestmöglichen Ergebnis für die Patient:innen und Nahestehende zu erzielen	• Instabilität der Erkrankungssituation erfordert enge Beobachtung im multiprofessionellen Team • Weglauftendenz und vermehrte Verwirrtheit erfordern Begleitung, regelmäßige Bewertung der kognitiven Situation

Anlass für ein Familiengespräch besteht immer, wenn die Erkrankungssituation instabil und die weitere Versorgung von Unsicherheit geprägt ist.

Wie könnte ein Familiengespräch ablaufen bzw. durchgeführt werden?

Meist wird das Familiengespräch durch die ärztliche Behandlungsleitung initiiert und moderiert. Ärztliche Personen und Mitglieder anderer Professionen können in den Rollen bei den Familiengesprächen abwechseln. Eine ausreichende Vorbereitungszeit vor dem geplanten Familiengespräch ermöglicht Frau Steffen, ihre Nahestehenden mit einzuladen bzw. dem multiprofessionellen Team die Gesprächszeiten mit den beiden eng begleitenden Schwestern der Patientin abzustimmen. Grundsätzlich ist es wünschenswert, dass die Patientin durch ein bis zwei Menschen ihres Vertrauens in diesen Gesprächen begleitet wird. Für ein Familiengespräch sind 30 bis max. 60 Min. einzuplanen. Um Intimität und Austausch zu ermöglichen, sollten insgesamt nicht mehr als 6–8 Personen anwesend sein.

Als Grundhaltung sind eine Allparteilichkeit, eine Wertneutralität sowie eine Ressourcenorientierung für die Moderation Voraussetzung. Die Teilnahme einer Pflegefachperson als Vertretung einer weiteren Berufsgruppe ist begrüßenswert. Diese Pflegekraft kann der Patient:in Halt und Sicherheit im Gespräch geben und sie unterstützen, die eigenen Wünsche und Themen zu adressieren. Darüber hinaus ist die Teilnahme weiterer Professionen abhängig vom Themenschwerpunkt denkbar.

In den Behandlungstagen vor dem Familiengespräch werden Themen und Einschätzungen des Palliativteams zu Frau Steffen erfragt. Weiterhin sollten alle wesentlichen medizinischen Befunde bekannt sein. Ausreichend Sitzgelegenheiten, die es ermöglichen, Patient:innen räumlich wie inhaltlich in die Mitte zu nehmen und Blickkontakt zu halten, stehen für das Familiengespräch bereit.

Nach der Begrüßung wird einleitend der Ablauf des Gesprächs skizziert und der geplante Zeitrahmen angesprochen. Da Patient:innen und Nahestehende häufig mit großen Ängsten, Unsicherheiten, Anspannungen und Erwartungen in das Gespräch starten, ist es wichtig, gleich zu Beginn dahingehend zu unterstützen, dass Sicherheit und Vertrauen entstehen. Folgende Aussagen können hilfreiche Beispiele sein: »Wir müssen heute zu keiner Entscheidung kommen« oder »Wir möchten uns Zeit und Raum nehmen, Ihnen und Ihren Gedanken und Fragen zu folgen und Ihnen mit Informationen dabei zu helfen, um in den nächsten Tagen Entscheidungen zu treffen, die zu Ihnen passen.«

Einleitend werden die medizinischen Hintergründe zusammengefasst, damit alle Beteiligten auf demselben Kenntnisstand sind. Frau Steffen und ihre Schwestern können ergänzen oder korrigieren. In der Moderation ist darauf zu achten, sich nicht in medizinischen Details zu »verlieren«. In der Folge wird geschaut, wieviel Unterstützung notwendig geworden ist, wieviel Selbstständigkeit und welche Stärken in der Familie vorhanden sind. Anschließend ist es für die Besprechung und Planung der Versorgung hilfreich, eine Einschätzung über die weitere Entwicklung hinsichtlich der Unterstützungsbedürfnisse vorzunehmen. Hier ist es bedeutsam, dass wahrgenommen wird, wie groß das Aufklärungsbedürfnis seitens der Patientin ist. Hilfreich ist es, zunächst einmal zuzuhören, wie der eigene Lebensplan in einer Phase des vermehrten Unterstützungsbedarfs aussieht. Aufgrund dieser Öffnung wird allen Beteiligten häufig deutlich, welche Wünsche und Werte die Betroffenen begleiten und in welchem Kommunikationsaustausch sich die Familienmitglieder miteinander befinden. Bei der Information zu den einzelnen Versorgungsstrukturen ist es bedeutend, dass klare Bilder bei Frau Steffen und ihren Nahestehenden entstehen.

Die Verantwortung für die Entscheidungen muss bei der Familie belassen werden. Am Ende des Gespräches werden die wesentlichen Inhalte des Gesprächs zusammengefasst.

Wie können unter Berücksichtigung familiendynamischer/familiensystemischer Aspekte die beschriebenen Herausforderungen systematisiert betrachtet werden?

Sterben und Tod repräsentieren existenzielle Lebenssituationen, die sich für den sterbenden Menschen und seine Familie als herausfordernden, mitunter krisen- und konflikthaften Prozess darstellen können.

Das Potenzial einer hier vorgeschlagenen *familiensystemischen Beobachtung der »Beobachtung« im Familiengespräch,* also einer Beobachtung zweiter Ordnung (vgl. Barthelmess, 2016), liegt darin begründet, dass sich das Krisen- und Konflikthafte nicht einzig auf das biomedizinische Phänomen der Erkrankung bezieht. Vielmehr wird das Beziehungsgeflecht der betroffenen Person, das durch Interaktion dynamisch in Bewegung gebracht wird, in den Blick genommen. Da Fachkräfte selbst Teil dieses Beziehungsgeflechts werden, ist es wichtig, auch deren fachliche Beobachtung selbst zu beobachten. Die Gefahr des blinden Flecks wird so deutlich minimiert. Das Problem, das vielleicht besser als psychosoziale Herausforderung beschrieben werden sollte, wird nicht länger in einer Person, sondern in den Beziehungen zwischen den Familienmitgliedern vermutet.

Um im Familiengespräch komplexitätsoffen und zugleich lösungsorientiert vorgehen zu können, sind allerlei »systemische Methoden« vorstellbar. Zunächst ist in einer familiensystemischen Orientierung die Klärung des *Auftrags* von zentraler Bedeutung: »Wer will was, von wem, wann, wie viel, wozu?« (Schlippe und Schweitzer 2016). Frau Steffen sieht sich in ihrem familialen Netzwerk in unterschiedlicher Weise und Qualität mit verschiedenen Akteuren verbunden. Von ihrem Ehemann getrennt, formuliert sie ihre Trauer um den mit neun Jahren verstorbenen Sohn. Die beiden Töchter weiß sie fernab im Ausland lebend, die zwei jüngeren Schwestern übernehmen die Betreuung und sorgen sich darum, wie Frau Steffen längerfristig gut versorgt werden kann. Es verbinden sich unterschiedliche Beziehungsqualitäten dynamisch miteinander:

- Muttersein, Abschied vom und Trauer um den Sohn
- Muttersein und Distanz zu den Töchtern
- Abhängigkeit in Bezug auf die notwendige Pflege und psychosoziale Unterstützung durch die Schwestern
- Sorge um den richtigen Ort, das angemessene Setting der Versorgung

Das Arbeiten *mit dem Komplexen* bedeutet nun, Auftragsklärung in vier Schritten entlang der *»vier As«* zu betreiben:

1. **An**lass: Was ist der aktuelle Anlass der Familiengesprächs-Intervention und warum sollte diese gerade jetzt durchgeführt werden? Was wäre anders, wenn die Familie erst in ein paar Monaten das Gespräch gesucht hätte?
2. **An**liegen: Was möchten die Interaktanten sowie die betroffene Frau Steffen erreichen? »Was soll am Ende der heutigen Sitzung, was sollte am Ende der gesamten Beratung geschehen sein, damit Sie sagen können (oder: jeder sagen kann): Es hat sich gelohnt?«
3. **Au**ftrag: Was genau wird auch von den Fachkräften, die das Familiengespräch führen, erwartet? Womit würden die Fachkräfte Frau Steffen und ihre Familie enttäuschen?
4. Und schließlich die **Ab**machung bzw. der Kontrakt: Wertschätzend werden die drei bisherigen As zusammengefasst, an Frau Steffen und die Familie rückgekoppelt sowie das Leistbare der Fachkräfte dargestellt.

Anschließend an das Ergebnis der *»vier As«* können weitere systemische Interventionen zum Einsatz kommen.

Das systemische und zirkuläre Fragen

Ziel dieses Fragens ist, zum Perspektivwechsel einzuladen. Im Zentrum der Frage steht nicht die Perspektive von Frau Steffen, sondern die Annahme über die Perspektive der Netzwerkmitglieder. Falls die Schwestern nicht dabei wären, könnte Frau Steffen z. B. in diesem Kontext die Frage gestellt werden: »Was würden Ihre Schwestern zu der Frage der zukünftigen Versorgung antworten?« Durch den Perspektivwechsel kann sich gleichzeitig Frau Steffens Perspektive erweitern. Diese Intervention kann hilfreich sein, um zu erfahren, was die Patientin wirklich möchte (ihre Bedürfnisse).

Das Reframing, alternative Deutungsmuster entwickeln

Ziel dieser Gesprächsführungsmethode ist, eine auf Probleme und Belastung fokussierende Sichtweise aus ihrem Bezugsrahmen zu nehmen und in einen alternativen, neuen, resilienten Kontext zu stellen.

Mit Blick auf Frau Steffen: Wie lassen sich die Meinungen, Überlegungen, Befürchtungen, Ängste, Vorbehalte und Ziele der Mitglieder des familialen Netzwerks im Rahmen des Familiengesprächs respektvoll integrieren und wie gelingt es, zu alternativen Deutungen und Einschätzungen in Bezug auf die Situation von Frau Steffen einzuladen? Das kleine Wörtchen »noch« kann bereits im Gespräch den Prozess des Reframings in Gang setzen. Frau Steffen fragt betrübt und zugleich rhetorisch: »Ist das jetzt die Endstation?« In Verbindung mit »noch« ergibt sich ein alternativer (Be-)Deutungsrahmen: »Ist das jetzt *noch nicht* die Endstation?« lädt dazu ein, über alternative Möglichkeiten, alternative Orte und Versorgungsarrangements nachzudenken, die bisher durch die angespannte Situation und Engführung der Situation auf die Frage, ob eine Betreuung zu Hause möglich ist oder nicht, völlig ausgeblendet wurden. Auf diese Weise zeigt sich durch die wertschätzend-zugewandte Auftragsklärung, dass zirkuläre Fragen ausnahmsweise hilfreich sein können. Auch durch das Reframing als Einordnungsversuch in neuem Rahmen, zeigt sich das Potenzial eines familiensystemischen Ansatzes, der sich in besonderer Weise für die *Ressourcen* der im sozialen Netzwerk interagierenden Akteure interessiert.

Literatur

Barthelmess M (2016) Die systemische Haltung. Was systemisches Arbeiten im Kern ausmacht. 1. Aufl. Göttingen: Vandenhoeck & Ruprecht.
BMFSFJ, Bundesministerium für Familie, Senioren, Frauen und Jugend (2021) Neunter Familienbericht. Eltern sein in Deutschland. Berlin. Online verfügbar unter: https://www.bmfsfj.de/bmfsfj/ministerium/berichte-der-bundesregierung/neunter-familienbericht (Zugriff 16.03.2024).

Brown SM, Rozenblum R, Aboumatar H et al. (2015) Defining Patient and Family Engagement in the Intensive Care Unit. American Journal of Respiratory and Critical Care Medicine; 191 (3): 358–360.

DGP, Deutsche Gesellschaft für Palliativmedizin (2020) Erweiterte S3-Leitlinie Palliativmedizin für Patienten mit einer nicht heilbaren Krebserkrankung. Langversion 2.2 – September. AWMF-Registernummer: 128/001OL. https://www.awmf.org (Zugriff 16.03.2024)

Glajchen M, Goehring A (2017) The Family Meeting in Palliative Care: Role of the Oncology Nurse. Seminars in Oncology Nursing 33(5):489–97.

Hannon B, O'Reilly V, Bennett K et al. (2012) Meeting the family: measuring effectiveness of family meetings in a specialist inpatient palliative care unit. Palliat Support Care Mar;10(1):43–9. doi: 10.1017/S1478951511000575.

Huber E, Kleinknecht-Dolf M, Kugler C, Spirig R (2021) Patient-related complexity of nursing care in acute care hospitals – an updated concept. Scan J of Caring Sciences, 35(1):178–195. https://doi.org/10.1111/scs.12833

Hudson P, Quinn K, O'Hanlon B, Aranda S (2008) Family meetings in palliative care: Multidisciplinary clinical practice guidelines. BMC Palliat Care Aug 19; 7:12. doi: 10.1186/1472-684X-7-12.

Kalitzkus V, Wilm S (2018) Familie in der Medizin – Familienmedizin. In: Wonneberger A, Weidtmann K, Stelzig-Willutzki S (Hrsg.) Familienwissenschaft. Grundlagen und Überblick. 1. Aufl. Wiesbaden: VS Verlag für Sozialwissenschaften (Familienforschung), S. 417–450. Online verfügbar unter: https://link.springer.com/chapter/10.1007/978-3-658-17003-5_15 (Zugriff 05.10.2020).

Meyer C, Oelkers N (2018) Soziale Arbeit mit Familien. In: Graßhoff G, Renker A, Schröer W (Hrsg.) Soziale Arbeit. Eine elementare Einführung. Wiesbaden: VS Verlag für Sozialwissenschaften, S. 151–168.

Oelkers N (2012) Familialismus oder die normative Zementierung der Normalfamilie Herausforderung für die Kinder- und Jugendhilfe. In: Böllert K, Peter C (Hrsg.) Mutter + Vater = Eltern? Sozialer Wandel, Elternrollen und Soziale Arbeit. Wiesbaden: VS Verlag für Sozialwissenschaften, S. 135–154.

Rukstele CD, Gagnon MM (2013) Making Strides in Preventing ICU-Acquired Weakness. Involving family in early progressive mobility. Crit Care Nurs Q; 36 (1): 141–147.

Sanderson CR, Cahill PJ, Phillips JL et al. (2017) Patient-centered family meetings in palliative care: a quality improvement project to explore a new model of family meetings with patients and families at the end of life. Ann Palliat Med Dec;6(Suppl 2): 195–205. doi: 10.21037/apm.2017.08.11.

Schlippe von A, Schweitzer J (Hrsg.) (2016) Lehrbuch der systemischen Therapie und Beratung I. Das Grundlagenwissen. 3., unveränderte Auflage. Göttingen: Vandenhoeck & Ruprecht.

19 Über das Sterben sprechen

Jeanette Curth, Manfred Gaspar und Dagmar Schmitz

19.1 Fallvignette

Herr Boysen ist ein 69-jähriger ehemaliger Techniker in leitender Funktion bei einem überregionalen Energieversorger. Bis zum Eintritt in den regulären Altersruhestand hat es bei ihm keine nennenswerten Erkrankungen gegeben. Auch danach hat der biologisch jünger wirkende, verheiratete Vater zweier Kinder gesundheitlich kaum Einschränkungen gehabt. Gemeinsam mit seiner Ehefrau lebt er in einem großen Einfamilienhaus. Die jüngere Ehefrau ist halbtags beruflich beschäftigt. Der 35-jährige verheiratete Sohn lebt mit der zweieinhalbjährigen Tochter in einer 700 km entfernten Großstadt. Die unverheiratete Tochter lebt 25 km entfernt. Zwei jüngere Brüder leben in der näheren Umgebung.

Herr Boysen liest gerne, betätigt sich handwerklich in Haus und Garten und lebt insbesondere in der Hoffnung, möglichst viel gemeinsame Zeit mit seiner über alles geliebten Enkelin verbringen zu können. Bedingt durch Einschränkungen im Rahmen der Corona-Pandemie überwiegen allerdings fast ausschließlich digitale Kontakte.

Nach einem physischen Zusammenbruch im Sommer mit akuter Atemnot wird in einer Klinik für Pneumologie ein muzinöses Adenokarzinom der Lunge diagnostiziert.

Nach 14-tägigem Aufenthalt in dieser Klinik – mit 3–4 Litern/Min. Sauerstoff über Nasensonde respiratorisch stabil – erfolgt eine Verlegung auf eine onkologische (Palliativ-)Station. Nach dort unerwartet positivem SARS-Cov-2-Abstrich wird Herr Boysen auf die internistische Intensivstation verlegt, von der er zwei Tage später, nach letztlich »falsch positivem« SARS-Cov-2-Befund, zurückverlegt wird.

War bereits die Tumordiagnose für den lebenslangen Nichtraucher ein »Sturz aus der normalen Wirklichkeit« (Nikolaus Gerdes), so wird der COVID-Verdacht von ihm als zusätzliche Stigmatisierung erlebt. Eine gedankliche Verbindung zwischen den Begriffen »Krebs« und »Tod« wird (als für ihn nichtzutreffend) abgewehrt.

Es erfolgt die Einleitung einer Chemotherapie bei hohem Remissionsdruck und höchster Therapiemotivation des Patienten. »Ich will alles tun, um wieder gesund zu werden. Schließlich werde ich gebraucht!« Rasch auftretende Beschwerden aus Dyspnoe/Tachypnoe und Sauerstoffpflichtigkeit werden weitgehend ignoriert. Herr Boysen zeigt bereits zu diesem Zeitpunkt ausgeprägte Dissimulationstendenzen – sein erklärtes Ziel ist die schnellstmögliche Rückverlegung in die Häuslichkeit bei gleichzeitiger (verleugneter) Angst davor. Die Frage des Psychoonkologen, wovor er am meisten Angst habe, wird damit beantwortet, dass er »überhaupt keine Angst« verspüre.

Nach Portimplantation und weiterer Polychemotherapie bedarf es intermittierend intensivmedizinischer Behandlung mit High-Flow-Sauerstoff und antiinfektiver Therapie bei wiederholter Pneumonie und zunehmender Dyspnoe. »Das wird alles besser – die Therapie muss doch etwas bringen!« In täglichen Gesprächen – ärztlich, pflegerisch, sozialdienstlich, psychoonkologisch, physiotherapeutisch – werden behutsame Versuche unternommen, Herrn Boysen zur Einstellung der Chemotherapie zu motivieren, um die Lebensqualität zu verbessern. Sich gedanklich damit zu beschäftigen, dass sich sein Zustand verschlechtern und die verbleibende Lebenszeit auch sehr begrenzt sein könnte, wird von ihm nicht zugelassen.

Zu diesem Zeitpunkt besteht eine Sauerstoffpflichtigkeit von 6 Litern/Min. in Ruhe und 8–10 Litern/Min. bei Belastung. Die Mobilität beschränkt sich auf das Bett und den Toilettenstuhl. Immer um ein Lächeln bemüht, versichert Herr Boysen, wie gut es ihm doch gehe, wenn es ihm so gehe, wie jetzt gerade. Keine wesentliche Verschlechterung wird jeweils als Therapieerfolg empfunden! Eine Einstellung der Therapie kommt für ihn nicht in Frage. Allerdings sei er bereit, eine Therapiepause einzulegen und zu versuchen, zuhause »klarzukommen«. SAPV-Begleitung[1] lehnt er ab. Er komme allein, mit Hilfe seiner Frau, zurecht.

Diese Fragen in einem Familiengespräch zu erörtern ist, mangels entsprechender Motivation der daran zu Beteiligenden, nicht möglich. Den Behandler:innen gegenüber äußert die Ehefrau daran großen Zweifel – ihren Mann unterstützt sie bei seinem Plan.

19.2 Multiprofessionelle Lösungsansätze

Welche Berufsgruppen können sich wie in die Kommunikation zu Diagnosen und Therapieveränderungen einbringen?

Klassischerweise gehören die Diagnosestellung und die Aufklärung über die Therapien zu den ärztlichen Aufgaben, die nicht delegiert werden können. Dem Berufsstand Pflege ist das bewusst. Es ist jedoch wichtig, den Diagnose- und Aufklärungsstand sehr gut mit der Pflege und den weiteren Berufsgruppen zu kommunizieren, damit nicht gegensätzliche Aussagen zu einer Verunsicherung von Patient:innen führen. Im obigen Fallbeispiel wird beschrieben, dass von einem kurativen Verfahren auf eine palliative Therapie gewechselt werden sollte, aber der

---

1 Spezialisierte ambulante Palliativversorgung.

Patient diesen Schritt nicht mitgehen konnte. Hier stellt sich die Frage, ob von der Pflege ein Beitrag geleistet werden kann, um die Veränderung des Weges von kurativ auf palliativ für Herrn Boysen möglich zu machen?

19.3 Fragen aus spezifisch pflegefachlicher Perspektive

Welche pflegerischen Aufträge ergeben sich aus diesem Fallbeispiel?

Wie schon in der Definition vom *Deutschen Hospiz- und PalliativVerband e.V.* beschrieben, ist *Palliative Care* ein Ansatz zur Verbesserung der Lebensqualität von Patient:innen und ihren Familien, die mit Problemen konfrontiert sind, die mit einer lebensbedrohlichen Erkrankung einhergehen, und zwar durch Vorbeugen und Lindern von Leiden, durch frühzeitiges Erkennen, Einschätzen und Behandeln von Schmerzen sowie anderer belastender Beschwerden körperlicher, psychosozialer und spiritueller Art.

Dementsprechend bestehen die klassischen Aufgaben der Pflege in der Durchführung der Symptomkontrolle, der Prophylaxe und der Beobachtung. In diesem Fallbeispiel gibt es allerdings noch weitere Themen. Zum einen das Thema »Entlassungsmanagement mit der Frage nach Sicherstellung in der Häuslichkeit«, und zum anderen auch das wichtige Thema »Unterstützung bei der Gestaltung des Weges vom kurativen zum palliativen Therapieziel im multiprofessionellen Setting.« Um auch die letzten beiden Themen gut bearbeiten zu können, benötigen die Pflegemitarbeiter:innen eine hohe kommunikative Kompetenz und eine Veränderung der beruflichen Haltung.

Was braucht die Pflege, um Gespräche gut führen zu können?

Die Pflege ist in erster Linie ein »handelnder« Beruf. In der Regel besteht ein hohes medizinisches Fachwissen und die Pflegekräfte sind verantwortlich für die Steuerung des Pflegeprozesses – eine originäre pflegerische Vorbehaltsaufgabe. Das bedeutet, die Pflege arbeitet, organisiert und leistet, ist aber nicht immer vertraut mit der Bearbeitung von herausfordernden Gesprächsthemen. Handlungen werden mit praktischer Arbeit verbunden. Aber hier gibt es einen Wandel. Die heutige Ausbildung legt einen großen Schwerpunkt auf die Themen Beratung und Begleitung. Darüber hinaus gibt es viele Fortbildungen, die sich mit dem Thema Kommunikation und Haltungsveränderung für Pflegekräfte ausführlich beschäftigen.

In einer Studie (Marquard et al. 2018) wurde untersucht, wie Kommunikationsprobleme von Palliativpatient:innen und Pflegekräften wahrgenommen werden und welche Lösungsansätze es geben könnte: Als konfliktlösende Strategien werden von den beteiligten Pflegepersonen u.a. kollegiale Austauschmöglichkeiten, Eigenreflexion oder frühzeitige, klärende Gespräche mit den Betroffenen beschrieben.

Zahlreicher hingegen werden allerdings (präventiv) konfliktvermeidende Ansätze benannt. Diese sind sowohl organisatorisch-struktureller, fachlicher Natur (u. a. verbesserter Informationsfluss, Transparenz, Multiprofessionalität, gezielte Schulungsmaßnahmen, Zeit) als auch auf eine personale, individuelle Ebene (u. a. Ehrlichkeit, Empathie) bezogen.

Wie kann die Pflege besser als Ressource auch in Fragen der Kommunikation wahrgenommen werden?

Nach den in den o. g. Abschnitten beschriebenen Stolpersteinen für eine gelingende Kommunikation ist die Frage, ob die Pflege tatsächlich als Ressource vom multiprofessionellen Team gesehen wird, vielleicht ein wenig ungewöhnlich. Aber auf der anderen Seite gibt es keine Berufsgruppe, die mit den Patient:innen so viel Zeit verbringt und einen niederschwelligen Kontakt aufbauen kann. Darüber hinaus gelingt es Pflegekräften in der Regel sehr schnell, Beziehungen aufzubauen, wenn sie dem Gegenüber das Gefühl geben, Zeit zu haben. Pflegefachpersonen haben viel Übung, durch aufmerksame Beobachtung zu erkennen, was Patient:innen brauchen. Ungünstig ist es an dieser Stelle, zu schnell eigene Lösungs- oder Handlungsoptionen einzubringen. Förderlich ist es, auf Augenhöhe mit Patient:innen zu stehen und sie als Expert:innen ihrer Lebenssituation anzuerkennen. Die Mitarbeiter:innen benötigen für diese Arbeit ausreichend Zeit und eine wie oben beschriebene veränderte Haltung. Von einem multiprofessionellen Team benötigen sie den Auftrag, die Anerkennung und das Vertrauen, dass sie diese wichtige Aufgabe auch bewältigen können.

19.4 Fragen aus spezifisch psychoonkologischer Perspektive

Welche Grundprinzipien der psychologischen Betreuung schwerstkranker Menschen können Sie benennen?

Entscheidend ist, wie in jeder therapeutischen Begegnung, der Aufbau einer vertrauensvollen Beziehung. Dazu bedarf es aufseiten der Therapeut:innen einer Akzeptanz der eigenen Gefühlslage – und aufseiten der Patient:innen des uneingeschränkten Gefühls, ernst genommen zu werden in der gesamten Komplexität des zumeist herrschenden Gefühlschaos. Hilfreich ist, die Wahrnehmung der Patient:innen und die daraus resultierenden Gefühle zu erfragen. Die Frage »Wovor haben Sie die meiste Angst?« signalisiert, dass Ängste als normal erachtet werden und kein individuelles Versagen darstellen. Gleichzeitig gilt es, Abwehrmechanismen zu erkennen, zu respektieren und nicht zu durchbrechen. Weiterhin liegt im Vermitteln von Hoffnung eine wichtige Aufgabe, bildet doch Hoffnung das stärkste Gegengewicht zur Angst, denn die Angst befürchtet die Veränderung, die Hoffnung bejaht sie. Menschliche Existenz ohne Hoffnung ist wahrscheinlich nicht möglich. Noch immer wird mit einem »guten« Ausgang einer Krankheit entweder Heilung oder Lebensverlängerung bei guter Lebensqualität verbunden. Hilfreich erscheint da eine Formulierung Vaclav Havels: »Hoffnung ist eben nicht Optimismus. Es ist nicht die Überzeugung, dass etwas gut ausgeht, sondern die Gewissheit, dass etwas Sinn hat, ohne Rücksicht darauf, wie es ausgeht.« In diesem Sinne können Kranke, die einfühlsam und wahrhaftig über die Diagnose, Therapie und Prognose informiert sind, Grund zur Hoffnung haben, weil sie der Krankheit und der letzten Zeit des Lebens bewusster einen Sinn geben können. Und letztendlich geht es auch schwerstkranken Menschen nicht selten um Zukunftsaussichten. Auch bei aller Kürze einer Zukunft kann es um das Bedürfnis gehen, Perspektiven zu thematisieren. Als wichtiges palliativmedizinisches Grundprinzip gilt: das Beste hoffen, auf das Schlimmste vorbereitet sein.

Wie ist unter psychologischen Gesichtspunkten das Verhalten von Herrn Boysen erklärbar?

Wann immer das psychische oder physiologische Gleichgewicht gefährdet und es nicht möglich ist, auf diese Stresssituation physiologisch programmgerecht mit Flucht oder Angriff zu reagieren, treten Abwehrmechanismen in Kraft. Unter Abwehr ist ein unbewusstes inneres Regulationssystem zu verstehen, eine Art Filter, mit dessen Hilfe intrapsychisch aufsteigende Gefühle, Bedürfnisse und auch Handlungsimpulse ganz oder teilweise vom Bewusstsein ferngehalten werden. Zwei wesentliche Abwehrmechanismen von außerordentlicher Stabilität zeigen sich im Verhalten von Herrn Boysen: Verleugnung und Verdrängung. In der Verleugnung werden für andere Menschen offensichtliche Aspekte der Realität vom verleugnenden Menschen nicht anerkannt wie die Lebensbedrohlichkeit der Situation. Mit dem Begriff der Verdrängung hat Sigmund Freud erstmalig einen Abwehrmechanismus in der Literatur etabliert. War sie von Archimedes als rein physikalisches Phänomen beschrieben – festgemacht an einem Schiff –, brachte Freud sie in einem direkten Zusammenhang mit dem Tod. Wir haben die unverkennbare Tendenz gezeigt, den Tod beiseitezuschieben, ihn aus dem Leben zu eliminieren: »Wir haben versucht, ihn totzuschweigen... Der eigene Tod ist ja auch unvorstellbar, und so oft wir den Versuch dazu machen, können wir bemerken, dass wir als Zuschauer weiter dabeibleiben.« So konnte in der psychoanalytischen Schule der Ausspruch gewagt werden: »Im Grunde glaube niemand an seinen eigenen Tod« (Freud, 1999).

Verdrängung ist zu verstehen als eine Handlung, in der etwas »Unerträgliches« zunächst in eine gedankliche Schublade gelegt wird. Diese wird dann abgeschlossen, der Schlüssel weggeworfen. Und schon ist »vergessen«, jemals einen Schlüssel für eine Schublade gehabt zu haben, in die etwas abgelegt worden war. Es fehlt also die Erinnerung an die Erinnerung. Eine unglaubliche psychische Leistung.

Wie lassen sich Bewältigungsstrategien einer schweren Erkrankung klassifizieren?

Krankheitsbewältigung, auch Coping genannt, bezieht sich immer auf den Umgang mit einer Erkrankung. Als Instrument zur Einschätzung, wodurch sich von Krankheit betroffene Menschen ihrer Situation gewachsen fühlen, haben sich zur groben Orientierung die von Edgar Heim et al. (1991) beschriebenen »Berner Bewältigungsformen« bis heute bewährt. Differenziert wird darin in handlungs-, kognitions- und emotionsbezogenes Coping (▶ Tab. 19.1).

Tab. 19.1: Klassifikation von Bewältigungsstrategien

Handlungsbezogen	Kognitionsbezogen	Emotionsbezogen
Ablenkendes Anpacken	Ablenken	Hadern, Selbstbedauern
Altruismus (Selbstlosigkeit)	Aggravieren (Verschlimmern)	Emotionale Entlastung
Aktives Vermeiden	Akzeptieren	Isolieren, Unterdrücken
Kompensation	Dissimulieren (Herunterspielen)	Optimismus
Konstruktive Aktivität	Haltung bewahren	Passive Kooperation
Entspannung	Humor, Ironie	Resignation, Fatalismus
Sozialer Rückzug	Problemanalyse	Selbstbeschuldigung
Solidarisieren	Relativieren	Schuldzuweisen
Zupacken	Religiosität	Wut ausleben
Zuwendung	Rumifizieren (Grübeln) Sinngebung Valorisieren (Wertgebung)	

Ist eine Differenzierung in günstige oder ungünstige Bewältigungsstile möglich?

Generell lassen sich günstige und ungünstige Bewältigungsstrategien differenzieren (▶ Tab. 19.2, ▶ Tab. 19.3).

Tab. 19.2: Beispiele für günstige Bewältigungsstile

Zupacken	»Was ich unternehme, wie ich mitmache, davon hängt jetzt vieles ab.«
Zuwendung	»Bisher hat es immer jemand geben, der mich angehört und verstanden hat.«
Problemanalyse	»Ich versuche mir zu erklären, was überhaupt los ist.«

Tab. 19.3: Beispiele für ungünstige Bewältigungsstile

(Fatalistisches) Akzeptieren	Es ist nicht mehr zu ändern, ich muss mich dreinschicken.«
Passive Kooperation	»Die wissen schon, was sie tun.«
Resignation	»Ich glaube, es hat alles keinen Sinn mehr.«
Selbstbeschuldigung	»Ich verdiene es nicht besser.«

Welche psychologischen Hilfestellungen können den Umgang mit einer schweren Krankheit verbessern?

Als hilfreich wird zumeist die Ermutigung zu einem offenen Austausch von Gefühlen erlebt. William Shakespeare verdanken wir die brillante Formulierung: »Gib deinem Kummer Worte. Der Gram, der nicht spricht, wispert im überlasteten Herzen fort und bringt es zum Brechen.« Häufig werden situationsadäquate Gefühle nicht geäußert, weil sie als unangemessen empfunden werden oder um das soziale Umwelt zu schonen. Würdigung der schmerzlichen bzw. verzweifelten Wahrnehmung kann für die Betroffenen zur Entlastung führen. Als förderlich wird z. B. die Rückmeldung erlebt, dass es mutmaßlich keine »schwarzen Gedanken« gibt, die nicht andere – von einer lebensbedrohlichen Diagnose Betroffenen und ihre Angehörigen – bereits gehabt hätten. Zur Reduktion von Ängsten kann eine Sprache förderlich sein, die verstehend und erklärend ist. Betroffene sollten ermutigt werden, ihre Ängste auszusprechen und sie auch konsequent zu Ende zu denken. Niemals sollte versucht werden, sie ihnen auszureden! Nur dadurch kann eine vertrauensvolle Beziehung entstehen.

Angst als Synonym für Stress zu verstehen, wirkt entlastend. Es hilft zu wissen, dass es eine Normalreaktion auf bedrohliche Situationen ist und immer mit Anspannung einhergeht und durch Entspannung beherrscht werden kann. Eines der häufigsten Gefühle von lebensbedrohlich erkrankten Menschen ist ein vollständiger Kontrollverlust. Bereits eine Thematisierung dieses Phänomens kann erleichtern. Das Gefühl von Kontrollverlust wird kompensiert durch eine aktive Mitwirkung an der Behandlung. Betroffene reagieren häufig positiv darauf, sich als Manager:in ihrer Erkrankung zu erleben. Als Regel gilt: je stärker das Gefühl persönlicher Mitgestaltung und Kontrolle, desto stabiler die mentale Einstellung.

19.5 Fragen aus spezifisch medizinethischer Perspektive

Welche ethischen Prinzipien sehen Sie in dieser Fallkonstellation als besonders wichtig an? Warum?

So wie es in der Ethik darum geht, Normen und Werte, die unser menschliches Handeln leiten, kritisch zu überprüfen und zu begründen, so widmet sich die Medizinethik diesen Fragen für den spezifisch medizinischen Bereich. Hierbei gilt es zunächst, eine Besonderheit festzuhalten: Während wichtige gesellschaftliche Werte und Normen (wie der *Respekt vor der Selbstbestimmtheit* eines Menschen oder das Prinzip der *Gerechtigkeit*) natürlich ihre Gültigkeit in der Behandlung und Versorgung von kranken und pflegebedürftigen Menschen nicht verlieren, finden wir im medizinischen Bereich zusätzlich noch ein weiteres, für die Disziplin spezifisches, sozusagen »inneres« System von Werten und Normen. Alle pflegerischen und ärztlichen Handlungen sind gerichtet auf eine gemeinsame Leitidee, die zugleich auch das grundlegendste ethische Prinzip der Medizin darstellt: das *Wohlergehen der Patient:innen*. Dieses zentrale Handlungsziel zeichnet die Medizin als Wissenschaft aus und unterscheidet sie von anderen Wissenschaften. Eng verbunden mit der Verpflichtung, das Patient:innenwohl zu fördern, ist das *Nichtschadensgebot*, das als »primum non nocere« (»zuerst einmal nicht schaden«) schon aus der antiken Medizin und dem hippokratischen Eid ein Begriff ist. Sowohl das »innere« wie auch das »äußere« gesellschaftliche Wertesystem sind prinzipiell gültig in der Versorgung von Patient:innen und Pflegebedürftigen und es gilt, eventuell auftretenden Spannungen im Einzelfall durch angemessene Gewichtungen zu begegnen. Indem der medizinische Berufsstand sich beiden Wertesystemen verpflichtet, schließt er eine Art Vertrag mit der Gesellschaft und liefert die Basis für das *Vertrauen*, das jede einzelne Patient:in und die Gesellschaft als Ganzes in den Berufsstand haben können. Das Genfer Gelöbnis des Weltärztebundes[2] und der Ethikkodex des International Council of Nurses (ICN)[3] sind Beispiele für derartige berufsethische Selbstverpflichtungen.

In dem vorliegenden Fall scheint das Prinzip der Autonomie, also die Selbstbestimmtheit, für Herrn Boysen (und damit auch für das Behandlungsteam) eine besonders große Rolle zu spielen. Entgegen der vielfach übermittelten Deutung seiner Gesamtsituation als sich verschlechternd und palliativ, bleibt er bei seiner eigenen Perspektive der Zustandsverbesserung und des Therapieerfolges. Der von ihm präferierte Weg der Entlassung nach Hause – aus der stationären Betreuung und Pflege in ein Umfeld, in dem er die Regeln vorgibt und das er wesentlich gestaltet hat – verdeutlicht, wie überaus wichtig ihm seine Autonomie ist. Das geht sogar so weit, dass Überlegungen zur Lebensqualität – so weit von außen beurteilbar – in den Hintergrund zu geraten scheinen.

---

2 https://www.bundesaerztekammer.de
3 https://www.icn.ch (abgerufen am 4.3.2021)

Der Respekt vor der Selbstbestimmtheit von Patient:innen, vor ihrer Autonomie, geht mit positiven wie negativen Pflichten für das Behandlungsteam einher. Es fordert von ihm nicht nur Zwang jeglicher Art zu unterlassen (negative Pflicht). Es verlangt darüber hinaus die aktive Unterstützung der Patient:innen in der Ausübung ihrer Selbstbestimmtheit (positive Pflicht). Dies kann beispielsweise durch ein breites, niederschwelliges und am Bedarf der Patient:innen oder deren Stellvertreter:innen (Betreuer:innen oder Bevollmächtigte) ausgerichtetes Informations- und Beratungsangebot geschehen. Aber auch Maßnahmen, die überprüfen bzw. sicherstellen, dass Patient:innen die angebotenen Informationen verstehen und angemessen bewerten können (wie die Prüfung der Einwilligungsfähigkeit oder das Hinzuziehen eines Dolmetschers), dienen der Selbstbestimmtheit.

Sehen Sie in dieser Fallkonstellation aus Sicht des Behandlungsteams einen Konflikt zwischen wichtigen handlungsleitenden ethischen Prinzipien? Wie würden Sie ggfs. diesen Konflikt beschreiben?

In dem vorliegenden Fall sind nicht nur Zweifel aufseiten des Behandlungsteams an der Fähigkeit des Patienten zu selbstbestimmtem Handeln vorstellbar, sondern auch Sorgen um das Patientenwohl bzw. die Sorge, das Nichtschadensgebot zu verletzen. Die von dem Patienten gewünschte Chemotherapie geht mit Belastungen und Einschränkungen seiner Lebensqualität einher. Da der medizinische Nutzen einer Chemotherapie stark in Zweifel gezogen wird, sie also im engen medizinischen Verständnis als nutzlos angesehen wird, überwiegt aus Außensicht unter Umständen der Schaden der Maßnahme in der Abwägung. Ähnliches gilt für die vom Patienten gewünschte Entlassung nach Hause. Auch hier besteht die Sorge, sie könne für den Patienten und sein Umfeld belastend sein, vielleicht zu einer schlechteren Symptomkontrolle führen und eine Überforderungssituation darstellen. Während der Patient sich auf eine Unterbrechung der Chemotherapie einlässt (und damit in diesem Punkt den Konflikt des Behandlungsteams auflöst), besteht er jedoch weiterhin auf eine Entlassung nach Hause. Hier gibt es für das Behandlungsteam also nach wie vor einen Konflikt zwischen zwei ethischen Prinzipien: einerseits dem Respekt vor der Selbstbestimmtheit (Autonomie) des Patienten und andererseits dem Patientenwohl.

Welche Möglichkeiten der Unterstützung in ethisch konflikthaften Behandlungssituationen kennen Sie?

Ethische Prinzipien (so wie auch gesetzliche Regelungen) geben häufig keine ganz konkreten Vorgaben für Handlungen im Einzelfall, sondern nur einen Handlungsrahmen, innerhalb dessen Entscheidungen als ethisch angemessen angesehen und Prinzipien unterschiedlich interpretiert werden können. Dies ermöglicht in der Regel auch die Abwägung zwischen zwei gleichermaßen zutreffenden, aber zueinander im Konflikt stehenden ethischen Prinzipien in der Einzelfallentscheidung. Unterstützung in diesem Abwägungs- und Interpretationsprozess durch neutrale Dritte kann hilfreich sein und neue Perspektiven eröffnen. Diese kann beispielsweise von Kolleg:innen aus anderen Abteilungen als Moderator:innen in kollegialen Fallbesprechungen geleistet werden. In vielen Kliniken und zunehmend auch in ambulanten Kontexten und Pflegeeinrichtungen stehen darüber hinaus speziell ausgebildete Ethikberater:innen oder Ethikkomitees zur Verfügung, die auf Anfrage unterstützend durch Moderation oder konkret beratend tätig werden können.

Welche Reaktion(en) des Teams mit Blick auf die Behandlungswünsche des Patienten wäre(n) ethisch angemessen?

Auf der Ebene der Patientenautonomie erschiene es klar unangemessen, einwilligungsfähige Patient:innen, die in der Lage sind, ihre Situation zu verstehen und mögliche Konsequenzen einer Entlassung für sich zu bewerten, gegen ihren Willen im stationären Umfeld zu behalten. Ebenso unangemessen wäre es auf der Ebene des Patientenwohls, nicht einwilligungsfähige Patient:innen in der völligen Fehleinschätzung ihrer Situation ohne adäquate Versorgung nach Hause zu entlassen. Um innerhalb des ethisch vorgegebenen Handlungsrahmens zu entscheiden, wäre es wichtig, die Einwilligungs- und Entscheidungsfähigkeit des Patienten zu überprüfen. Ist diese – wie im vorliegenden Fallbeispiel – gegeben und der Patient strebt nach wie vor die Entlassung nach Hause an, ist dafür Sorge zu tragen, dass dies auf eine Art und Weise geschieht, die das Patientenwohl möglichst fördert und mit möglichst wenig Belastungen für den Patienten verbunden ist.

19.6   Zum Schluss: Der weitere Verlauf

Schließlich erfolgt nach 45 Tagen Aufenthalt auf der Station seine Entlassung in die Häuslichkeit. Wider Erwarten des Teams der Station kehrt Herr Boysen nicht umgehend in die Klinik zurück, sondern verbleibt 15 Tage zuhause, bis er dann notfallmäßig wiederaufgenommen werden muss. »Das hätte wohl keiner von euch erwartet, dass ich es so lange schaffen würde«, lauten seine unter Mühen herausgepressten Worte zur Begrüßung. Seine Wiederaufnahme in der Klinik verbindet Herr Boysen mit einer Fortführung der Chemotherapie, nunmehr mit palliativer Intention. Bei stabiler Tachydyspnoe wird erneut von Seiten aller Beteiligten die Frage thematisiert, ob eine Fortführung der Chemotherapie bei zu erwartender Unveränderlichkeit seines Zustandes sinnvoll und erstrebenswert sei. Dies wird von Herrn Boysen vehement bejaht – schließlich sei sein Zustand doch stabil. Zudem habe er noch viele Pläne, insbesondere brauche seine Enkelin ihn als Großvater.

Im Verlauf verschlechtert sich die Dyspnoe, so dass eine kontinuierliche intravenöse Opioidgabe zur Kupierung der Symptomatik erfolgt, die von Herrn Boysen als Therapieerfolg gewertet wird. Eine Hospizversorgung wird weiterhin abgelehnt, wohl aber einer prophylaktischen Anmeldung dafür sowie einer Entlassung nach Hause zugestimmt, die dann zügig erfolgt.

Nach dreitägigem Aufenthalt zuhause stimmt Herr Boysen einer Verlegung ins Hospiz zu, da die Dyspnoe und eine zusätzliche Schmerzsymptomatik für ihn unerträglich geworden sind. Seine Frau begleitet ihn dorthin. Gemeinsam im Zimmer angekommen, stellt Frau Boysen fest, dass sie im Auto etwas vergessen hat. Als sie Minuten später damit zurückkommt, ist ihr Mann verstorben.

Literatur

Freud S (1999) Zeitgemäßes über Krieg und Tod. Gesammelte Werke in 18 Bänden. Bd. X. Fischer TB: Frankfurt am Main.
Heim E. et al. (1991) Berner Bewältigungsformen, BEFO. Hans Huber Verlag: Bern.
Marquard S, Garthaus M, Wendelstein B et al. (2018) Kommunikationsprobleme und Konflikte in der Palliativpflege 2018. Hospiz-Dialog Nordrhein-Westfalen, Ausgabe 74.

20 Angst und psychische Belastung

Julia Baron, Klaus Maria Perrar, Astrid Stephan und Sascha Weber

20.1 Fallvignette

Frau Timeo ist eine 48-jährige, verheiratete und berufstätige Mutter von zwei Teenagern. Ihr Ehemann ist 69 Jahre alt, wirkt aber jünger. Neben ihrem Studium der Betriebswirtschaftslehre war es ihr schon immer wichtig, sich sozial zu engagieren. So ist sie Vorstandsmitglied im örtlichen Caritasverband und arbeitet in der Elternvertretung in der Schule ihrer Kinder. Sie arbeitet im Immobilien- und Finanzunternehmen ihres Mannes und führt dort die Personalabteilung.

Ihr 15-jähriger Sohn und ihre 17-jährige Tochter besuchen das Gymnasium. Ihre 71-jährige Mutter kümmert sich im gemeinsamen Wohnhaus liebevoll um die Kinder. Frau Timeo bedauert bis heute, dass ihr Vater früh bei einem Verkehrsunfall verstorben ist und sie keine Geschwister hat. Aktuell plant sie die Abiturfeier ihrer Tochter im kommenden Jahr.

Vor 13 Jahren wurde erstmals Brustkrebs bei Frau Timeo festgestellt und sie bemerkte nach zehn Jahren ohne Krebs zunächst nur zunehmende Atemnot. In den Kontrolluntersuchungen zeigte sich dann, dass bereits Metastasen in der Lunge und den Knochen bestehen. Zunächst sprach Frau Timeo sehr gut auf eine Antikörpertherapie an. Inzwischen bekommt sie eine sogenannte Drittlinientherapie, die nach vorangegangenen Therapien und bei fortgeschrittener Erkrankung angewendet wird. Die behandelnde Gynäkologin sagte ihr, dass keine experimentellen Therapieoptionen mehr zur Verfügung stehen. Ihr Ehemann will dies nicht hinnehmen und recherchiert viel im Internet. Seitdem das Rezidiv behandelt wird, kümmert sich die 71-jährige Mutter um die Kinder und den Haushalt. Frau Timeo ist oft erschöpft und niedergeschlagen, will aber ihre Familie nicht belasten. Ihr Ehemann steckt seine freie Zeit in die Arbeit, um den Betrieb aufrecht zu erhalten.

Aktuell quälen sie Appetitlosigkeit und permanente Schmerzen, vor allem der Knochen. Schon bei kleinsten Belastungen ist sie »außer Puste«. Sie versuche, an den Aktivitäten der Familie teilzunehmen, und dann plötzlich käme die Angst. Sie habe während der ersten Krebserkrankung damals zu Beginn der Therapie mal Panikattacken erlebt, aber das sei kein Vergleich zu jetzt, wo sie nachts vor Angst nicht schlafen könne und sie sich wie gelähmt fühle. Sie ertrage es dann nicht, wenn sie allein sei. Zeitweise habe sie durch die starken Schmerzmittel Bilder und Muster gesehen. Sie tue sich deshalb auch schwer mit Schmerzmitteln, denn sie meint: »Ich möchte ja nicht verrückt werden!«

> »Und dann wurde die Angst noch stärker«, berichtet Frau Timeo nach der ersten Einnahme von Lorazepam. Nach mittlerweile sieben Tagen auf der Palliativstation kann sie sich auf einen Besuch der Psychologin einlassen – als Teil der multiprofessionellen Behandlung. Im Team wird in der morgendlichen Übergabe berichtet, dass sie nachts nicht allein im Zimmer sein kann und ständig klingelt. Sie fühlt sich hilflos und wünscht sich ein Konzept, um ihre Angst zu kontrollieren. Früher im Betrieb war sie die Macherin und jetzt fürchtet sie, zu früh aufzugeben. Sie wünscht sich »einfach Ruhe« und möchte nachts wieder schlafen. Sie kann inzwischen nur noch wenig aufstehen und verbringt viel Zeit im Bett. Das pflegerische Team hat bereits Unterstützung angeboten, die von Frau Timeo vehement abgelehnt wird. Wenn sie doch einmal Hilfe annehmen muss, reagiert sie sehr abweisend gegenüber den Pflegenden. Das pflegerische Team ist sehr verunsichert.

20.2 Multiprofessionelle Lösungsansätze

Wie kann das Verhalten der Patientin verstanden werden?

Das Team ist unsicher, wie es auf die Zunahme der nächtlichen Angstzustände und die Hilflosigkeit der Familie reagieren soll. Ein möglicher Zugangsweg könnte interpretative Fallarbeit sein (Schrems, 2022; Teekman, 2000). Im Fall von Frau Timeo findet diese interpretative Fallarbeit im Rahmen einer multiprofessionellen Teamsitzung statt. Dabei wird die Situation durch eine Pflegefachperson, die Frau Timeo häufig betreut hat, vorgestellt, die Stationsleitung übernimmt die Moderation. An der multiprofessionellen Fallbesprechung nehmen zwei weitere Pflegefachpersonen, die Stationsärztin, die das Protokoll führt, der Stationsarzt sowie die Psychoonkologin teil. Für die Fallbesprechung ist mindestens eine Stunde eingeplant und ein ruhiger Besprechungsraum reserviert.

Es gibt diverse Anleitungen und Praxisleitfäden, wie interprofessionelle Fallbesprechungen oder auch Fallberatungen umgesetzt werden können. Das Team hat bereits Erfahrungen mit dem Heilbronner Modell zur kollegialen Fallberatung in zehn Schritten gemacht (Institut für kollegiale Beratung e.V., 2016). Aufgrund der kleinschrittigen Anleitung und guten Strukturierung eignet sich der Ansatz auch für unerfahrene Teams, zumal Vor- und Nachbereitung der Sitzungen ebenfalls beschrieben sind. Grundsätzlich läuft eine Fallbesprechung in drei groben Schritten ab: Fallvorstellung, Fallbearbeitung und Fallauswertung (Schrems, 2022). Basierend auf einer gemeinsamen Diagnose oder Problemdefinition werden Lösungsstrategien abgeleitet und die Aufgaben im multiprofessionellen Team vereinbart.

Welche Formen der Angst gibt es und wie häufig tritt Angst am Ende des Lebens auf?

Die Erfahrung von Angst ist eine universelle Erfahrung und bedarf nicht immer einer Diagnose oder Intervention, die über ein mitfühlendes Gespräch hinausgeht. Angst ist eine physiologische, lebensnotwendige Emotion und tritt häufig dann auf, wenn wir uns bedroht fühlen, Sorge vor Kontrollverlust und das Bedürfnis nach Schutz haben: Angst fordert uns auf, Schutz zu suchen oder einzufordern. Angst wird dann behandlungsbedürftig, wenn sie die übliche Lebensführung wesentlich beeinträchtigt. In unserem Fall könnte es sein, dass Frau Timeo wegen Sorgen vor dem möglicherweise bevorstehenden Abschied nicht mehr schlafen kann, Angst vor Einsamkeit oder Sorge hat, unangenehme Gefühle bei ihrer Familie auszulösen. Ein ursprünglicher Bewältigungsmechanismus (Angst als Aufforderung, Schutz aufzusuchen und die Situation zu verändern) kann dann zu einem Hindernis werden (»vor Angst erstarren«).

Es ist bekannt, dass Personen mit Angst und Depression am Ende des Lebens mehr physische Symptome wie Schmerzen, Übelkeit und Atemnot, eine schlechtere Lebensqualität und einen Würdeverlust berichten (Wilson et al., 2007). Trotz des Wissens darum liegen nur wenige Untersuchungen zum Vorkommen von Angst im palliativen Setting vor. Ungefähr 1 von 2–3 Krebspatienten, die eine Palliativversorgung erhalten, berichteten von ausgeprägter Angst und Depressivität (Bužgová et al., 2015; Sewtz et al., 2021). In der ambulanten Palliativversorgung lag in einer Untersuchung von 2019 die Belastung von Patient:innen in der letzten Lebenswoche mit moderater bis starker Angst und Depressivität bei ca. 50 % (Conill et al., 1997; Kozlov et al., 2019). Dies ging außerdem mit einer starken Belastung der informellen und professionellen Pflegepersonen einher. Einerseits kann hierbei eine syndromale Angst von einer subsyndromalen Angst unterschieden werden. Mit syndromaler Angst ist gemeint, dass die Kriterien einer Angststörung nach ICD (*International Statistical Classification of Diseases and Related Health Problems* der Weltgesundheitsorganisation) erfüllt sind. Das ICD kennt als Angststörungen beispielsweise Panikstörungen, spezielle Phobien, eine generalisierte Angststörung oder Angst und Depression gemischt. Häufig untrennbar mit Angst verbunden sind außerdem die Posttraumatische Belastungsstörung, die Anpassungsstörung und die akute Belastungsreaktion. Angststörungen nach ICD treten bei ungefähr 1 von 10 Patient:innen mit einer Krebserkrankung im Krankheitsverlauf auf (Mehnert et al., 2014).

Subsyndromale Ängste erfüllen die Kriterien der ICD nicht und treten deutlich häufiger bei Betroffenen in der Palliativversorgung auf. Die S3-Leitlinie Palliativmedizin bei nicht heilbaren Krebserkrankungen schlägt zur Differenzierung eine Unterteilung in drei Gruppen vor (Deutsche Krebsgesellschaft, Deutsche Krebshilfe, AWMF (Leitlinienprogramm Onkologie), 2020), S. 362–365) (▶ Tab. 20.1).

Tab. 20.1: Ängste und mögliche Auslöser (adaptiert nach S3-Leitlinie, S. 362–365)
Für die sorgfältige diagnostische Zuordnung, ob und inwieweit organische Angst, situative Angst oder existenzielle Angst vorliegen, bedarf es neben der psychologischen/psychotherapeutischen Erfassung einer Einschätzung durch behandelnde Ärzt:innen oder z. B. Fachkräfte aus der Pflege (Deutsche Krebsgesellschaft, Deutsche Krebshilfe, AWMF, 2020).

Situative Angst	Organische Angst	Existenzielle Angst
• Furcht, die auf ein Ziel gerichtet ist (z. B. Chemotherapie, medizinische Prozedur, körperliche Entstellung, Verlust von Lebensqualität, Leiden aufgrund unzureichender oder unzulänglicher Versorgung) • Furcht vor Möglichkeiten von Symptomen (Schmerz, Atemnot, Isolation, Abhängigkeit u. a.) • Sorge/Angst um die Existenz und das Wohlbefinden der Angehörigen	• Angstzustände, die durch vorhandene somatische Faktoren ausgelöst werden • Angst durch metabolische Störungen (z. B. Hyperkaliämie, Hypoglykämie) • Angst durch organische Veränderungen (z. B. Hirnmetastasen) • Medikamenteninduzierte Angst: Kortikosteroide, Opioide, Antiemetika, Bronchodilatatoren, Entzugsphänomene	• Angst vor dem Tod als Jenseitigkeit (Spiritualität, Religiosität) • Angst vor der Endlichkeit des eigenen Lebens • Angst vor existenzieller Isolation (Tod-Sein als Getrenntsein von der Welt) • Reaktion auf die fehlende Erkenntnismöglichkeit des Tod-Seins • *Progredienzangst:* Angst, Sorge oder Befürchtung bzgl. der Möglichkeit des Wiederkehrens oder Voranschreitens der Krebserkrankung

Neben Angst als Reaktion auf die Krankheits- und Behandlungssituation und die existenzielle Bedrohung (im Sinne eines »Bewältigungsmechanismus«) können Ängste verstärkt werden, die bereits zuvor bestanden (Angststörungen).

Wie äußert sich Angst in der palliativen Situation?

Betroffene äußern ihre Angst oft nicht direkt. Sie drückt sich durch ein Gefühl der Unruhe, Erregung, erhöhte Irritabilität oder auch körperliche Symptome aus. Angstsymptome können in somatische oder psychische/kognitive Angstsymptome unterteilt werden.

Somatische Angstsymptome könnten dann bestehen, wenn keine eindeutige Abgrenzbarkeit von Symptomen der jeweiligen Grunderkrankung, unerwünschten Wirkungen von Diagnostik, Interventionen oder Arzneimitteln möglich ist. Häufig kann die vegetative Übererregung auf körperlicher Ebene dann als Mundtrockenheit, Atemnot, verstärktes Schwitzen, Herzstolpern, Übelkeit und Erbrechen oder Muskelverspannungen auftreten. Auch können sich Ängste und damit verbundene Anspannung als Beschwerden des Magen-Darm-Traktes äußern wie Diarrhoen, Magenschmerzen oder Appetitminderung.

Im Übergang von körperlichen zu psychischen und kognitiven Symptomen, die mit Ängsten einhergehen, sind Müdigkeit und Schlafstörungen häufig mit einem hohen Leidensdruck für die Betroffenen verbunden. Schlafstörungen können bedingt durch oder verstärkend auf Grübeln und Gedankenkreisen, Katastrophisieren oder wiederkehrende, sich aufdrängende Gedanken an die Krankheit oder den Tod wirken (Intrusionen). Auch können Gedächtnis- oder Konzentrationsstörungen bestehen. Verlust von Autonomie, Beeinträchtigung des eigenen Würdeerlebens oder die Sorge vor der Abhängigkeit von anderen können Hoffnungslosigkeit und ein Gefühl von Ohnmacht auslösen. Liegen zusätzlich Freude- und Interessensverlust (Anhedonie) vor, ggf. mit Suizidgedanken und/oder Hoffnungslosigkeit, kann dies ein Hinweis auf ein zusätzliches depressives Syndrom sein. Angst und Depression sind häufig miteinander vergesellschaftet und es besteht eine große Schnittmenge in der Symptomalogie. Im Rahmen beider Syndrome kann ein Verlust der Libido auftreten.

20.3 Zusätzliche Fragen aus spezifisch psychologischer Perspektive

Wie könnten psychologische Angebote für die Patientin und ihre Familie hilfreich sein?

Nach einer initialen Kontaktaufnahme durch Mitarbeitende der Palliativpsychologie oder Psychoonkologie können der Patientin über die Diagnostik hinaus verschiedene Angebote gemacht werden. Einerseits kann es hilfreich sein, das subjektive Erleben zu schildern und es dadurch zu verstehen. Damit verbunden kann die Psychoedukation zu Angst als »normalem« Bewältigungsmechanismus einer »unnormalen Situation« als hilfreich erlebt werden und das Gefühl der Handlungsunfähigkeit lindern.

Neben dem Gesprächsangebot an die Patientin selbst kann ein Angehörigen- oder Familiengespräch angeboten werden. Dies könnte dazu beitragen, ein belastendes Schweigen zwischen Mutter, Ehemann und Kindern der Patientin zu durchbrechen. Bei Bedarf könnte Kontakt zu einer externen psychotherapeutischen Begleitung oder zu Selbsthilfegruppen (bspw. Angehörigengruppen) vermittelt werden.

Gerade vor dem Hintergrund des erlebten Kontroll- und Autonomieverlustes der Patientin könnte es wichtig sein, ihr immer wieder deutlich zu machen, dass gesetzte Grenzen respektiert und nicht überschritten werden. Als Möglichkeit, das Identitäts- und Rollenerleben der Patientin zu stärken, die nun in ihrer Krankenrolle sowohl in ihrer beruflichen wie auch privaten Rolle als Mutter und Partnerin eingeschränkt ist, könnte Biografiearbeit förderlich sein. Die Patientin erlebt auf diese Weise, wer sie als gesunder Mensch war.

Nennen Sie Beispiele für psychotherapeutische Interventionsstrategien!

Im Fall von Frau Timeo sind Ängste und Panik eng mit dem Erleben von Atemnot verknüpft. Mögliche psychologisch angeleitete Interventionen sind Atemübungen, die gemeinsam eingeübt werden können. Achtsamkeitsübungen wie MBSR (Mindfulness Based Stress Reduction nach Kabat-Zinn) und imaginative Techniken (bspw. Traumreisen) können zur Förderung von Entspannung und zur Ressourcenaktivierung und Förderung von Akzeptanz und damit funktionaler Bewältigungsstrategien dienen. Entspannungsverfahren wie Progressive Muskelrelaxation (PMR) können neben der persönlichen Anleitung auch durch mobile Applikationen (APPs) oder Hörbücher zur Linderung der nächtlichen Ängste helfen. Außerdem stehen mittlerweile zugelassene »Digitale Gesundheitsanwendungen« (DiGAs) bei Angststörungen, Schlafstörungen und/oder Depression zur Verfügung, die durch das Behandlungsteam oder niedergelassene Behandelnde verordnet werden können (Fachärzt:innen oder Psychotherapeut:innen). Psychotherapeutische Kurzzeitinterventionen, die für die Palliativsituation evaluiert wurden, sind beispielsweise Akzeptanz- und Commitment-Therapie (ACT) (Gibson Watt et al., 2023) oder sinnzentrierte Ansätze wie die Logotherapie nach Frankl oder der ressourcenstärkende Ansatz der »Würdezentrierten Therapie« nach Chochinov (englisch: Dignity Therapy) (Chochinov, 2017).

20.4 Zusätzliche Frage aus spezifisch pflegefachlicher Perspektive

Wie kann der Austausch innerhalb einer interprofessionellen Fallbesprechung hilfreich für die Begleitung von Frau Timeo sein?

Die Angstzustände in der Nacht und das häufige Klingeln erschließen sich jetzt für das Team als Zeichen von situativer Angst. Möglicherweise erklärt dies auch die Vermeidung der Familie, sich der Situation zu stellen. Daher legt das pflegerische Team als Pflegediagnose »Angst« fest (Herdmann, 2022). Basierend auf Empfehlungen in Leitlinien sowie bisheriger Erfahrungen werden die folgenden Strategien gemeinsam mit dem interprofessionellen Team besprochen. Zusätzlich wird vereinbart, dass die Situation von Frau Timeo und wie das multiprofessionelle Team darauf reagiert wöchentlich evaluiert werden (▶ Tab. 20.2).

Tab. 20.2: Mögliche Behandlungsziele, Behandlungspfad und strukturiertes Vorgehen bei Angst in der Palliativsituation (adaptiert und erweitert nach u. a. S3-Leitlinie Palliativmedizin (Butow et al. 2015); Deutsche Krebsgesellschaft, Deutsche Krebshilfe, AWMF (Leitlinienprogramm Onkologie), 2020; Hornemann et al., 2022).

Erfassen der Angst durch ein standardisiertes Instrument	In der klinischen Praxis können die Screeninginstrumente Generalized Anxiety Disorder-2 (GAD-2) und das minimale Dokumentationssystem (MIDOS-2) auf der Palliativstation eingesetzt werden.
Aufbau einer Vertrauensbeziehung und Vermittlung von Sicherheit	Im Team wird eine Bezugspflegeperson für Frau Timeo bestimmt, die bisher einen guten Zugang gefunden hat. Die Pflegefachperson wird mit Frau Timeo den Wunsch nach pflegerischer Unterstützung klären. In folgenden Gesprächen soll weiter danach gefragt werden, wie die Pflege aussehen soll, wenn ihre Kräfte noch stärker nachlassen. Damit soll der Patientin Kontrolle und Mitbestimmung über die Situation ermöglicht werden. Außerdem soll der Patientin in diesen Gesprächen vermittelt werden, wie wertvoll ihre Kraft ist und dass diese für Besuche oder Spaziergänge mit ihrer Familie genutzt werden könnte, wenn die Pflegenden etwas mehr bei der Körperpflege unterstützen würden. Außerdem soll die Bezugspflegende explizit anbieten, mit der Patientin über Dinge zu sprechen, die ihr Angst machen könnten.
Förderung von Akzeptanz, Vermittlung von Trost, Einnehmen einer mitfühlenden Haltung (Kontroll- und Rollenverlust begegnen)	Die Pflegenden gehen nun schon zu Beginn des Nachtdienstes zu Frau Timeo, um mit ihr ein beruhigendes Gespräch zu führen. Sie verabreden feste Zeitfenster am Abend, um wieder nach Frau Timeo zu sehen. Außerdem regen Sie an, vertraute Musik oder Hörbücher mitzubringen, die am Abend etwas Entspannung bringen können. Auch vertraute Gegenstände können helfen.
Angstmindernde Kommunikation	Das Team ist sensibilisiert, dass auch Kommunikation, z. B. das Sprechen über Pflegebedürftigkeit, die Angst der Patientin verstärken kann. Daher wird besonders auf die Wortwahl geachtet und darauf, die Patientin nicht in eine passive Situation zu bringen, sondern immer deutlich mitbestimmen zu lassen. Es soll immer genau erklärt werden, was die Pflegenden tun und warum.

Tab. 20.2: Mögliche Behandlungsziele, Behandlungspfad und strukturiertes Vorgehen bei Angst in der Palliativsituation (adaptiert und erweitert nach u. a. S3-Leitlinie Palliativmedizin (Butow et al. 2015); Deutsche Krebsgesellschaft, Deutsche Krebshilfe, AWMF (Leitlinienprogramm Onkologie), 2020; Hornemann et al., 2022). – Fortsetzung

Beruhigung in Situationen der Angst und zur Vorbeugung von Angstattacken	In Situationen der Angst oder auch zur Entspannung soll Frau Timeo Basale Stimulation und Aromapflege angeboten werden. Weitere Interventionen könnten durch andere Berufsgruppen angeboten werden, z. B. durch Psycholog:innen, Physiotherapeut:innen oder Ernährungstherapeut:innen.
Linderung bei akuten Angstattacken	Auch nichtmedikamentöse Maßnahmen sollten ausprobiert werden, wie bspw. ein Handventilator bei starkem Schwitzen, Tees, Musik hören, Angst mindernde Gespräche mit der Pflegefachperson. Die Psychoedukation kann über Alternativen der medikamentösen Therapie aufklären.
Einbezug der Familie (Hilflosigkeit der Familie begegnen)	Die Psychoonkologin wird Gespräche mit der Patientin und auch der Familie führen. Zusätzlich werden die Pflegenden in Gesprächen mit der Patientin verstärkt nach den Kindern fragen, sofern das situativ angemessen ist. Die Bezugspflegende wird gemeinsam mit der Patientin und ihrem Ehemann sprechen und sie einladen, die Kinder mitzubringen.

20.5 Zusätzliche Fragen aus spezifisch medizinischer Perspektive

Durch welche körperlichen Ursachen könnten Ängste ausgelöst oder verstärkt werden?

Insbesondere die Grunderkrankungen selbst und die damit einhergehende medikamentöse Behandlung mit unerwünschten Arzneimittelwirkungen und Interaktionen können Ängste verstärken oder auslösen. In ▶ Tab. 20.3 sind hierzu Beispiele aufgeführt. Diese sollten im Behandlungsprozess als Auslöser ausgeschlossen oder soweit möglich reduziert werden. Insbesondere sei darauf hingewiesen, dass der Einsatz von Kortikosteroiden nur nach strenger Indikationsstellung und zeitlich begrenzt erfolgen sollte. In unserem Fallbeispiel könnte eine verbesserte

Symptomlinderung der Atemnot zu einer Linderung der Angst und Panik führen. Im Aufnahmegespräch sollten Patient:innen explizit nach Konsum von Suchtmitteln wie Alkohol, Nikotin oder Koffein befragt werden, da deren (übermäßiger) Entzug verstärkte Ängste und Unruhe auslösen kann (bis hin zum Entzugsdelir).

Tab. 20.3: Körperliche und vorbestehende psychische Störungen, die Ängste auslösen oder verstärken können – Hilfe zur Differenzialdiagnose (adaptiert und erweitert nach Benkert & Hippius, 2021).

Psychoaktive Substanzen	Schilddrüsenhormone, Kortikosteroide, Alkohol, Nikotin, Drogen aller Art (und deren Entzug)
Endokrine Störungen	Hyper-/Hypothyreose, Karzinoid, Cushing-Syndrom, Hyperparathyreoidismus
Metabolische Störungen	Hypoglykämie, Hypokaliämie
Kardiale Erkrankungen	Koronare Herzerkrankung, Herzrhythmusstörungen, Herzinsuffizienz, Myokardinfarkt
Zerebrale Erkrankungen	Anfallsleiden, entzündliche Erkrankungen, dementielle Erkrankungen, M. Parkinson, Schwindel
Pulmonale Erkrankungen	Asthma, COPD, Lungenembolie
Immunsystem	Allergien, Autoimmunerkrankungen
Psychische Störungen	Psychosen, depressive Syndrome, Zwangsstörungen, PTBS, Essstörungen, Substanzgebrauch-/abhängigkeit

Welche medikamentösen Behandlungsoptionen sind bei Angst(-störungen) möglich?

Medikamentöse Behandlungsoptionen sind häufig nur für den Bereich außerhalb der Palliativsituation wissenschaftlich evaluiert und untersucht, somit sind medikamentöse Behandlungsversuche außerhalb der für definierte Angsterkrankungen zugelassenen Medikamente immer Off-Label-Therapieversuche (Salt et al., 2017). Bevor ein medikamentöser Behandlungsversuch erfolgt, sollten die Patient:innen über mögliche unerwünschte Arzneimittelwirkungen aufgeklärt werden. Insbesondere paradoxe Reaktionen auf Benzodiazepine mit Pseudohalluzinationen, Sturzneigung, Verwirrung und Konzentrationsstörungen können zur Verstärkung von Ängsten und dem Gefühl von Kontrollverlust beitragen. In ▶ Tab. 20.4 finden sich beispielhaft einige Substanzen zur medikamentösen Behandlung und deren Indikationen aufgelistet, für ausführliche Informationen zur medikamentösen Therapie und Dosierungen verweisen wir auf die S3-Leitlinie Palliativmedizin, Kapitel Angst. Antipsychotika wie beispielsweise Quetiapin, Olanzapin oder Pipamperon haben per se keinen anxiolytischen Effekt und können nach Ausschöpfen anderer medikamentöser Optionen zur Augmentation oder zur Schlafinduktion

(Off-Label-Gebrauch!) angewendet werden. Als Erleichterung nehmen Patient:innen häufig eine medikamentöse Unterstützung des Einschlafens durch beispielsweise sedierende Antipsychotika oder sedierende Antidepressiva wahr.

Tab. 20.4: Beispielhafte medikamentöse Behandlungsoptionen bei Angsterkrankungen und angstlösende medikamentöse Behandlungsversuche.
Die hier genannten Antidepressiva sind zur Behandlung von Angststörungen wie z. B. Panikstörung oder generalisierter Angststörung zugelassen. Dazu sind weitere Vorteile in der palliativen Situation aufgeführt (adaptiert und erweitert nach Benkert & Hippius, 2021; Riordan et al., 2019; Salt et al., 2017; Deutsche Krebsgesellschaft, Deutsche Krebshilfe, AWMF (Leitlinienprogramm Onkologie), 2020).

Medikamentenklasse	Substanz	Mögliche Vorteile in palliativer Situation	Darreichungsform
Antidepressivum (SSRI)	Citalopram, Escitalopram	Wenige CYP450 Interaktionen	Tabletten, Lösung, Infusionslösung
Antidepressivum (SSRI)	Sertralin	Path. Weinen/Lachen Cholestatischer Pruritus	Tabletten, Lösung
Antidepressivum (SNRI)	Duloxetin	Neuropathische Schmerzen Hot Flushes/Hitzewallungen	Kapseln
Antidepressivum (SNRI)	Venlafaxin	Tamoxifen Hot Flushes/Hitzewallungen	Tabletten, Kapseln
Sonstige	Pregabalin	Angststörungen Neuropathische Schmerzen Pruritus Schluckauf/Husten	Kapseln, Lösung
Benzodiazepine	Lorazepam, Alprazolam, Oxazepam, Midazolam	Palliative Situation/Notfallbedarf/Akuter Angstzustand, Panikattacke	Tabletten, Lösung, Infusionslösung

*Off-Label-Gebrauch; SSRI = Serotonin-Wiederaufnahmehemmer; SNRI = Serotonin-Noradrenalin-Wiederaufnahmehemmer.

Literatur

Benkert O, Hippius H (Hrsg.) (2021) Kompendium der Psychiatrischen Pharmakotherapie. 13. Auflage. Berlin: Springer.

Butow P, Price MA, Shaw JM et al. (2015) Clinical pathway for the screening, assessment and management of anxiety and depression in adult cancer patients: Australian guidelines. In: Psycho-oncology 24 (9), S. 987–1001. DOI: 10.1002/pon.3920.

Bužgová R, Jarošová D, Hajnová E (2015) Assessing anxiety and depression with respect to the quality of life in cancer inpatients receiving palliative care. In: European journal of oncology nursing : the official journal of European Oncology Nursing Society 19 (6), S. 667–672. DOI: 10.1016/j.ejon.2015.04.006.

Chochinov HM (2017) Würdezentrierte Therapie. Was bleibt – Erinnerungen am Ende des Lebens. Göttingen, Bristol, CT, U.S.A.: Vandenhoeck & Ruprecht (Trauerbegleitung).

Conill C, Verger E, Henríquez I et al. (1997): Symptom prevalence in the last week of life. In: Journal of pain and symptom management 14 (6), S. 328–331. DOI: 10.1016/S0885-3924(97)00263-7.

Deutsche Krebsgesellschaft, Deutsche Krebshilfe, AWMF (Leitlinienprogramm Onkologie) (2020) Palliativmedizin für Patienten mit einer nicht-heilbaren Krebserkrankung. Online verfügbar unter https://www.dgpalliativmedizin.de/images/stories/pdf/LL_Palliativmedizin_Langversion_2.2.pdf, zuletzt geprüft am 05.02.2023.

Gibson Watt T, Gillanders D, Spiller JA et al. (2023) Acceptance and Commitment Therapy (ACT) for people with advanced progressive illness, their caregivers and staff involved in their care: A scoping review. In: Palliative medicine 37 (8), S. 1100–1128. DOI: 10.1177/02692163231183101.

Herdmann TH, Kamitsuru S, Lopes CT (2022) NANDA-I Pflegediagnosen. Definitionen und Klassifikation 2021–2023. Recom GmbH, Kassel.

Hornemann B, Müller T, Hentschel L et al. (2022): SOP – Angst. In: Die Onkologie 28 (11), S. 1015–1021. DOI: 10.1007/s00761-022-01238-0.

Institut für kollegiale Beratung e.V. (2016) Heilsbronner Modell zur kollegialen Beratung. (https://www.rpz-heilsbronn.de/Dateien/Arbeitsbereiche/Berufsbegleitung/Kollegiale-Beratung/HeilsbronnerModell2016_10Schritte.pdf, Zugriff am 15.10.2021)

Kozlov E, Phongtankuel V, Prigerson H et al. (2019) Prevalence, Severity, and Correlates of Symptoms of Anxiety and Depression at the Very End of Life. In: Journal of pain and symptom management 58 (1), S. 80–85. DOI: 10.1016/j.jpainsymman.2019.04.012.

Mehnert A, Brähler E, Faller H et al. (2014) Four-week prevalence of mental disorders in patients with cancer across major tumor entities. In: Journal of clinical oncology : official journal of the American Society of Clinical Oncology 32 (31), S. 3540–3546. DOI: 10.1200/JCO.2014.56.0086.

Riordan PA, Briscoe J, Uritsky TJ et al. (2019) Top Ten Tips Palliative Care Clinicians Should Know About Psychopharmacology. In: J Palliat Med 22 (5), S. 572–579. DOI: 10.1089/jpm.2019.0106.

Salt S, Mulvaney CA, Preston NJ (2017) Drug therapy for symptoms associated with anxiety in adult palliative care patients. In: The Cochrane database of systematic reviews 5 (5), CD004596. DOI: 10.1002/14651858.CD004596.pub3.

Schrems B (2022) Fallarbeit in der Pflege. Grundlagen, Formen, Anwendungsbereiche. 4., überarbeitete Auflage. Wien: facultas. Online verfügbar unter: https://elibrary.utb.de/doi/book/10.24989/9783991115779.

Sewtz C, Muscheites W, Grosse-Thie C et al. (2021) Longitudinal observation of anxiety and depression among palliative care cancer patients. In: Annals of palliative medicine 10 (4), S. 3836–3846. DOI: 10.21037/apm-20-1346.

Teekman B (2000) Exploring reflective thinking in nursing practice. In: Journal of Advanced Nursing 31 (5), S. 1125–1135. DOI: 10.1046/j.1365-2648.2000.01424.x.

Wilson KG, Chochinov HM, Graham S et al. (2007) Depression and Anxiety Disorders in Palliative Cancer Care. In: Journal of pain and symptom management 33 (2), S. 118–129. DOI: 10.1016/j.jpainsymman.2006.07.016.

21 Angehörigenarbeit unter Berücksichtigung struktureller und ethischer Aspekte in der Palliativversorgung

Helen Kohlen, Heiner Melching und Birgit Weihrauch

21.1 Fallvignette

Herr Ziefle ist 56 Jahre alt und berentet. Seine Erstdiagnose Darmkrebs bekam er vor zwölf Jahren. Vor neun Jahren zeigten sich erste Lebermetastasen. Anschließend unterzog sich Herr Ziefle einer Operation. In der Folge kam es zu einer Metastasierung des Tumors im Kahnbein und in der Wirbelsäule. Aufgrund komplexer Schmerzsymptomatik wurde vor einem Jahr eine Neurolyse durchgeführt. Aufgrund einer Parese ist er nun bettlägerig und zusätzlich ist ein Stoma (AP) gelegt worden. Die immer wiederkehrende problematische Schmerzsymptomatik und Durchfälle belasten Herrn Ziefle sehr.

Er ist seit 20 Jahren verheiratet. Es gibt eine Tochter, zu der kein Kontakt mehr besteht. Freunde und Arbeitskollegen haben sich zurückgezogen. Darüber hinaus gibt es auch keine weiteren sozialen Kontakte mehr. Es besteht ein geschlossenes Familiensystem von Patient und Ehefrau. Sie leben in einer kleinen Eigentumswohnung ohne Fahrstuhl.

Seine Ehefrau ist Bankangestellte in Vollzeit und übernimmt die Versorgung des Ehemannes allein. Sie ist sehr strukturiert, fühlt sich sehr verantwortlich und hat ihrem Mann versprochen, dass er bis zum Versterben zuhause bleiben kann. In die Versorgung eingebunden sind ein Urologe, ein Schmerztherapeut und die Palliativstation zu gelegentlichen Aufenthalten, um Symptomkontrolle und Schmerzeinstellung durchzuführen. Darüber hinaus gibt es keine weitere Unterstützung. Ein Pflegegrad ist auch nicht vorhanden.

In einem Gespräch auf der Palliativstation berichtet die Ehefrau, dass die gesamte Versorgung über sie laufe. Morgens überprüft sie den Zustand ihres Mannes, den künstlichen Darmausgang und übernimmt die Körperpflege. In den Pausen während ihrer Arbeit geht sie nach Hause und pflegt ihren Mann. Aufgrund eines breiten Pflegebettes schläft sie in einem anderen Zimmer und steht daher auch nachts immer wieder auf. In der letzten Zeit hat es aufgrund von Schmerzen und Durchfällen ihres Mannes Probleme gegeben und so hat sie kaum noch geschlafen. Sie liegt dann oft noch lange grübelnd im Bett wach. Sie wirkt gefasst und beklagt sich dabei nicht. Sie möchte alles allein regeln. Sie ist mehr Pflegende als Partnerin und Ehefrau geworden. Bisher haben beide noch nicht miteinander über seine begrenzte Lebenserwartung gesprochen.

Das Team auf der Palliativstation überlegt nun, welche Unterstützungsmöglichkeiten zur Verfügung stehen könnten. Herr Ziefle lernt während des Aufenthaltes auf der Palliativstation eine ehrenamtliche Mitarbeiterin eines ambulanten Hospizdienstes kennen. Sie verstehen sich gut, sodass sie ihn auch zuhause weiterhin begleitet.

Das Angebot einer Krankschreibung lehnt die Ehefrau mit dem Hinweis ab, dass die Arbeit der einzige Ort sei, an dem sie etwas »Normalität« erleben könne.

Der Sozialdienst erstellt mit der Ehefrau gemeinsam eine »Ressourcenübersicht«, in der alles festgehalten wird, was ihr bisher gutgetan hat und woraus sie Kraft und Energie schöpfen kann.

21.2   Multiprofessionelle Lösungsansätze

Welche Gefühle löst die Fallgeschichte aus?

Neben der Krankheitsgeschichte des Patienten rückt die hochbelastete Angehörige in den Fokus der Aufmerksamkeit. Für das professionelle Team stellt sich die Situation so dar, dass es sich um ein isoliertes Ehepaar handelt, das in einer permanenten Überforderung gefangen ist, weil die Ehefrau ihre eigenen Bedürfnisse ihrer zugesagten Verpflichtung unterordnet. Passgenaue Angebote zu finden, die auch von beiden angenommen werden, entwickelt sich zu einer Herausforderung.

Wie kann das persönliche soziale Netz und das regionale palliative Netzwerk in Bezug auf die Begleitung von Angehörigen unterstützen?

Die Ehefrau stimmt nach mehreren persönlichen Gesprächen der Beantragung eines Pflegegrades zu, da dies nicht mit der Inanspruchnahme eines Pflegedienstes verbunden sein muss. Nachdem eine Pflegekraft während des Aufenthaltes auf der Palliativstation der Ehefrau gezeigt hat, wie sie ihren Mann mit Methoden der Kinästhetik mit weniger Kraftaufwand unterstützen (z. B. transferieren) kann, stimmt sie zu, dass ein Pflegedienst damit beauftragt wird, weitere Möglichkeiten der erleichterten Pflege im häuslichen Umfeld zu vermitteln. Im weiteren Verlauf wird der Dienst von der Ehefrau auch mit der Pflege betraut. Zudem ist Herr Ziefle froh über die weitere Begleitung durch die ehrenamtliche Hospizbegleiterin auch im häuslichen Bereich.

Welche Bedeutung hat das System Familie für die Begleitung der Angehörigen?

Generell gilt für Palliative Care, wie für alle Bereiche der Gesundheitsversorgung, dass der Wille der Betroffenen auch dann Berücksichtigung finden muss, wenn dieser unvernünftig oder aus professioneller Sicht vermeintlich »falsch« erscheint. Ein wichtiger Schritt besteht darin, die Hintergründe zu verstehen, die dazu führen, dass die Ehefrau ihre eigenen Bedürfnisse in den Hintergrund stellt. Hilfreich ist hierbei eine systemische Sichtweise, die es ermöglicht, nicht nur das Verhalten und die Bedürfnisse des einzelnen Individuums in den Blick zu nehmen, sondern die Wechselwirkungen und die Funktionalität des gesamten Systems zu betrachten. In einem Gespräch sagt Herr Ziefle: »*Wenn meine Frau krank werden würde, würde ich in einem Pflegeheim landen – ich bin ja sehr auf die Gesundheit meiner Frau angewiesen.*« Die Ehefrau muss also »funktionieren« und kann sich keinen »Ausfall« durch Krankheit oder durch das Erfüllen eigener Bedürfnisse erlauben. Hinzu kommt das gemeinsame Ziel, dass ein Sterben zuhause ermöglicht werden soll. Generell neigen pflegende Angehörige dazu, den eigenen psychischen und körperlichen Zustand an dem der erkrankten Person zu messen. Wenngleich in diesem Fall ein erheblicher Druck die Frau belastet, so profitiert sie von dieser für sie veränderten Rolle in gewisser Weise auch. Sie ist für ihren Mann lebenswichtig und erlangt nun eine unersetzliche Bedeutung. In den Zeiten vor der Erkrankung war der Mann als Ingenieur und Hauptverdiener eher derjenige, der in dieser Beziehung als der »Stärkere« wahrgenommen wurde.

Welche Interventionsansätze der Sozialen Arbeit gibt es, um die Ehefrau von Herrn Ziefle zu unterstützen?

Ein erster Ansatz liegt darin, der Ehefrau zunächst eine angemessene Wertschätzung entgegenzubringen, dass Sie ihren Mann mit beeindruckender Hingabe unterstützt. Der Fokus liegt also darauf, das Bedürfnis der Ehefrau, ihren Mann bestmöglich zu pflegen, ernst zu nehmen. In einem gemeinsamen Austausch könnte besprochen werden, ob es unterstützende Angebote gibt, mit denen sie ihre Aufgaben gut und kräfteschonender erfüllen kann. Durch das partnerschaftliche Verhalten des Pflegedienstes ist es der Ehefrau zunehmend möglich, auch Aufgaben an die professionelle Pflege abzugeben. Ähnlich verhält es sich mit der Begleitung durch eine Ehrenamtliche des Hospizdienstes, die zu keiner Zeit versucht, der Ehefrau Aufgaben abzunehmen, was diese als ein »Wegnehmen« oder als »Konkurrenz« verstehen würde. Dieser Ehrenamtlichen gelingt es, im Rahmen der weiteren Begleitung dazu beizutragen, dass sich das Ehepaar nicht nur mit organisatorischen, pflegerischen und Versorgungsaspekten beschäftigen muss, sondern die Themen Sterben, Sorgen und Gefühle sehr offen miteinander besprechen kann. Die stärkende und ressourcenorientierte Intervention der Ehrenamtlichen spielt hier eine zentrale Rolle; so bestärkt sie die Ehefrau etwa darin, selbst die Musikauswahl bei Beerdigung ihres Mannes zu treffen, und versucht nicht einfach, ihr diese Aufgabe abzunehmen.

Ein weiterer Ansatz, die Ehefrau zu stärken, besteht darin, sie darin anzuleiten, auf die eigenen Ressourcen zu achten. Auf die selbst erstellte Liste schaut sie, wenn sie sich erschöpft fühlt. Als ihr Mann erzählt, dass ihm das Draußen fehle, beginnt sie, auf ihren Fahrradtouren Fotos zu machen. So kann sie beider Bedürfnisse berücksichtigen und verbinden.

Es macht Sinn, den Angehörigen möglichst vielfältige Angebote vorzustellen, um deren individuellen Bedarfe zu erforschen und sie nicht durch eigene Vorannahmen auszuschließen. Angebote können von Angehörigen jederzeit abgelehnt werden. Eine passgenaue Hilfe ist auch bei Pflegehilfsmitteln wichtig: Pflegebetten, die – wie in der Fallvignette beschrieben – ein ganzes Zimmer ausfüllen, sind nicht immer zielführend.

Ein wegweisendes Projekt für aufsuchende Sozialarbeit und psychologische Hilfen könnte das der Palliativlotsin aus Bremen sein, bei dem eine Sozialarbeiterin Palliativpatient:innen zuhause aufsucht und berät: https://www.palliativ-bremen.de/ambulante_dienste/palliativlotsin.php

21.3 Fragen auf strukturell-gesellschaftlicher Ebene

Was bedeutet gesellschaftspolitische Verantwortung in Bezug auf multiprofessionelles Handeln in Netzwerken?

Entlastung kann sich aus dem persönlichen Umfeld von Familie, Freund:innen, Nachbar:innen und Arbeitskolleg:innen ergeben, die im Sinne einer »sorgenden Gemeinschaft« die Betroffenen in ihrem Alltag unterstützen. Es geht darum, ein persönliches Netzwerk um das betroffene Ehepaar zu knüpfen. Dazu bedarf es struktureller Rahmenbedingungen und – um die vielen nach wie vor bestehenden Defizite aufzuheben – weiterer gesundheits- und gesellschaftspolitischer Entwicklungen, wie sie in den fünf Leitsätzen der *Charta zur Betreuung schwerstkranker und sterbender Menschen in Deutschland* und ihren *Handlungsempfehlungen im Rahmen einer Nationalen Strategie* niedergelegt und von allen maßgeblichen gesundheitspolitischen und gesellschaftlichen Organisationen in Deutschland konsentiert wurden. Die Situation schwerstkranker Menschen am Lebensende ist häufig sehr komplex. Sie erfordert eine ganzheitliche professionelle Unterstützung und Betreuung, die alle vier Dimensionen – die physische, psychische, soziale und spirituelle Dimension – gleichermaßen einschließt und die neben den Patient:innen auch die Zugehörigen mit in den Blick nimmt. Dazu braucht es ein multiprofessionelles Netzwerk um die Betroffenen herum, zugeschnitten auf die jeweils individuelle Situation. Bezogen auf Palliative Care umfasst das professionelle Netzwerk die verschiedenen Anbieter:innen der allgemeinen und spezialisierten, ambulanten und stationären Versorgung mit den unterschiedlichen Berufsgruppen.

Inwiefern spielen Aufklärung, Information und die Haltung der Gesellschaft insgesamt eine Rolle?

Die maßgeblich aus einer Bürger:innenbewegung flächendeckend hervorgegangenen Strukturen der Hospiz- und Palliativversorgung sind notwendige Voraussetzung einer guten Versorgung; möglichst allen Betroffenen in der palliativen Situation müsste der Zugang hierzu möglich sein. Aber die Palliativversorgung und die hier tätigen Versorgenden können nicht alles leisten. Der Umgang mit schwerstkranken und sterbenden Menschen bleibt eine gesamtgesellschaftliche Aufgabe – jede Einzelne trägt dafür Verantwortung.

Denn ob ein schwerstkranker Mensch diese letzte Lebensphase in Geborgenheit erleben kann, hängt entscheidend auch von seinem persönlichen Umfeld ab. Nur etwa 5 % ihrer Zeit verbringen Betroffene mit den Professionellen des Versorgungssystems, etwa 95 % mit den Menschen in ihrem persönlichen Umfeld – so die Initiator:innen der Caring-Community-Initiativen. In jüngerer Zeit sind auch in Deutschland – wie schon in Australien, England oder den USA – Initiativen zu *Caring Communities* (sorgenden Gemeinden/Gemeinschaften) bzw. *Compassionate Communities* (mitfühlenden Gemeinschaften) entstanden, die das Thema der Sorge zu einem gesellschaftlichen Anliegen machen wollen, auf Dialog und Information, vor allem aber auf die aktive Mitwirkung der Gesellschaft setzen (Kellehear, 2013). Der Fokus liegt auf unterschiedlichen gesellschaftlichen Gruppen in den Stadtteilen, Gemeinden, Vereinen, Betrieben, aber auch auf Kindern und Jugendlichen in ihren unterschiedlichen sozialen Settings.

21.4 Fragen aus sorgeethischer und Gender-Perspektive

Was bedeutet gesellschaftspolitische Verantwortung in Bezug auf Sorgeethik und die Genderfrage in der Praxis?

Die Sorgeethik kann als Anwältin derjenigen verstanden werden, die sich in einer schwächeren Position befinden. Ihr Anliegen ist es, auch diesen Positionen eine Stimme zu geben bzw. auf Strukturen, Prozesse und Verfahren hinzuweisen, die verhindern, dass ihre Stimme Eingang in Entscheidungen findet. Joan Tronto hat sich bereits vor mehr als zwei Dekaden umfassend mit Sorge als einer politisch-ethischen Frage beschäftigt (Tronto, 1993). Dabei geht es für die Politikwissenschaftlerin nicht lediglich um die Beziehungsangelegenheiten zwischen zwei Personen, sondern Care bzw. Sorge schließt eine politische Dimension ein. Bedeutsam für ein Verständnis von Care als unverzichtbares Bindeglied für den gesellschaftlichen Zusammenhalt ist ein Menschenbild, das von der gegenseitigen Angewiesenheit aller Mitglieder einer Gesellschaft untereinander ausgeht. Der von Joan Tronto entwickelte Ansatz einer Caring Democracy (2013) führt diese Idee weiter aus zu einer politischen Theorie, wonach das politische Leben die Aufteilung und Zuweisung von Fürsorge-Verantwortlichkeiten beinhaltet. Es geht ihr darum, dass Bürger:innen ihre gemeinsamen Verantwortlichkeiten für fürsorgliche Praxen ernst nehmen. Dies zu realisieren, macht einen Wertewandel von Bürger:innen erforderlich. Es bedeutet, dass die Erfüllung von Sorgetätigkeiten als ein persönliches wie auch kollektives Anliegen verstanden wird.

Die höhere Lebenserwartung von Frauen wie auch die geschlechtsspezifische Aufgabenverteilung, die Frauen die Rolle der Fürsorgenden zuweisen, legen nahe, dass Frauen unter anderen Bedingungen sterben und – mit Bezug zu einer klassischen Rollenverteilung – ihre männlichen Partner ihnen zur Betreuung und Pflege nicht zur Verfügung stehen (Pleschberger, 2003).

In dieser Rolle könnte auch die Ehefrau in der Fallvignette gefangen sein. Aufgrund ihrer weiblichen Sozialisation ist es für sie selbstverständlich, dass sie ihre maximale Kraft und Energie in die Betreuung ihres Ehemannes gibt. Umso erfreulicher ist das Ergebnis der vernetzten Sorge für die Angehörige im Annehmen von Hilfe und der Erfahrung von Entlastung für sich und den Ehemann. Dies stärkt die Lebensqualität von beiden, um sich für eine neue Perspektive im Selbstverständnis der eigenen Rollen zu öffnen.

Wie ist aus sozialethischer Perspektive das Verhältnis von Autonomie und Abhängigkeit zu beurteilen?

Autonomie ist in der westlichen Welt ein hohes Gut. Abhängigkeit wird hingegen eher abgelehnt. Das kann irritierend sein, denn der Mensch ist als soziales Wesen von Beziehungen abhängig. Autonom können wir insbesondere dann handeln, wenn wir gesund sind, über ökonomisches, soziales und kulturelles Kapital verfügen, gut gebildet sind. Nach wie vor ist dies unter den gegebenen Strukturen leichter für männliche Personen zu erreichen. Mit zunehmendem Alter, bei Krankheit oder Behinderung nimmt die Autonomie ab. Hilfsbedürftige, kranke sowie behinderte und (hoch-)betagte Menschen sind auf Zuwendung und kompetente Sorgepraxis in Pflege und Medizin angewiesen (Kohlen, 2018).

Wie hängen Vulnerabilität und partizipative Sorgekultur zusammen?

Am Ende des Lebens befindet sich der Mensch in einer besonders verletzlichen Situation. Die Notwendigkeit einer professionellen Unterstützung, u. a. die Linderung von Schmerzen des Pflege-Empfangenden, wächst in gleichem Maße wie der Unterstützungsbedarf für die Ehefrau, denn sie stößt als Pflege-Gebende an ihre Grenzen (Kohlen, 2018b, 2018c).

In der Palliativversorgung reagieren kompetente Akteur:innen adäquat auf den Status der besonderen Vulnerabilität, beispielsweise in Form einer achtsamen Sprechweise, die zum Ausdruck bringt, dass das Leid gesehen wird, jedoch nicht dabei stehengeblieben wird, sondern Wege der Linderung und jeglicher Form von Unterstützung gemeinsam gegangen werden. Sorge soll aktiv sein. Das heißt, der Mensch soll bis zu seinem Lebensende aktives Subjekt im Rahmen seiner Krankheitsgeschichte bleiben. Patient:innen und Zugehörige werden partizipativ ermutigt, die Versorgung mitzugestalten und somit ihre Vorstellungen eines guten Lebens und Sterbens gemeinsam umzusetzen (Baumann & Kohlen, 2019).

Wie ist das persönliche Netzwerk von Herrn Ziefle und seiner Ehefrau zu beurteilen?

Neben der häuslichen Versorgung durch die Ehefrau spielt die Versorgung durch den behandelnden Urologen und den Schmerztherapeuten die größte Rolle. Darüber hinaus gibt es keine hausärztliche Versorgung bzw. noch kein SAPV-Team (Team der spezialisierten ambulanten Palliativversorgung), das den Wunsch nach einer häuslichen Versorgung bis zum Schluss begleiten könnte. An dieser Stelle übernimmt in der Fallvignette die Palliativstation, in die Herr Ziefle gelegentlich zur Symptomkontrolle und Schmerzeinstellung eingewiesen wird, eine Zeit lang die Moderation und Koordination seiner häuslichen Versorgung. Hier wird überlegt, welche Möglichkeiten der Unterstützung, auch für die Ehefrau, zur Verfügung stehen und wie ihr diese zugänglich gemacht werden können. In vielen Regionen gibt es einen Wegweiser auf der Website der regionalen palliativen Netzwerke. Regelhaft gibt es solche Kontaktlisten ebenfalls auf Palliativstationen.

Auch wenn das Bedürfnis nach Nähe und persönlichen Kontakten individuell sehr unterschiedlich ausgeprägt ist, können in einer solchen existenziellen Grenzsituation Angebote von Gespräch oder Kontakt als Entlastung und Stärkung erlebt werden bis hin zur ganz praktischen Unterstützung im Alltag. Zusätzlich belastend ist möglicherweise der Abbruch des Kontakts zur Tochter. Auch hier könnten, wenn gewünscht, vermittelnde Gesprächsangebote hilfreich sein, um Klarheit für die Beteiligten zu erlangen, wie sie mit dieser Situation umgehen möchten.

Welche Bedeutung hat die Koordination der verschiedenen Akteur:innen und Maßnahmen – auch im Hinblick auf die Entlastung der Zugehörigen?

In kaum einem anderen Versorgungsbereich besteht eine ähnlich hohe Komplexität im Hinblick auf Multiprofessionalität und Multidimensionalität der Versorgung wie im Bereich Palliative Care. Ein Grund dafür ist, dass bei schwersterkrankten Menschen in der Endphase ihrer Erkrankung häufig eine Verlegung aus einem Behandlungsort (ambulant/stationär) in einen anderen notwendig wird. Eine effektive Koordination ist vor diesem Hintergrund entscheidend für eine hohe Versorgungsqualität und hat daher von Beginn an und besonders in den vergangenen Jahren bei der Weiterentwicklung und dem Ausbau der Hospiz- und Palliativversorgung eine zentrale Rolle gespielt.

Die Notwendigkeit der Koordination ergibt sich aus verschiedenen Aspekten und abgeleitet daraus unter verschiedenen Fragestellungen: Welche Leistung aus dem Leistungsspektrum der Palliative-Care-Angebote ist im jeweiligen Einzelfall notwendig, sinnvoll, von den Betroffenen gewünscht und medizinisch indiziert? Wer übernimmt ggf. die Vermittlung und Verordnung? Wie können bei der Inanspruchnahme verschiedener Angebote, auch bei einer Verlegung von einem an einen anderen Behandlungsort, die Kontinuität der Behandlung gewährleistet und Versorgungsbrüche vermieden werden? Wo laufen alle Informationen und Befunde zusammen? Wer ist primär Ansprechpartner:in für Patient:innen und Angehörige und ggf. auch der oder die Koordinierende?

Mit dem Ziel, die Patient:innen und ihre Zugehörigen von dieser Koordinierungsaufgabe zu entlasten, wurde daher in mehreren Leistungsbereichen der Hospiz- und Palliativversorgung die *Einzelfallkoordination* als ein expliziter Bestandteil der GKV-Leistung gesondert im SGB V geregelt:

- Dies betrifft – als »älteste« gesondert geregelte Koordinationsleistung – die Koordination durch den ambulanten Hospizdienst (AHD). Die Koordinator:innen, gefördert gemäß § 39a Abs. 2 SGB V durch die GKV (seit 2002), koordinieren in erster Linie die Arbeit der Ehrenamtlichen, unterstützen darin ggf. aber auch die Betroffenen.
- Mit Einführung der Leistung der spezialisierten ambulanten Palliativversorgung im Jahre 2007 (SAPV – § 37b SGB V in Zusammenhang mit § 132d SGB V) wurde auch die Koordination als eigene Leistung im Rahmen der spezialisierten ambulanten Palliativversorgung (SAPV) geregelt.
- Zuletzt wurde mit dem Hospiz- und Palliativgesetz (HPG) im Jahre 2015 in § 87 Abs. 1b SGB V die »besonders qualifizierte und koordinierte palliativmedizinische Versorgung« eingeführt, mit der die Koordination auch im Rahmen der allgemeinen ambulanten Palliativversorgung abrechenbare hausärztliche Leistung wurde.

Eine Koordination der Versorgung und der Versorgenden im Fall von Herrn Ziefle gibt es bis zu diesem Zeitpunkt offenbar nicht. Der Urologe und der Schmerztherapeut sehen sich nicht in der Verantwortung, und die Ehefrau schultert die Versorgung selbst. So versucht die Palliativstation als stationäre Einrichtung zu helfen und zu unterstützen. Damit gelingt es, den ambulanten Pflegedienst und eine Ehrenamtliche in die Betreuung einzubeziehen. Eine hausärztliche Lotsenfunktion oder die Koordination eines SAPV-Teams könnten an dieser Stelle ebenfalls hilfreich sein.

Welche Bedeutung haben regionale Hospiz- und Palliativnetzwerke?

Wenn, wie im Falle vom Herrn Ziefle, mehrere Akteur:innen die Versorgung und Begleitung übernehmen – Palliativstation, Urologe, Schmerztherapeut, ambulanter Pflegedienst, ambulanter Hospizdienst und vielleicht am Ende weitere, wie z. B. die SAPV, eine Haushaltshilfe oder eine seelsorgerische Betreuung – setzt dies eine gut organisierte Abstimmung und Zusammenarbeit aller Beteiligten im Sinne eines funktionierenden Case Management voraus. Wie erfahren Bürger:innen, aber auch alle mit diesen Aufgaben betrauten Akteur:innen in der jeweiligen Stadt oder dem Landkreis, von den existierenden Leistungsanbieter:innen im Bereich Palliative Care? Vor diesem Hintergrund sind in den letzten Jahren auf der Systemebene, der Ebene der Städte und Kreise, regionale Hospiz- und Palliativnetzwerke entstanden, die von grundlegender Bedeutung sind, um auch im Einzelfall eine hohe Qualität der Versorgung zu ermöglichen. Dazu bedarf es eines effektiven Zusammenwirkens beider Ebenen – der System- bzw. Netzwerkebene und der Einzelfallebene.

»Die Situation ist in Deutschland außerordentlich unterschiedlich; zum Teil gibt es solche regionalen Netzwerke bereits systematisch organisiert, dies zum Teil auch mit Unterstützung der Kommune. Häufig existieren aber noch informelle Zusammenarbeitsstrukturen unterschiedlicher Akteur:innen, so dass die im Einzelfall häufig notwendige multiprofessionelle, berufsgruppen-, institutionen- und sektorenübergreifende palliative Versorgung erschwert ist und längst nicht alle Potentiale und Synergieeffekte der vorhandenen regionalen Strukturen genutzt werden.« (Handlungsempfehlungen zur Charta, 2016, Leitsatz 2, Handlungsfeld 3, S. 80). Insofern bedarf es hier des weiteren Ausbaus.

Mit der Neuaufnahme des § 39d in das SGB V im Juni 2021 wurde die Förderung der Koordination Regionaler Netzwerke als Gemeinschaftsaufgabe von GKV und Kommunen neu geregelt. Der Spitzenverband Bund der Krankenkassen hat im Jahr 2022 in Förderrichtlinien die Grundsätze der Förderung festgelegt. Dies ist ein wichtiger Schritt nach vorn zu mehr Transparenz, Information, Zusammenarbeit und darüber hinaus wichtigen Impulsen für eine bedarfs- und bedürfnisgerechte Weiterentwicklung der Hospiz- und Palliativversorgung in der Region.

Literatur

Baumann M, Kohlen H (2019) Welche Ethik braucht Palliative Care? Ein Plädoyer für eine Ethik der Sorge. In: Kreutzer, Susanne; Schwermann, Meike; Oetting-Roß, Claudia (Hrsg.): Palliative Care aus sozial- und pflegewissenschaftlicher Perspektive. Weinheim: Beltz, S. 88–115.
Caring Community Köln (2020) Eine Initiative des Palliativ- und Hospiznetzwerk Köln e.V. und der Stadt Köln (Gesundheitsamt); https://caringcommunity.koeln/
Charta (2010) Charta zur Betreuung schwerstkranker und sterbender Menschen in Deutschland; Herausgeber: DGP, DHPV,BÄK, 2010; www.charta-zur-betreuung-sterbender.de.
Gesetz zur Weiterentwicklung der Gesundheitsversorgung (GVWG) (2021) Bundesgesetzblatt Jahrgang 2021 Teil I Nr. 44 (19.07.2021); http://www.bgbl.de/xaver/bgbl/start.xav?startbk=Bundesanzeiger_BGBl&jumpTo=bgbl121s2754.pdf
Handlungsempfehlungen zur Charta (2016) Handlungsempfehlungen im Rahmen einer Nationalen Strategie. Herausgeber: DGP, BÄK, DHPV, 2016; www.charta-zur-betreuung-sterbender.de.
Kalitzkus V (2005) Geschlechtsspezifische Unterschiede im Sterben von Männern und Frauen. Die Philosophin, Tod und Geschlecht, 31: 42–54.
Kellehear A (2013) Compassionate communities: end-of-life care as everyone's responsibility. QJM 106 (12):1071–1075. doi:10.1093/qjmed/hct200.
Kittay Feder E (1999) Love's labor. Essays on Women, Equality, and Dependency. New York: Routledge.
Kohlen H (2018a) Sorge – was ist das eigentlich? Zur Entwicklung eines Begriffs. Praxis Palliative Care 38, 20–21.
Kohlen H (2018b) Sorgearbeit als Fürsorge und Sorge um sich selbst. Praxis Palliative Care 28, 26–30.
Kohlen H (2018c) Geschlechtergerechte Sorgearbeit im Horizont der Care-Ethik. In: Gassner, M. Ulrich; von Hayek, Julia; Manzei, Alexandra; Steger, Florian (Hrsg.) Geschlecht und Gesundheit. Gesundheitsforschung. Interdisziplinäre Perspektiven. Band 1. Baden Baden: Nomos, S. 253–285.

Kohlen H (2016) Anerkennung ohne Umverteilung und Sorgearbeit ohne Care-Ethik? Plädoyer für eine Demokratisierung der Sorge/Care. In: Dabrowski, M.; Wolf, J. (Hrsg.) Menschenwürde und Gerechtigkeit in der Pflege. 1. Auflage. Paderborn: Ferdinand Schöningh, S. 53–62.

Kohlen H (2015) Plädoyer für eine Ethik der Care-Praxis. In: Praxis Palliative Care 28, 28–31

Leget C, Kohlen H (2020) End of Life: Care Ethical Perspectives. In: Emmerich, Natha; Mallia, Pierre; Gordjin, Bert; Pistoia, Francesca (Hrsg.) Contemporary European Perspectives on the Ethics of End of Life Care. Springer, 75–92

Pleschberger S (2003) Nur nicht zur Last fallen. Sterben in Würde aus der Sicht alter Menschen in Pflegeheimen. Freiburg im Breisgau: Lambertus.

Tronto JC (2013) Caring Democracy. Markets, Equality, and Justice. New York: New York University Press.

Tronto JC (1993) Moral Boundaries. A Political Argument for an Ethic of Care. London: Routledge.

22 Therapiezieländerung in der Sterbephase

Michaela Hach, Mathias Schmidt und Bernd Schönhofer

22.1 Fallvignette

Der 82-jährige Herr Simmer leidet an schwergradiger chronisch obstruktiver Lungenerkrankung (COPD), fortgeschrittener Herzinsuffizienz und fortschreitender Niereninsuffizienz. Seit kurzem lebt er in einer Einrichtung der Altenhilfe, da er zu Hause zunehmend nicht mehr zurechtkam und seine Lebensgefährtin, Frau Berg, überfordert war. Im Heim wird er regelmäßig von ihr besucht und liebevoll betreut. Frau Berg ist von Herrn Simmer als Vorsorgebevollmächtigte eingesetzt. Weitere nähere Angehörige gibt es nicht. Herr Simmer war nach Auskunft seiner Partnerin bis zuletzt mit Hilfe des Rollators und mit Sauerstofflangzeittherapie selbstständig und in der näheren Umgebung mobil. Therapeutisch ist er medikamentös gut eingestellt und erhält zusätzlich Schmerzmittel wegen Arthrose sowie Krankengymnastik zum Erhalt der Mobilität.

Eines Tages wird Herr Simmer vom Pflegepersonal leblos in seinem Zimmer aufgefunden. Nach 15-minütiger Reanimation durch die Pflegefachpersonen wird er vom inzwischen eingetroffenen Notarzt bei Nachweis von Kammerflimmern mehrfach defibrilliert, intubiert und beatmet zur Klinik transportiert und auf der Intensivstation aufgenommen. Hier bestehen ein stabiler Herzrhythmus (Sinusrhythmus) und Kreislauf ohne Zeichen eines akuten Herzinfarktes. Die Beatmung wird wegen nicht ausreichender Atemtätigkeit und zu niedrigen Werten des Blutsauerstoffs weitergeführt. Die Lebensgefährtin, Frau Berg, besucht ihn täglich auf der Intensivstation und ist sehr besorgt. Im Gespräch mit der Stationsärztin äußert sie früh den Gedanken: »Ich bin mir zunehmend unsicher, ob mein Lebensgefährte so hätte leben wollen.« Frau Berg fühlt sich überfordert und kann keinen konkreten Willen ihres Lebenspartners angeben, weint häufig und sagt: »Alles ist so schrecklich; ich möchte ihn doch nicht verlieren.« Eine unstrukturierte Patientenverfügung liegt vor. In dieser äußert Herr Simmer lediglich den Wunsch, nicht unnötig leiden zu wollen.

Am dritten Behandlungstag verschlechtert sich die Beatmungssituation von Herrn Simmer und die Röntgen-Diagnostik ergibt eine ausgedehnte rechtsseitige (nosokomiale = im Krankenhaus erworbene) Pneumonie, die in den folgenden Tagen trotz angepasster Antibiotika nicht rückläufig ist. Echokardiografisch findet sich gleichzeitig eine diffus reduzierte linksventrikuläre Pumpfunktion, die im Röntgen-Thorax mit einer mäßigen Lungenstauung einhergeht. Nach Reduktion der Analgosedierung am fünften Behandlungstag ist Herr Simmer minimal in Form von Kopfnicken und Drücken der Hand kontaktierbar. Allerdings führt die Reduktion der hohen inspiratorischen Druckunterstützung (von 26 auf 18 cmH$_2$O) umgehend zu deutlicher Hyperkapnie (pCO$_2$: 84 mmHg) und moderater Hypoxie (pO$_2$: 56 mmHg) bei zusätzlicher Sauerstoffgabe (FiO$_2$: 0,6; inspiratorische Sauerstofffraktion), so dass eine Entwöhnung vom Beatmungsgerät nicht möglich ist. Daraufhin wird die Beatmungsintensität wieder erhöht.

Nach diesem kritischen Ereignis sagt die zuständige Intensivpflegefachperson in der Mittagsbesprechung: »Die weitere Behandlung des todkranken Patienten macht doch gar keinen Sinn mehr.« Daraufhin lädt der Oberarzt der Intensivstation das Behandlungsteam zu einer Fallbesprechung ein. Nachdem hier zunächst der bisherige Krankheitsverlauf und die therapeutischen Maßnahmen ausführlich erläutert werden, stimmen alle Teilnehmenden überein, dass mit hoher Wahrscheinlichkeit eine Irreversibilität des Mehrorganversagens vorliegt und damit eine Therapiezieländerung gerechtfertigt ist.

22.2 Multiprofessionelle Lösungsansätze

Welche Gedanken und Gefühle löst der Fall in Ihnen aus?

Die bevollmächtigte Lebensgefährtin erlebt es als deutliche Belastung, die Entscheidungsfindung für die weitere Intensivbehandlung von Herrn Simmer mitzutragen. In den ersten Tagen des Intensivaufenthalts ist die Situation geprägt von Unsicherheiten: Wie werden sich die Organfunktionen von Lunge, Herz und Niere nach der Reanimation weiter entwickeln? Herr Simmer wurde kurz reanimiert, aber zuvor leblos aufgefunden. Wie schwer wurde das Gehirn durch einen mindestens minutenlangen Sauerstoffmangel geschädigt? Ist die Fortführung einer intensivmedizinischen Behandlung weiter im Interesse von Herrn Simmer, also durch seine eigenen Wünsche und Wertvorstellungen gedeckt? Das bisher sehr erschwerte Erwachen trotz nur geringer Mengen sedierender Medikamente kann mit einer schweren Hypoxie des Gehirns vereinbar sein. Die Einbindung eines Palliativdienstes, wenn verfügbar, könnte für Herrn Simmer, Frau Berg und das Behandlungsteam entlastend sein. Sofern die Einschätzungen zur weiteren Intensivbehandlung von Herrn Simmer nach Meinung von Frau Berg und dem Intensivteam auseinanderliegen, könnte ggf. zusätzlich im Verlauf eine medizinethische Fallberatung weiterhelfen. Sofern auf der Intensivstation verfügbar, wäre die Einbindung psychologischer Hilfe für Frau Berg hilfreich.

Wie gestaltet sich die Teamkommunikation mit Angehörigen?

Entscheidungsprozesse bei sterbenden Patient:innen betreffen nicht nur das Behandlungsteam und die Patient:innen, sondern auch Familienangehörige und enge

Freunde mit ihren eigenen emotionalen und soziokulturellen Prägungen und Vorstellungen. Um Konflikte zu vermeiden, wird empfohlen, neben den Patient:innen deren Familienangehörige und ggf. enge Freunde vor der Entscheidungsfindung anzuhören oder diese in die Entscheidungsfindung durch alle Teammitglieder einzubeziehen (Epstein et al., 2004), um der Entwicklung von Angstzuständen, Posttraumatischer Belastungsstörung (PTBS) und Depression bei den Angehörigen von Intensivpatient:innen entgegenzuwirken (Lautrette et al., 2007; Pochard et al., 2001).

Folgende Aspekte einer guten Kommunikation zwischen Behandlungsteam und Familienangehörigen spielen dabei eine besondere Rolle (Anderson et al., 2015):

- regelmäßige Gespräche über die Prognose während des gesamten Intensivkrankenhausaufenthalts,
- ehrliche Aufklärung über die Prognose, emotionale Unterstützung,
- Anpassen der Gesprächsstrategie an die Bedürfnisse der Familie und
- die Überprüfung des Verständnisses des Besprochenen.

Für die Zufriedenheit der Familie während einer zusätzlichen palliativmedizinischen Mit-Betreuung sind nach einer anderen Untersuchung folgende Faktoren von besonderer Wichtigkeit (Sadler et al., 2014):

- Sterben in der bevorzugten Umgebung (d. h., meist nicht auf der Intensivstation)
- Beziehung zu und Verhalten des Pflegepersonals
- Krankheitsmanagement
- Kommunikation über und Vorgehen bei der End-of-Life-Entscheidung.

Welches sollten Kriterien der Entscheidungsfindung auf Teamebene in Bezug zu Therapiemaßnahmen sein?

Die nachfolgende Auflistung fasst die wichtigsten Kriterien für die Entscheidungsfindung im Bereich einer Therapiezieländerung zusammen:

- Alle invasiven Maßnahmen bedürfen der Zustimmung des Betroffenen
- Einschätzung und Bewertung der aktuellen Krankheitssituation und Prognose
- Partizipative Entscheidungsfindung (shared decision-making)
- Entscheidungen über das therapeutische Vorgehen am Lebensende sollten frühzeitig im Erkrankungsverlauf – auch antizipierend – gefällt und dokumentiert werden

22.3 Fragen aus spezifisch medizinethischer Perspektive

Welche Kriterien/Fragen bestehen bzgl. der Sinnhaftigkeit oder Sinnlosigkeit einer Therapie?

Bei fehlender Indikation, z.B. zur Beatmungstherapie einer multimorbiden Patient:in, führt die Fortsetzung der Intervention zur unnötigen Verlängerung des Leidens und ist daher nicht mehr gerechtfertigt und »sinnlos« (im Englischen »futile«) (Becker & Blum, 2004).

Da der Sinn einer Maßnahme bzw. die »Sinnlosigkeit« jeweils nur für den speziellen Einzelfall bestimmt werden kann, muss im Rahmen von Behandlungsprozessen immer wieder die Frage nach dem Therapieziel der Behandlung gestellt werden (Neitzke et al., 2016).

Zur Prüfung der Sinnhaftigkeit bzw. Sinnlosigkeit von Behandlungskonzepten oder Behandlungsmaßnahmen und im Hinblick auf Pflegeprozesse ist zu klären (ebd.):

- Kann das angestrebte Therapieziel nach professioneller Einschätzung erreicht werden?
- Wird dieses Therapieziel von der Patient:in gewünscht?
- Sind die Belastungen während der Behandlung durch die erreichbare Lebensqualität/Lebensperspektive aus Patient:innensicht gerechtfertigt?

Behandlungskonzepte oder Behandlungsmaßnahmen gelten als sinnlos, wenn

- das angestrebte Therapieziel nicht erreicht werden kann,
- dieses Therapieziel vom Patient:innenwillen nicht gedeckt ist,
- die dadurch erreichbare Lebensqualität/Lebensperspektive die Belastungen während der Behandlung und im weiteren Verlauf aus Patient:innensicht nicht rechtfertigen.

Bei der Festsetzung von Therapiezielen in der Behandlung und Versorgung von Patient:innen müssen die aktuelle Krankheitssituation, die zur Disposition stehenden Therapieoptionen, der Pflegebedarf sowie die Wünsche, Werte und Ziele der Patient:in berücksichtigt werden. Therapieziele sollten regelmäßig überprüft und der geänderten Krankheits- und Behandlungssituation bzw. den sich ggf. geänderten Wünschen der Patient:in angepasst werden. Maßnahmen ohne medizinische und/oder pflegerische Indikation sind abzulehnen.

Was sind wesentliche Bestandteile von Therapiebegrenzung, Therapierückzug und Therapiezieländerung?

Die Autonomie der Patient:in und damit deren individuellen Wünsche stehen neben der medizinischen sowie pflegerischen Indikation bei der Entscheidungsfindung im Vordergrund. Vorsorgebevollmächtigte übernehmen diesbezüglich eine Stellvertreterrolle, sollte der Patient:innenwille von der betroffenen Person nicht selbst geäußert werden können.

Die Grenzen intensivmedizinischer Behandlung und der Medizin sowie Pflege generell werden in zunehmendem Maße erkannt und akzeptiert und damit auch eine im Einzelfall erforderliche Therapiebegrenzung. Somit haben sich Patient:innen, Angehörige und das medizinische Personal immer häufiger mit Fragen zur Ausdehnung oder Limitierung einer Therapie zu beschäftigen (Janssens & Karg, 2012). Therapiebegrenzung bedeutet, eine grundsätzlich mögliche Therapie mit lebensverlängernder Wirkung bewusst nicht durchzuführen. Therapierückzug meint die Einstellung einer bereits durchgeführten Therapie, z. B. in der Intensivmedizin die Beendigung einer Katecholamin- oder einer Beatmungstherapie. Beide Konzepte sind ethisch grundsätzlich vertretbar und ggf. sogar geboten, müssen aber selbstverständlich mit Blick auf den Einzelfall entschieden werden.

Im Gespräch mit Patient:innen und Angehörigen wird empfohlen, die Begriffe Therapiebegrenzung bzw. -rückzug möglichst zu vermeiden und alternativ von einer »Therapiezieländerung« zu sprechen (Janssens et al., 2013; Sahm, 2020). Bei einer Therapiezieländerung verschiebt sich das aktuell avisierte hin zu einem anderen anzustrebenden Ziel. Am Lebensende ist dies meist der Wechsel von Maßnahmen zum Lebenserhalt hin zur Linderung von belastenden Symptomen wie Schmerz, Atemnot, Mundtrockenheit etc. mit dem Ziel, der Patient:in ein beschwerdefreies, aber auch »würdiges« Sterben zu ermöglichen.

Amerikanische und europäische Daten belegen eindrucksvoll, dass dem Tod einer Intensivpatient:in in mehr als 70 % der Fälle ein Behandlungsverzicht oder eine Therapielimitierung vorangehen (Sprung et al., 2003). Beatmete Intensivpatient:innen sind sicherlich als besonderes Risikokollektiv zu bewerten, da die Sterblichkeit für bestimmte Risikogruppen bei bis zu 60 % liegt (Janssens & Karg, 2012; Angus et al., 2004). In der europäischen ETHICUS-Studie wurden lebensverlängernde Maßnahmen bei 9,8 % aller Intensivaufnahmen (3.068 von 31.417 Patient:innen) bzw. bei 76 % aller sterbenden Patient:innen (n = 4.056) eingestellt (Sprung et al., 2003). Amerikanische Daten gehen hierbei sogar von 90 % der sterbenden Patient:innen aus (Prendergast & Luce, 1997). Die mediane Zeitdauer von der ersten Entscheidung zur Therapielimitierung bis zum Tod der Patient:in lag in der ETHICUS-Studie bei 14,7 (2,9–54,7) Stunden (Sprung et al., 2003). Wobei hier einschränkend zu bemerken ist, dass die Daten aus der Zeit vor der Änderung des Betreuungsrechts bezüglich der Patientenverfügung (2009) stammen (Mandla, 2020).

Welche Aspekte sind am Lebensende der Patient:in bei einer Fall- bzw. Ethikberatung im Behandlungsteam zu beachten?

In den letzten Jahrzehnten hat sich an vielen Kliniken und zunehmend auch in der ambulanten Versorgung in Deutschland die sogenannte Ethikberatung etabliert. Diese kann von Einzelpersonen bis hin zu organisierten Ethikkomitees reichen und leistet beratende Unterstützung im Fall von ethischen Konflikten und Dilemmasituationen. Dazu gehören beispielsweise die Therapiezieländerung, Fragen nach der Autonomie der Patient:in oder dem Vorgehen bei fehlenden Vorsorgedokumenten.

Die Ethikberatung bietet moderierte ethische Fallberatungen, erarbeitet Leitlinien oder Dokumente für bestimmte Situationen wie z. B. Verzicht auf Wiederbelebung und organisiert Fortbildungen zu medizinethischen Themen.

Als Basis für die ethische Fallberatung eignet sich hier, wie auch in den allermeisten anderen Fällen, insbesondere das Prinzipienmodell nach Beauchamp und Childress (2009):

- Respekt vor der Patient:innenautonomie
- Fürsorge (»Benefizienz«)
- Nichtschaden (»Non-Malefizienz«)
- Gerechtigkeit

Die vier »Prinzipien mittlerer Reichweite« sind aus den allgemeinen gesellschaftlichen Moralvorstellungen abgeleitet. Sie werden auf den jeweiligen Einzelfall angewandt und gegeneinander abgewogen (Beauchamp & Childress, 2009). In Kombination mit dem Diskurs nach Habermas werden bei einer Ethikberatung alle an der Behandlung eines Patienten Beteiligten soweit möglich am »runden Tisch« einbezogen (Habermas, 2009). Unter Moderation der Ethikberater:innen können so die verschiedenen Positionen in den Entscheidungsprozess einbezogen und eine abgewogene Lösung gefunden werden, mit der sich alle einverstanden erklären können.

Wie es in diesem Kontext mit Herrn Simmer und Frau Berg weitergeht:

> In einem ruhigen Beratungsgespräch wird Frau Berg über die Einschätzung des Behandlungsteams durch den Oberarzt, die Assistenzärztin und die zuständige Pflegefachperson in einer für sie verständlichen Weise informiert. Es wird ihr ausreichend Zeit gegeben, Nachfragen zu stellen. Auf die Frage »Können Sie denn gar nichts mehr tun?« der zunächst fassungslosen Frau Berg antwortet die sehr einfühlsame Pflegefachperson: »Doch – wir werden Herrn Simmer bis zu seinem Lebensende auf unserer Intensivstation betreuen und unser Bestes tun, damit er bei uns in Ruhe gehen (d. h. sterben) kann und nicht mehr weiter leiden muss.« Frau Berg stimmt, nachdem Sie sich wieder gefasst hat und nach ausreichender Bedenkzeit, als Vorsorgebevollmächtigte des Patienten den ihr erklärten weiteren Maßnahmen des Behandlungsteams zu.

Nachdem im Sinne der Therapiezieländerung die Analgosedierung in der kommenden Nacht und die Symptomkontrolle intensiviert wurden, folgt am folgenden Morgen die schrittweise Reduktion der inspiratorischen Druckunterstützung der Beatmung und Sauerstoffflussrate. Trotz der Therapiezieländerung bleibt eine palliativmedizinische Versorgung einschließlich pflegerischer Maßnahmen weiterhin geboten.

Menschliche Anteilnahme, gute Pflege und sorgsame Symptomkontrolle sind hierbei handlungsleitend.

22.4 Frage aus spezifisch pflegefachlicher Sicht

Was sind die Herausforderungen in der Teamkommunikation im Bereich der End-of-Life-Care?

Insbesondere Pflegefachpersonen erleben das Fehlen der Entscheidung für eine Therapiezieländerung als emotional belastend. Hartog et al. (2018) konnten zeigen, dass die fehlende Kommunikation insbesondere zwischen ärztlicher Leitungsebene eines Intensivbereichs mit der Pflege über eine dort erlebte Übertherapie zu Erschöpfung des Personals in der End-of-life-Care führte. Die Begleitung Sterbender war für Pflegefachpersonen weniger belastend, wenn diese an der Entscheidung beteiligt waren. Medizinisches Leitungspersonal in diesen Settings schätzt sich dabei selbst als sehr gute multiprofessionelle Kommunikator:innen ein, während Pflegefachpersonen dies genau andersherum wahrnahmen (Hartog et al., 2018). Dabei war es in dieser Studie für die Pflege besonders belastend, wenn kurative Behandlungen weitergeführt wurden, obwohl längst absehbar war, dass keine Chance auf Heilung bestand. Ebenso belastend war es für die Pflege, mit Trauer und Verzweiflung von Angehörigen konfrontiert zu werden oder über Therapiebegrenzungen zu sprechen. Die Studie weist darauf hin, dass eine Teamkommunikation mit Beteiligung der Pflege von zentraler Bedeutung ist, um deren emotionale Ressourcen zu stärken. Dann können Pflegefachpersonen auch besser ihre wichtigen beratenden und koordinierenden Rollen im Umgang mit Patient:innen und Angehörigen und ihre Entscheidungen im Hinblick auf den Pflegeprozess wahrnehmen.

22.5 Fragen aus spezifisch medizinischer Sicht

Wie lässt sich medizinisch die hohe Sterbewahrscheinlichkeit des Patienten einschätzen?

Der SOFA-Score ist ein medizinischer Score, der zur Beurteilung von Patient:innen auf der Intensivstation herangezogen wird. Mit dem SOFA-Score wird der Grad der Organdysfunktion beurteilt und dadurch das Mortalitätsrisiko bestimmt (Vincent et al., 1996). In einer Registerstudie konnten Günther et al. (2023) zeigen, dass die Wahrscheinlichkeit eines Überlebens mit neurologisch gutem Outcome nach Reanimation bei leblos aufgefundenen Pflegeheimbewohnern nur 2,4 % betrug. Mit dem bei Herrn Simmer zusätzlich vorliegenden schwergradigen 3-Organversagen in Zusammenschau mit der fortgeschrittenen COPD ist die Überlebenswahrscheinlichkeit minimal.

In der Prognosestellung kommt der Irreversibilität eines Krankheitszustandes eine wichtige Bedeutung zu. Daher soll die Einschätzung der Irreversibilität in einem breiten multiprofessionellen Team-Konsens erfolgen. Da eine exakte Vorhersage des Schicksals des einzelnen Patienten grundsätzlich unmöglich ist, muss in diesem Konsens auch die tolerierbare Restunsicherheit geklärt werden. Mit der konsentierten Einschätzung des Zustands als irreversibel übernimmt das Behandlungsteam die medizinische Verantwortung für eine minimale und vertretbare Irrtumswahrscheinlichkeit (Neitzke et al., 2016).

Wie lässt sich die Sterbephase einer Patient:in erkennen?

Zur Einschätzung, ob die Sterbephase einer Patient:in begonnen hat, können, wenn akut reversible Ursachen ausgeschlossen wurden, folgende Kriterien herangezogen werden:

- Veränderung der Atmung, der Emotionen und des Bewusstseins,
- zunehmende Schwäche und reduzierter Allgemeinzustand,
- Hautveränderungen,
- Verwirrtheit,
- Verlust des Interesses an Nahrungs- und Flüssigkeitszufuhr,
- Intuition der an der Behandlung Beteiligten.

Die Einschätzung, ob die Sterbephase einer Patient:in mit einer nicht heilbaren Erkrankung begonnen hat, sollte im Rahmen einer interprofessionellen Diskussion erfolgen. Häufig haben die verschiedenen Professionen unterschiedlichen Zugang und Kontakt zur Patient:in und erweitern, ergänzen oder korrigieren ggf. die zunächst rein medizinische Perspektive. Dafür, wie auch für den gesamten Weg der Entscheidungsfindung und -evaluation, ist eine Gruppenbesprechung unter Einbeziehung aller medizinisch als auch pflegerisch Beteiligten, ggf. der Angehörigen oder des Vorsorgebevollmächtigten/Betreuers sowie eines Palliativteams oder der Ethikberatung ein gutes Instrument.

Welche Konzepte zur Deeskalation der Beatmung stehen zur Verfügung?

Zu den Konzepten zur Deeskalation der Beatmung wird *mittlerweile* zunehmend publiziert (Schönhofer et al., 2021; Bein & Schönhofer, 2018). Bezüglich der beiden grundsätzlich bestehenden Optionen, die Beatmung am Lebensende zu terminieren, wird unterschieden in:

1. Abrupte Beendigung der Beatmung im Sinne der »terminalen Extubation«. Im englischen Sprachraum wird der Begriff »Compassionate Extubation« verwandt, um zum Ausdruck zu bringen, dass hierbei auf der Basis eines Protokolls besonderer Wert auf eine adäquate Analgosedierung bereits vor und nach Extubation gelegt wird. Dieses Vorgehen hat ein symptomfreies Sterben der Patient:in zum Ziel und ist für Angehörige und Behandlungsteam weniger belastend.
2. Schrittweise Reduktion der Intensität der Beatmung und der Sauerstoffflussrate bei Belassen des Beatmungszuganges. International steht für dieses Konzept der Begriff »terminales Weaning«. Dem Grunde nach ist er nicht präzise, denn grundsätzlich bedeutet »Weaning« die Entwöhnung vom Respirator mit dem Ziel suffizienter Spontanatmung und Lebensperspektive für die Patient:in, die hierbei nicht mehr erreichbar sind.

Auch wenn die terminale Extubation im Vergleich zu terminalem Weaning der scheinbar natürlichere Sterbeprozess zu sein scheint, besteht bei beiden Konzepten grundsätzlich die Gefahr der unzureichenden Symptomkontrolle (»Dyscomfort«). Die terminale Extubation kann mit einer hohen Belastung der Angehörigen infolge Stridors, lauter Atemgeräusche (Rasseln) und Grimassieren der Patienten einhergehen. In einer retrospektiven Studie auf Intensivstationen wurde von 2008 bis 2021 bei einem Drittel von über 800 Patienten nach der terminalen Extubation ausgeprägte Dsypnoe beobachtet (Fehnel et al., 2020). Vergleichbar wurden in einer prospektiven multizentrischen Beobachtungsstudie bei terminaler Extubation im Vergleich zu terminalem Weaning signifikant häufiger eine Atemwegsobstruktion, Dyspnoe und Unruhe nachgewiesen (Robert et al., 2017).

Wie es mit Herrn Simmer weiterging:

> Sechs Stunden nach der besprochenen und verfügten Therapiezieländerung und der entsprechend getroffenen Maßnahmen starb Herr Simmer friedlich im Beisein von Frau Berg, der zuständigen Pflegefachperson und der Assistenzärztin gut symptomkontrolliert infolge einer respiratorischen Insuffizienz.

Literatur

Anderson WG, Cimino JW, Ernecoff NC et al. (2015) A multicenter study of key stakeholders' perspectives on communicating with surrogates about prognosis in intensive care units. Ann Am Thorac Soc;12(2):142–52.

Angus DC, Barnato AE, Linde-Zwirble WT et al. (2004) Use of intensive care at the end of life in the United States: an epidemiologic study. Crit Care Med;32(3):638–43.

Beauchamp TL, Childress JF (2009) Principles of Biomedical Ethics, 6. Auflage: Oxford University Press, Oxford, New York.

Becker G, Blum HE (2004) »Medical futility«: Der Arzt im Spannungsfeld von Behandlungsauftrag und Behandlungsbegrenzung. DtschMed Wochenschr;129(31–32):1694–7.

Bein T, Schönhofer B (2018) End of life – Ethische Aspekte beim terminalen Weaning. In: Bickenbach J, Marx G, Dreher M, Schönhofer B, editors. Weaning: Springerverlag, Berlin. p. 75–86.

Epstein RM, Alper BS, Quill TE (2004) Communicating evidence for participatory decision making. JAMA;291(19):2359–66.

Fehnel CR, Armengol de la Hoz M, Celi LA et al. (2020) Incidence and Risk Model Development for Severe Tachypnea Following Terminal Extubation. Chest;158(4):1456–63.

Günther A, Primc N, Hasseler M et al. (2023) Wiederbelebungsmaßnahmen bei leblosen Pflegeheimbewohnern durchführen oder unterlassen? Zeitschrift für Palliativmedizin;24(04):190–6.

Habermas J (2009) Diskursethik. Philosophische Texte, Studienausgabe, Band 3: Suhrkamp Verlag.

Hartog CS, Hoffmann F, Mikolajetz A et al. (2018) Non-beneficial therapy and emotional exhaustion in end-of-life care : Results of a survey among intensive care unit personnel]. Anaesthesist;67(11):850–8.

Janssens U, Burchardi H, Duttge G et al. (2013) Change in therapy target and therapy limitations in intensive care medicine. Position paper of the Ethics Section of the German Interdisciplinary Association for Intensive Care and Emergency Medicine. Anaesthesist;62(1):47–52.

Janssens U, Karg O (2012) Sterben am/trotz Beatmungsgerät. DIVI;3(4):145–55.

Lautrette A, Darmon M, Megarbane B et al. (2007) A communication strategy and brochure for relatives of patients dying in the ICU. N Engl J Med;356(5):469–78.

Mandla C (2020) Patientenverfügung. In: Wittwer H, Schäfer D, Frewer A, editors. Handbuch Sterben und Tid: J.B. Metzler, Part of Springer Nature – Springer Verlag GmbH. p. 273–6.

Neitzke G, Burchardi H, Duttge G et al. (2016) Grenzen der Sinnhaftigkeit von Intensivmedizin. Med Klin Intensivmed Notfmed;111(6):486–92.

Neitzke G, Burchardi H, Duttge G et al. (2016) Limits of the meaningfulness of intensive care medicine : Position paper of the Ethics Section of DIVI]. Med Klin Intensivmed Notfmed;111(6):486–92.

Pochard F, Azoulay E, Chevret S et al. (2001) Symptoms of anxiety and depression in family members of intensive care unit patients: ethical hypothesis regarding decision-making capacity. Crit Care Med;29(10):1893–7.

Prendergast TJ, Luce JM (1997) Increasing incidence of withholding and withdrawal of life support from the critically ill. AmJRespirCrit Care Med. 1997;155:15–20.

Robert R, Le Gouge A, Kentish-Barnes N et al. (2017) Terminal weaning or immediate extubation for withdrawing mechanical ventilation in critically ill patients (the ARREVE observational study). Intensive Care Med;43(12):1793–807.

Sadler E, Hales B, Henry B et al. (2014) Factors affecting family satisfaction with inpatient end-of-life care. PLoS One;9(11):e110860.

Sahm S (2020) Sterbehilfe – medizinethisch. In: Wittwer H, Schäfer D, Frewer A (Hrsg.) Handbuch Sterben und Tod: J.B. Metzler, Part of Springer Nature – Springer Verlag GmbH; p. 282–91.

Schönhofer B, Barchfeld T, Geiseler J et al. (2021) Limits and Ethics of Mechanical Ventilation and Intensive Care Medicine in Old Age. Pneumologie;75(2):142–55.

Sprung CL, Cohen SL, Sjokvist P et al. (2003) End-of-life practices in European intensive care units: the Ethicus Study. JAMA;290(6):790–7.

Vincent JL, Moreno R, Takala J et al. (1996) The SOFA (Sepsis-related Organ Failure Assessment) score to describe organ dysfunction/failure. On behalf of the Working Group on Sepsis-Related Problems of the European Society of Intensive Care Medicine. Intensive Care Med;22(7):707–10.

23 Essen und Trinken am Lebensende – worauf kommt es an?

Beatrix Hillermann, Norbert Krumm und Christof Müller-Busch

23.1 Fallvignette

Frau Bergen ist 95 Jahre alt. Sie ist eine rüstige und weitgehend gesunde alte Dame, die am gesellschaftlichen Geschehen interessiert ist, auch wenn sie die Einsamkeit nach dem Tod ihres an schwerer Demenz erkrankten Mannes bedrückt. Sie hat ihn bis zu seinem Lebensende zuhause gepflegt. Sie lebt allein in ihrem Einfamilienhaus, liest regelmäßig Zeitung oder hört klassische Musik.

Bei einem häuslichen Sturz zieht sie sich eine Schenkelhalsfraktur zu, die operiert wird. Im postoperativen Verlauf und während der sich anschließenden geriatrischen Rehabilitation gelingt es nicht, die gewohnte Selbstständigkeit wieder zurückzugewinnen. Sie isst und trinkt weniger. Eine selbstständige Versorgung wie zuvor ist nicht mehr möglich. Immer wieder treten delirante Episoden und auch kognitive Veränderungen auf, die vom behandelnden Team als Alterserscheinungen, nicht aber als Demenz gedeutet werden.

Es erfolgt die Verlegung in eine Einrichtung der Altershilfe. Gelegentlich hatte sie – auch schon vor dem Sturz – ihren beiden Kindern gegenüber Sterbewünsche geäußert. »Ich fühle mich hier einsamer als zuhause«, äußert sie mehrfach. Im Pflegeheim werden viele Angebote gemacht, um ihre Stimmung zu verbessern. Am liebsten zieht sie sich in ihr Zimmer zurück. Seit der Aufnahme im Pflegeheim wird ihr unzureichendes Essen und Trinken zum ständigen Thema. Sowohl die Pflegenden wie auch die Kinder sind besorgt, dass Frau Bergen durch die Anorexie, Kachexie und die Dehydratation bald verhungern und verdursten könnte. Auch das Angebot von Nahrungsergänzungsmitteln bzw. Flüssignahrung bringt keine Wende. Da Frau Bergen auch über Probleme beim Schlucken und über Übelkeit klagt, wird eine kurzfristige Verlegung ins Krankenhaus zur Abklärung der Schluckprobleme vorgeschlagen, die Frau Bergen nach einigen Tagen Bedenkzeit jedoch ablehnt. Sie war zuvor nie ein Schwergewicht gewesen, aber jetzt wiegt sie nur noch 45 kg bei 160 cm Körpergröße. »Die Nahrungsaufnahme ist nicht ausreichend,« meinen die Pflegekräfte und drängen den Hausarzt, die Ursache der Malnutrition und der Dehydratation abzuklären, zumal Frau Bergen immer häufiger auch Anzeichen einer Aspiration zeigt, immer weniger trinkt und trotz adaptierter Kost immer schwächer wird. Obwohl Frau Bergen wenig klagt, empfindet sie das Räuspern und Husten nach Aspirationen beim Essen und die verbleibenden Speisereste im Mund als unangenehm. Eine psychiatrische Untersuchung und das Angebot, den Appetit durch Medikamente anzuregen, lehnt sie ab. Da Frau Bergen inzwischen im Verlauf auch kleinste Flüssigkeitsmengen ausspuckt und die täglich dokumentierte Trinkmenge seit Tagen unter 300 ml liegt, ordnet der Hausarzt subkutane Flüssigkeitsinfusionen (500 ml physiologische Kochsalzlösung) als Notfallmaßnahme an. Die Infusionen sollen nachts angelegt werden, damit die Bewohnerin nicht gestört werde. Trotzdem empört sich Frau Bergen: »Lasst mich doch mit den Schläuchen in Ruhe.« Im Team des Wohnbereichs entsteht ein zunehmend emotionaler Versorgungsdruck. »Wir dürfen Sie doch nicht verdursten lassen«, meint die Pflegekraft im Nachtdienst, die die Anordnung des Hausarztes zur Flüssigkeitsgabe ausführt.

Sechs Wochen nach Aufnahme ins Pflegeheim entwickelt Frau Bergen eine zunehmende agitierte Verwirrtheit. Die Blut- und Harnwerte sowie das klinische Bild passen zu einer starken Exsikkose mit erhöhtem Kreatinin und Elektrolytstörungen bei fehlenden Entzündungszeichen. Die nächtlichen Infusionen bringen keine Veränderung. Frau Bergen wird so schwach, dass sie das Bett nicht mehr verlassen kann. Alle Versuche scheitern, sie zum Essen und Trinken zu motivieren. In der Teambesprechung wird die Anlage einer PEG-Sonde zur Flüssigkeitssubstitution vorgeschlagen. Auch die Kinder sind mit der vorgeschlagenen Maßnahme einverstanden und sagen zu Frau Bergen: »Wir können Dich doch nicht verhungern und verdursten lassen«. »Ach«, stöhnt Frau Bergen verhalten protestierend, während sie den Eislutscher dennoch genießt. Zwei Tage später stirbt Frau Bergen – nachts – wenige Stunden vor dem Termin, an dem die PEG gelegt werden sollte. Sie sieht sehr friedlich aus.

23.2 Multiprofessionelle Lösungsansätze

Welche Assoziationen treten beim Lesen dieses Fallbeispiels bei Ihnen auf? Stellen Sie sich vor, Frau Bergen wäre 65 Jahre alt und sie hätte sich entschieden, nach der Operation das Essen und das Trinken einzustellen!

Vermutlich wäre es Ihnen zunächst einmal wichtig, dass Ihre Entscheidung respektiert wird. Veränderung des Ess- und Trinkverhaltens haben – neben der medizinischen Bedeutung und Zuordnung – immer eine emotionale und weltanschauliche Komponente, die auch die Herangehensweise derjenigen bestimmt, die damit konfrontiert werden. In der Palliative Care sollte zwischen dem alters- bzw. krankheitsassoziierten Anorexie-Kachexie-Syndrom (Mangelernährung) und den willentlich geprägten Nahrungsverzichts-Syndromen unterschieden werden. Letztere lassen sich einteilen in

a. Verzicht auf künstliche Nahrungs- und Flüssigkeitszufuhr (Verzicht auf lebensverlängernde Maßnahmen) und
b. freiwilligen Verzicht auf Essen und Trinken(DGP, 2022) (Sterbefasten) als Möglichkeit, das Sterben zu beschleunigen.

Das Beispiel zeigt, dass die Grenzen nicht immer eindeutig gezogen werden können. Durch die Möglichkeiten zur künstlichen Ernährung stellt sich bei allen Veränderungen des Ess- und Trinkverhaltens immer die Frage, ob und in welcher Form dem Nahrungsverzicht begegnet werden soll? Während bei hochbetagten und schwerstkranken Menschen in der Terminalphase Entscheidungen zum Nahrungsverzicht eine hohe Akzeptanz haben (Hayn et al., 2005), stellen sich bei jüngeren und weniger todesnahen Menschen häufiger ethische Fragen, wie beim Thema eines freiwilligen Verzichts auf Essen und Trinken.

Worauf soll bei reduziertem Essen und Trinken bei Hochbetagten, aber auch bei Menschen mit fortgeschrittenen Krebserkrankungen geachtet werden?

Mit zunehmendem Alter verändert sich das Gleichgewicht zwischen Essverhalten und Ernährungsbedarf. Oft tritt eine Inappetenz auf, in deren Verlauf die Wichtigkeit von Essen abnimmt. Inappetenz kann aber auch als »Warnsignal« für das Fortschreiten einer Erkrankung gedeutet werden. Besonders eindrücklich ist dies bei Menschen mit Krebserkrankungen, aber auch bei Hochbetagten. Essen und Trinken sind dann manchmal nicht mehr wichtig oder werden vergessen (Arens-Azevedo et al., 2007). Der bei alten und besonders bei multimorbiden Menschen nachlassende Wille, Nahrung und Flüssigkeit aufzunehmen, kann dann als Ausdruck einer von Bonelli (2006) beschriebenen Selbstlimitierung angesehen werden, d. h. des fehlenden immanenten biologischen Antriebs, das Leben zu erhalten. Dies kann dann ein äußerer Hinweis sein auf den Rückzug aus dem Leben bzw. den Beginn eines Sterbeprozesses. Das Fehlen von Hunger und Durst ist in diesem Fall ein Zeichen, dass die Nahrungsaufnahme ihre eigentliche Funktion nicht mehr erfüllen muss (Strasser, 2006a). In solchen Situationen kann die Einleitung einer künstlichen Ernährung eine Zweckentfremdung einer Ernährungstherapie sein, da diese nicht mehr mit einem für die Betroffene:n relevanten Behandlungsziel verbunden ist.

Benennen Sie mögliche Folgen einer Ernährungsstörung oder gestörten Nahrungsverwertung im Körper!

Folge einer Ernährungsstörung ist in der Regel eine sehr starke Abmagerung durch Unter- oder Mangelernährung: das Kachexie-Syndrom. Dabei muss zwischen Anorexie, dem unfreiwilligen Verlust von Appetit, sowie der Kachexie, dem unfreiwilligen Gewichtsverlust, unterschieden werden. Beide sind bei onkologischen, aber auch hochbetagten Menschen häufig miteinander verbunden. Kachexie ist definiert als Gewichtsverlust von mehr als 2 % in zwei Monaten oder mehr als 5 % in sechs Monaten. Anorexie wird gemessen und definiert als subjektive Einschätzung der Appetitlosigkeit von ≤ 3 auf einer numerischen Ratingskala von 0–10 (Kondrup et al., 2003). Die Definition der Mangelernährung umfasst neben dem Gewichtsverlust, der in Prozent zum Normalzustand angegebenen reduzierten oralen Nahrungsaufnahme, auch den Body-Mass-Index (BMI) in kg/m^2 Körperoberfläche als

Kriterium für den Allgemeinzustand. Daraus lässt sich ein Nutrition Risk Score (NRS) bestimmen (Kondrup et al., 2003).

Wie kann auf ein reduziertes Essverhalten am Lebensende reagiert werden?

Auch in fortgeschrittenen Stadien einer Krebserkrankung sind Veränderungen des Essverhaltens häufig ein Leitsymptom, dass die Erkrankung einen irreversiblen, terminalen Verlauf genommen hat. Bis zu 80% der Patient:innen haben ein Anorexie-Kachexie-Syndrom. Besonders häufig betroffen sind Patient:innen mit Kopf-Hals-Tumoren, gastrointestinalen Tumoren und Bronchial-Karzinomen. Die mit einem Anorexie-Kachexie-Syndrom häufig verbundene Schwäche (Fatigue) wird von vielen Palliativpatient:innen als das Symptom angesehen, das die Lebensqualität am meisten beeinträchtigt (Feyer & Steingräber, 2001). Der Umgang mit der Schwäche und die Akzeptanz von Anorexie und Kachexie sind wichtige multiprofessionelle Herausforderungen in der Palliativversorgung. Ein wichtiges Kriterium für die Behandlungsbedürftigkeit von Ernährungsstörungen unter palliativen Gesichtspunkten sind die Fragen, wie sehr die Betroffenen unter der Anorexie bzw. der Kachexie leiden und ob durch eine künstliche Ernährung oder andere Maßnahmen die Lebenssituation der Betroffenen verbessert wird.

Angehörige leiden oft stärker unter der mangelnden Nahrungsaufnahme als die Palliativpatient:innen. Mit der Unfähigkeit oder dem Unwillen, Nahrung aufzunehmen, steht der Tod unwillkürlich mit im Zimmer. Wer nicht mehr isst, wird sterben. Diese Erkenntnis ist dann häufig nicht mehr zu verleugnen und löst Trauer, Wut und eventuell auch Widerstand aus. Zur Behandlung im multiprofessionellen Palliativteam gehört das achtsame Ansprechen dieses Themas. Die unterschiedlichen Gefühle brauchen Raum, Akzeptanz und Verständnis, so besteht die Möglichkeit, alle Beteiligten auf dem weiteren Behandlungsweg mitzunehmen.

23.3 Fragen aus spezifisch medizinischer Perspektive

Welches Screening bzw. welche weitere Diagnostik ist in einer Palliativsituation bei unzureichender Nahrungs- und Flüssigkeitsaufnahme angezeigt?

Besonders wichtig ist zunächst – falls möglich – die Selbsteinschätzung des verminderten Hunger- und Durstgefühls durch die Betroffenen. Zur Diagnostik einer evtl. behandlungsbedürftigen sekundären Anorexie/Kachexie mittels Checkliste (DGP, 2014) gehören die Prüfung der Vigilanz und Sitzfähigkeit, Mundinspektion zur Beurteilung der Schleimhäute, zum Nachweis von Schluckhindernissen in der Mundhöhle und der Fähigkeit des Speichelschluckens, ggf. ein vorsichtiger Wasserschlucktest und die Beachtung von Aspirationshinweisen (Baijens et al., 2016; Penner et al., 2010). Wichtig ist zudem die sorgfältige Dokumentation von Schmerzen, Unruhe oder Abwehrreaktionen bei der oralen Nahrungsaufnahme sowie von Hunger- und Durstzeichen besonders auch im Zusammenhang mit Mundpflegemaßnahmen. Bei der Untersuchung von Ernährungsstörungen und Mangelernährung sollte darauf geachtet werden, ob es sich um eine alters- und/oder krankheitsbedingte Störung des Essverhaltens handelt. Altersbedingtes Nachlassen des Geschmacks- und Geruchsempfindens begünstigt eine verminderte und evtl. unzureichende Nahrungs- und Flüssigkeitsaufnahme, ist aber nicht unbedingt mit gesteigertem Hunger- und Durstgefühl verbunden. Oft führen auch eine eingeschränkte Kaufähigkeit, etwa durch Zahnverlust, mangelnde Mundhygiene, chronische Infektionen im Mundbereich oder Mundtrockenheit zu einer Verminderung der aufgenommenen Nahrungsmenge. Zu prüfen wäre auch, ob eine neurogene Schluckstörung oder ob ein verstärkter Katabolismus bei gleichzeitig vorhandener Multimorbidität vorliegt. Die Veränderungen in der Steuerung des Essverhaltens und der Nahrungsaufnahme bei alten Menschen werden von Angehörigen oft sehr viel weniger akzeptiert und respektiert als ein ausgeprägtes Kachexie-Syndrom im Progress onkologischer Erkrankungen (Strasser, 2006b). Die Durchführung weiterer diagnostischer Maßnahmen, z. B. einer Gastroskopie oder Sonografie, sollte in Abhängigkeit vom Erkrankungsstadium immer mit Überlegungen zu den sich daraus ergebenden Konsequenzen und Therapiezielen verbunden werden.

Wann ist in der Palliativversorgung eine künstliche Ernährung angezeigt?

Eine künstliche Ernährung als medizinisch indizierte therapeutische Maßnahme ist immer dann zu erwägen, wenn ein Mensch keine Nahrung auf natürlichem Wege mehr zu sich nehmen kann. Ein besonderes Problem stellen Personen mit körperlichen oder geistigen Beeinträchtigungen dar, die sich selbst nicht äußern können, so dass die Indikationsstellung zur Ernährungstherapie bei Mangelernährung besonders schwierig ist. Evidenzbasierte Leitlinien zur künstlichen Ernährung und Flüssigkeitstherapie unter palliativmedizinischen Gesichtspunkten gibt es bisher nicht. Verschiedene Untersuchungen zeigten, dass der Nutzen künstlicher Ernährung und der Hydrierung am Lebensende im Hinblick auf eine Verlängerung der Überlebenszeit nicht erwiesen ist (Bear et al., 2017).

In fortgeschrittenen Palliativstadien ist eine künstliche Ernährung und Flüssigkeitszufuhr sehr selten indiziert – besonders dann, wenn einer solchen Maßnahme auch der mündlich geäußerte oder schriftlich dokumentierte Wille bzw. der mutmaßliche Wille entgegensteht. Dies gilt für alle Formen der enteralen und parenteralen Sondenernährung. Besteht keine medizinische Indikation, z. B. in der Sterbephase bzw. im Hinblick auf den durch die Ernährungstherapie angestrebten Nutzen, so soll diese auch auf Verlangen der Betroffenen oder ihrer gesetzlichen Stellvertretenden nicht durchgeführt werden. Das beabsichtigte Therapieziel einer künstlichen enteralen oder parenteralen Ernährung sollte regelmäßig überprüft und die Therapie angepasst werden. Eine künstliche Ernährung muss unterbleiben bzw. abgebrochen werden, wenn einwilligungsfähige Patient:innen diese Maßnahme ablehnen oder dauerhaft nicht einwilligungsfähige Patient:innen für diese Situation durch eine wirksame Patientenverfügung unzweifelhaft festgelegt haben, dass sie nicht bzw. nicht weiter künstlich ernährt werden wollen.

Der Verzicht auf künstliche Ernährung ist kein Todesurteil, wird aber nach wie vor von vielen so verstanden. Auch gibt es religiöse Vorstellungen, die Menschen dazu drängen, alle möglichen oder vermeintlich lebenserhaltenden Maßnahmen anzustreben, weil sie das für ihre religiöse Pflicht halten. Für das Finden gemeinsam akzeptierter Lösungswege ist es wichtig, die unterschiedlichen Perspektiven, Empfindungen und Gefühle wahrzunehmen und anzusprechen. In strittigen Situationen kann eine ethische Fallberatung hilfreich sein. Kann mit den gesetzlichen Stellvertretenden der Betroffenen kein Einvernehmen hergestellt werden, so muss in letzter Instanz das Betreuungsgericht angerufen werden.

Obwohl die Rechtslage eindeutig ist, stellt die Beendigung einer einmal begonnenen und u. U. über eine lange Zeit durchgeführten Ernährungsbehandlung über eine PEG für alle Beteiligten eine große medizinische und ethische Herausforderung und emotionale Belastung dar. Dies gilt besonders bei Patient:innen, bei denen mit Hilfe einer künstlichen Ernährung eine stabile Ernährungssituation erzielt wurde. Eine medizinische Indikation zum Abbruch besteht dann, wenn das Krankheitsgeschehen so weit fortgeschritten ist bzw. Komplikationen aufgetreten sind, die eine Fortführung der Ernährung sinnlos im Hinblick auf das Wohl der Betroffenen erscheinen lassen, z. B. bei einer schwersten intrazerebralen Blutung. Die Änderung des Therapieziels konzentriert sich dann auf Maßnahmen zur Symptomkontrolle. Die Entscheidung, aus medizinischen Gründen die Fortführung einer künstlichen Ernährung zu begrenzen, darf Kommunikation und persönliche Nähe nicht ersetzen.

Wie lässt sich ein verminderter Appetit medikamentös beeinflussen?

Wenn eine Inappetenz für die Betroffenen sehr belastend ist, kann neben den verschiedenen Verfahren zur Appetitanregung durch z. B. ansprechende Zubereitung der Nahrung auch medikamentös mit Steroiden (z. B. Dexamethason 2–4 mg/d oral oder s.c.), Gestagenen (Megestrol 160–400 (vereinzelt bis 800) mg/d) oder Cannabinoiden (z. B. Dronabinol 2 × 2,5–5 mg/d) eine Appetitsteigerung angeregt werden. Eine Beeinflussung des Krankheitsverlaufs ist jedoch dadurch nicht nachgewiesen (Müller-Busch, 2010). Manchmal kann in der Palliativsituation auch mit Appetit anregenden Antidepressiva, z. B. Mirtazapin, behandelt werden, wenn eine gedrückte Stimmung, Schlafstörung oder abendliches Grübeln als weitere Probleme vorliegen.

23.4 Fragen aus spezifisch pflegefachlicher Perspektive

Wie gehen Sie pflegerisch vor bei Menschen, die am Lebensende nicht mehr essen können oder wollen?

Die mit einer Kachexie verbundenen Symptome gehören zu den häufigsten Gründen für eine stationäre Aufnahme von Palliativpatient:innen. Die frühzeitige Behandlung reversibler sekundärer Ursachen eines Anorexie-Kachexie-Syndroms sollte das Ziel haben, eine künstliche Ernährung zu vermeiden. In den Leitlinien der Sektion Pflege (DGP, 2014) der DGP finden sich wichtige Empfehlungen zur palliativen Behandlung bei Symptomen, die durch Mangelernährung verursacht werden. Dazu gehört besonders die regelmäßige halbstündige bis stündliche Mundpflege mit feuchten Tupfern und evtl. kleinen Mengen Flüssigkeit. Falls das Bedürfnis nach Essen oder Trinken oder nach »Geschmack« auftritt, sollte diesem Gefühl – evtl. mit Hilfsmitteln und Unterstützungsangeboten – entsprochen werden: Lieblingsgetränke und -speisen nochmals zu schmecken, und ggf. auszuspucken, kann ein Ausdruck von Lebensqualität sein (Genuss statt Muss).

Welche berufliche Problematik kann mit den Begriffen »Essen« und »Trinken« für Mitarbeitende in der Pflege verbunden sein?

Jedes Pflegeteam ist verpflichtet, insbesondere bei Patient:innen oder Bewohner:innen, die unregelmäßig und nicht ausreichend essen und trinken, die Zufuhr von Trinkmenge oder Kalorien zu dokumentieren, um vorgegebenen Richtlinien oder Qualitätskriterien einer guten Versorgung zu entsprechen. Patient:innen oder Bewohner:innen, die nicht ausreichend Nahrung zu sich nehmen, lösen bei Pflegenden deshalb häufig Druck aus, ihren Aufgaben nicht richtig nachzukommen. Appelmann et al. zeigen in einer Studie, dass die Assoziationen zu den Begriffen »Hunger« und »Appetit« im Behandlungsteam und bei Betroffenen gänzlich unterschiedlich sein können. Während die Behandelnden »Appetit« als ein positives Verlangen nach Essen mit Freude und Lebenslust assoziierten, brachten die untersuchten Patient:innen »Appetit« in Verbindung mit dem Zwang, essen zu müssen. Nahrungsaufnahme wurde nicht mehr mit Lust verbunden, sondern mit Unfreiheit. Diese gegensätzliche Wahrnehmung, so folgert die Studie, kann eine Quelle gegenseitiger Missverständnisse und Behandlungsschwierigkeiten sein (Appelmann et al., 2020). Entsprechend ist es für das Behandlungsteam von grundlegender Bedeutung, die eigene Wahrnehmung vom Essen und Trinken zu reflektieren und sich bewusst in die Wahrnehmung der Patient:innen einzufühlen. Eine ethische Fallbesprechung kann eventuell Patientenwille, Indikation und die jeweiligen Werte der Beteiligten zusammenführen. Die Dokumentation der gut begründeten Entscheidung nimmt den Druck, Versäumnisse zu begehen, und schafft die Grundlage, die Sorge um Patient:innen oder Bewohner:innen neu zu betrachten und andere

Aspekte in den Vordergrund zu rücken wie eine individuelle Mundpflege, Massagen, Aromapflege etc.

23.5 Fragen aus spezifisch psychosozialer Perspektive

Welche Unterstützung brauchen Angehörige?

Für Angehörige haben das Zubereiten, Anbieten oder Mitbringen von Essen und Getränken häufig eine wichtige soziale Funktion, um aktiv und konkret für den Kranken oder alten Menschen etwas Gutes zu tun. Es ist ein Zeichen der Zuneigung und Fürsorge. Kann oder will die Betroffene nicht essen, reagieren viele Angehörige mit Hilflosigkeit, aber auch mit Vorwürfen und häufig auch mit Druck auf die behandelnden Teams. Auslöser ist meist die Angst der Angehörigen, der vielleicht liebste Mensch könnte verhungern, weil nichts mehr gegessen wird. So empfinden es auch die beiden Kinder von Frau Bergen. Die Erfahrung, dass aufgrund von Ernährungsproblemen mit alten Menschen gemeinsame Mahlzeiten nicht mehr so durchgeführt werden können wie früher, belastet Angehörige und kann dazu führen, dass auch deren Lebensqualität eingeschränkt wird. Miteinander essen verbindet Familien und Freundeskreise und kann eine gemeinsame sinnstiftende, spirituelle Erfahrung sein. Miteinander essen steht für Leben, Gemeinschaft und Geselligkeit. Wenn das nicht mehr möglich ist, können Scham- und Schuldgefühle entstehen, die auch das eigene Genießen von Essen und Trinken beeinträchtigen. Es gilt in der palliativen Versorgung, diese unterschiedlichen Gefühle ins Gespräch zu bringen und in die Handlungsoptionen mit einzubeziehen.

- Angehörigen sollte mit einer empathischen Grundhaltung begegnet werden. Sie benötigen Teammitglieder unterschiedlicher Professionen, die ihre Ängste, Sorgen und Fragen wahrnehmen und ansprechen, dass eine hoch-kalorische Ernährung und evtl. künstliche Flüssigkeitszufuhr zu weiteren Problemen führen können, z. B. zu Übelkeit, Erbrechen, Obstipation, Völlegefühl, Atembeschwerden etc.
- Angehörige brauchen die Aufklärung, dass es nicht »Verhungern und Verdursten« sind, sondern die irreversible Erkrankung, die zum Tode führt. Sie brauchen die »Erlaubnis«, dass weniger und nach Bedarf zu essen zur Linderung von Leid beitragen kann.
- Ferner stärkt Angehörige das Bewusstsein, dass in terminalen Lebensphasen der Schwerpunkt der Begegnung eher z. B. auf Einreibungen, Körperpflege, Gesprächen, Berührung, Vorlesen, Spaziergängen etc. als auf Essen und Trinken liegt. Wichtig ist hierbei, dass diese Begegnungsformen dem Bedarf des kranken bzw. alten Menschen entsprechen und nicht überfordern.

Was verbindet das Familiensystem mit Essen und Trinken? Kann man diese Werte auch anders leben?

Gemeinsames Essen und Trinken hat für viele Familiensysteme eine große Bedeutung. Fürsorge, Zuneigung und Lebensfreude werden mit dem Genießen eines leckeren Essens ausgedrückt. Am Familientisch werden Probleme und Sorgen besprochen. Wenn all das nicht mehr möglich ist, kann ein großer Verlust entstehen und mit der Emotion Trauer einhergehen. Es gilt, die Dimension des Verlustes zu verstehen und dann zu schauen, ob die reduzierte oder fehlende Nahrungsaufnahme auch durch andere Ersatzhandlungen ausgeglichen werden kann.

Wie kann die Familie von Frau Bergen unterstützt werden, den Weg der Betroffenen mitzugehen?

Verständigung bzw. die Fähigkeit den Weg, den ein anderer einschlägt, mitzugehen, entsteht nur, indem man den Weg versteht und mit den eigenen Gefühlen umgehen kann, die dieser Weg auslöst. Wenn mich der Weg ängstigt, werde ich mich dagegen wehren. Die »klientenzentrierte Beratung nach Carl Rogers« ist eine hilfreiche Beratungsmethode, die darin unterstützt, Gefühle wahrzunehmen und zu verbalisieren. Dabei hat es sich bewährt, Wünsche, Ängste und Trauer voreinander auszusprechen. Ermöglicht wird dieser Prozess häufig durch kommunikativ geschulte Teammitglieder, z.B. aus dem Bereich der Psychologie oder Seelsorge. Dieses Vorgehen kann die Grundlage sein, einander besser zu verstehen in den unterschiedlichen Bedürfnissen während des Abschiednehmens auf der einen und der Verlustangst auf der anderen Seite.

Da, wo Menschen nicht hochbetagt, sondern tumorerkrankt sind, hat der Sterbende oft keine Entscheidungsmöglichkeit mehr beim Essen und Trinken. Auch hier gilt es, Verständnis zu schaffen für die Unfähigkeit zu essen und die Gefühle zuzulassen, die dies auslöst. Nur im Aushalten und Anerkennen von Trauer und Angst in diesem Prozess kann Verständnis wachsen und die Bereitschaft, den Weg des anderen mitzugehen – gut unterstützt durch ein einfühlsames und kompetentes Behandlungsteam.

23.6 Fragestellung aus spezifisch spiritueller Perspektive

Gibt es bei Frau Bergen einen Lebenswillen/eine Lebensperspektive und ist darüber kommuniziert worden?

Wenn Menschen aufhören zu essen, kann das viele unterschiedliche Gründe haben. Es gilt, die medizinischen und pflegerischen Fragestellungen zu bearbeiten und zu beachten. Das Einstellen von Essen und Trinken kann aber ebenfalls dadurch begründet sein, dass ein Mensch für sich keinen Lebenssinn mehr sieht und der Lebenswille erloschen ist. Wenn es gelingt, von Beginn an mit Frau Bergen über folgende Themen zu sprechen, könnte dies den gesamten Prozess erleichtern: Was wünscht sie sich noch vom Leben? Wie sehr quält sie die Trauer um ihren Mann? Wie möchte sie in der Pflegeeinrichtung leben? Welchen sinnstiftenden Umgang mit den Themen Essen und Trinken wünscht sie sich von ihrem sozialen Umfeld?

Möglich wäre es, mit ihr gemeinsam eine Perspektive zu finden, für die es sich gelohnt hätte, weiter zu essen. Vielleicht wäre aber auch deutlich geworden, dass sie »lebenssatt« ist und jetzt langsam ihre Lebensmöglichkeiten »zurückfahren« möchte. Der Umgang mit dem Thema Ernährung kann so auch in einem spirituellen Kontext von Sinnstiftung bzw. im Zusammenhang mit einem Lebenssinn verstanden werden.

Literatur

Appelmann I et al. (2020) Assoziationen von Tumorpatienten und deren Behandelnden zu den Themen Ernährung und Appetit, Zeitschrift für Palliativmedizin;21:182–192.

Arens-Azevedo U, Heseker H, Wetzel S (2007) Senioren in der Gemeinschaftsverpflegung., aid-Infodienst.

Baijens LW, Clave P, Cras P et al. (2016) European society for swallowing disorders-European Union geriatric medicine society white paper: oropharyngeal dysphagia as a geriatric syndrome. Clin Interv Aging 11:1403–1428

Bear AJ, Bukowy EA, Patel JJ (2017) Artificial hydration at the end of life. Nutrition in Clinical Practice 32.5: 628–632.

Bonelli J (2006) Leben und Sterben. Zur Problematik der ärztlichen Sterbens- und Leidensverlängerung durch künstliche Ernährung. Imago Hominis; 13(4):322–327.

Deutschen Gesellschaft für Palliativmedizin (DGP) (2022) Zur Begleitung beim freiwilligen Verzicht auf Essen und Trinken (FVET). Handreichung der Sektion Ernährung der Deutschen Gesellschaft für Palliativmedizin (https://www.dgpalliativmedizin.de/dgp-aktuell-2022/sektion-ernaehrung-der-dgp-veroeffentlicht-handreichung-zur-begleitung-beim-fvet.html)

Feyer P. Steingräber M (2001) Fatigue – ein neues therapeutisches Problem in der Onkologie? Focus Onkologie;7: 59–64

Hayn D, Empacher C, Halbes S (2005) Trends und Entwicklungen von Ernährung im Alltag. Ergebnisse einer Literaturrecherche. Institut für sozialökologische Forschung. Frankfurt/M: http://www.isoe.de/ftp/mb2_TrendsErnAlltag.pdf

Kondrup J, Rasmussen HH, Hamberg O, Stanga Z (2003) Nutritional risk screening (NRS 2002): a new method based on an analysis of controlled clinical trials. Clinical nutrition;22(3):321–36.

Leitlinien der Deutsche Gesellschaft für Palliativmedizin (DGP) Sektion Pflege: Ernährung und Flüssigkeit in der letzten Lebensphase: https://www.dgpalliativmedizin.de

Müller-Busch HC (2010) Ernährung am Lebensende. Zeitschrift für Palliativmedizin 11.06: 292–303.

Penner H. et al. (2010) Logopädisches Vorgehen bei Dysphagien im Rahmen der Palliativmedizin. Zeitschrift für Palliativmedizin 11.02: 61–75.

Strasser F (2006a) Ernährungsprobleme in der Palliativmedizin. In: Aulbert E, Nauck F, Radbruch F (Hrsg) Lehrbuch der Palliativmedizin. Schattauer: Stuttgart. 2006a. S. 308–329.

Strasser F (2006b) Anorexie und Kachexie. In: Knipping C (Hrsg.) Lehrbuch Palliative Care. Huber, Bern. S. 265–271.

Strasser F (2006c) Ernährung und Appetitlosigkeit. In Knipping C (Hrsg.) Lehrbuch Palliative Care. Huber, Bern. S. 257–264.

24 Umgang mit Trauer

Felix Grützner, Helmut Hoffmann-Menzel und Traugott Roser

24.1 Fallvignette

Das Leben meinte es gut mit Jörg Monnel. Etabliert in seinem Beruf, glücklich verheiratet, zwei wundervolle Kinder und vor kurzem in ein neues Zuhause gezogen. Jörg und seine Frau Petra genossen Unternehmungen und Abende mit Freund:innen sehr. Umso mehr irritierte es Jörg, dass er sich seit einiger Zeit sehr leicht verschluckte und seine schönen Teppiche zu Stolperfallen wurden. Sein geliebtes Rennrad hatte er nicht mehr genutzt, seit er mit dem Gleichgewicht Probleme hatte.

Sein Hausarzt hatte ihn beruhigen wollen, schließlich waren die Untersuchungen der Speiseröhre, des Magens und der Wirbelsäule unauffällig gewesen. Mit zunehmenden Beschwerden aber nahmen Jörgs Ängste und Ahnungen zu. Auf sein Drängen hin überwies sein Hausarzt ihn dann schließlich zu einem Neurologen. Sechs Monate nach den ersten Anzeichen musste Jörg dann seine Diagnose amyotrophe Lateralsklerose (ALS) hören, eine unheilbare Nervenerkrankung, die – bei vollem Bewusstsein – zu fortschreitendem Muskelschwund und Lähmungen führt, zuletzt zu einer Atemlähmung.

Zwei Jahre sind seither vergangen. Jörg ist jetzt 45 Jahre alt, die Kinder 7 und 11. Jörg, bis zu seiner Erkrankung ein richtiger Macher, der fest im Berufsleben stand, braucht jetzt für jeden Handgriff Unterstützung durch ambulante Pflegedienste und durch seine Frau Petra. Seine Arme und Beine gehorchen ihm schon lange nicht mehr. Die Muskeln verkrampfen von Zeit zu Zeit, was ihm starke Schmerzen bereitet. Das Atmen ist bereits sehr beschwerlich und bei der geringsten Anstrengung hat er Atemnot. Dennoch hat er für sich entschieden, auf jegliche Beatmung oder gar einen Luftröhrenschnitt zu verzichten. Nachdem Essen und Trinken immer schwerer fielen, wurde bereits vor einem halben Jahr eine Ernährungssonde (PEG) durch die Bauchdecke in den Magen gelegt, über die er jetzt seine Nahrung bekommt. Selbst das Schlucken seines eigenen Speichels gelingt nicht, er fließt unkontrollierbar aus dem Mund. Er spürt den Ekel, den Petra dabei empfindet. Noch kann er sprechen, aber nur sehr leise, langsam und kloßig. Viele Personen in seinem Umfeld können ihn nicht richtig verstehen. Petra muss dann übersetzen. Manche der alten Bekanntschaften hat er schon seit Monaten nicht mehr gesehen.

Sein Hausarzt hat ihm eine Mitbetreuung durch einen ambulanten Palliativdienst empfohlen. Zunächst skeptisch, hat er schließlich eingewilligt. Er will sich zumindest beraten lassen, inwieweit dieser Dienst ihn, insbesondere aber auch seine Familie, unterstützen kann.

Zum Erstgespräch besucht eine Ärztin der SAPV Jörg und seine Ehefrau zuhause.

Jörg spricht sie direkt und unverblümt an: »Können Sie mir nicht ein Mittel geben? Ich will sterben.« Denn: »Ich bin nicht mehr der, der ich war!«

Die Antwort, dass »Tötung auf Verlangen« in Deutschland verboten sei, befriedigt ihn nicht wirklich. Aber er hat ja noch Freunde in Benelux, die ihm von der Möglichkeit der aktiven Sterbehilfe berichtet haben. Er möchte dieses Angebot, bevor er sich gar nicht mehr äußern kann, annehmen. Bis dahin aber will er die verbleibende Zeit so gut es geht mit Petra und den Kindern verbringen. Froh ist er daher über das Angebot der Beschwerdelinderung, aber auch der Unterstützung für seine Familie.

Es erleichtert ihn, dass seine Wünsche und Gedanken als legitim respektiert werden, auch wenn sie nicht aktiv unterstützt werden. Durch Anpassung der Medikamente kann eine gute Linderung der körperlichen Beschwerden erreicht werden. Mit Organisation von technischen Hilfsmitteln und pflegerischer Unterstützung, aber auch Entlastungsangeboten für Petra und die Kinder, gelingt eine Stabilisierung der Situation vor Ort. Der Familie gelingt es in den folgenden zwei Monaten, viel Zeit miteinander zu verbringen. Petra und Jörg nutzen die Zeit intensiv mit Gesprächen. Auch wenn die Erkrankung weiter voranschreitet und das Sprechen mühsamer wird, wirkt er sehr gelöst, ja manchmal heiter. Auf Wunsch von Petra und Jörg sollen die Kontakte durch das SAPV-Team daher weniger eng erfolgen.

Drei Wochen später ruft Petra an. Jörg habe sich vor einigen Tagen in die Benelux-Staaten bringen lassen. Dort sei er am Vortag verstorben. Sie mache sich nun Sorgen, ob die örtliche Pastorin wohl eine kirchliche Trauerfeier gestalten würde, »trotz allem?«

Die Nachmittagsbesprechung des SAPV-Teams ist durch große Nachdenklichkeit und Betroffenheit geprägt. »Waren wir nicht gut genug?« fragt die Ärztin.

24.2 Multiprofessionelle Lösungsansätze

Was bedeutet die Diagnose ALS für den Patienten und seine Familie?

Die amyotrophe Lateralsklerose (ALS) gehört zu den neurodegenerativen Erkrankungen. Sie ist gekennzeichnet durch den Untergang des ersten und zweiten Motoneurons in Gehirn, Rückenmark und hin zu den Muskeln. Daraus folgen zunehmende Lähmungen der durch diese Motoneurone versorgten Muskulatur der Arme und Beine, des Gesichtes, des Rumpfes inklusive der Atemmuskeln und in ihrer »bulbären« Form der Schlund- und Zungenmuskulatur. Der Ausfall des ersten Motoneurons führt zu spastischen, der des zweiten zu schlaffen Lähmungen. Das gleichzeitige Vorhandensein beider Lähmungsformen ist charakteristisch für die ALS, daher kann die klinische Ausprägung sehr unterschiedlich sein. Vor der kompletten Lähmung reagiert die Muskulatur zudem häufig mit Verkrampfungen bzw. Spastiken, die sehr schmerzhaft sein können und von den Betroffenen nicht kontrolliert werden können. Insbesondere zu Beginn der Erkrankung kann die Symptomatik so unspezifisch sein, dass die Diagnose erst nach quälend langen Monaten gestellt wird.

Die Erkrankung tritt zumeist zwischen dem 50. bis 70. Lebensjahr auf. Jüngere Patient:innen sind seltener betroffen. Die Lebenserwartung liegt meist zwischen drei bis fünf Jahren, kann in seltenen Fällen aber auch Jahrzehnte betragen. Auch wenn der individuelle Verlauf zeitlich wie klinisch sehr unterschiedlich sein kann, so schreitet die Erkrankung doch unerbittlich voran.

Die progrediente Lähmung der Muskulatur bedingt eine zunehmende Pflegebedürftigkeit. Mit Beeinträchtigung der Atemmuskulatur beginnt Atemnot. Überlegungen bezüglich einer Unterstützung durch Beatmung oder Tracheotomie gewinnen an Bedeutung. Die Nahrungsaufnahme wird schwieriger. Häufiges Verschlucken erhöht das Risiko für die Atemwege. Selbst der eigene Speichel kann nicht mehr geschluckt werden und fließt unkontrollierbar aus dem Mund. Dies erleben viele Patient:innen als sehr stigmatisierend, genauso wie die wiederholt auftretenden Episoden von Lachen oder Weinen ohne adäquaten Anlass (pathologisches Lachen bzw. Weinen). Mimik, Gestik und Sprechen gehen verloren, Kommunikation droht unmöglich zu werden.

Die ALS ist nicht heilbar, medikamentöse Behandlungsansätze können bisher den fortschreitenden Funktionsausfall durch Verbesserung der Nerv-Muskel-Kommunikation verlangsamen, jedoch nicht verhindern.

Mit der Diagnosestellung wissen die Betroffenen daher um die Konsequenzen: Sich zunehmend weniger selbst bewegen können, zunehmend Hilfe von anderen annehmen müssen; nicht mehr atmen zu können, von Geräten abhängig zu werden und nicht mehr selbst essen zu können. Von einer künstlichen Zufuhr von Nahrung abhängig zu sein, den Genuss des Schmeckens nur noch sehr eingeschränkt zu erleben. Nicht mehr sprechen zu können, von Kommunikationshilfen wie Buchstabentafeln oder Sprachcomputern abhängig zu werden, am Ende jede Möglichkeit der Kommunikation zu verlieren. Zuletzt sich vollkommen hilflos anderen ausgeliefert zu fühlen. Die Belastung für das familiäre Umfeld ist gravierend, nicht selten halten Beziehungen oder Freundschaften dem nicht stand.

Mit dem Voranschreiten der Erkrankung müssen sich Patient:innen und Zugehörige auf den Verlust von bis dahin selbstverständlichen Bindungen und Fähigkeiten einstellen. Die Erfahrung, mit Verlusten umgehen zu müssen, begleitet die Betroffenen mit ALS bis an ihr Lebensende, nicht selten beginnend bereits vor Sicherung der Diagnose.

24.3 Fragen spezifisch aus der Perspektive Trauerbegleitung

Wann beginnt und endet Trauer?

Trauer ist »[tiefer] seelischer Schmerz über einen Verlust oder ein Unglück« (Duden). Trauer tritt nicht allein in Verbindung mit dem Versterben eines Menschen auf, sondern auch in anderen Lebenssituationen. Jede Verlusterfahrung kann einen Prozess der Trauer auslösen: »Trauer kommt in jedes Leben« (Müller & Schnegg, 2016). Das Erleben eines Verlustes ist mit einem intensiven Ohnmachtsgefühl verbunden: Leben in seiner früher empfundenen oder als selbstverständlich kaum bemerkten Ordnung wird gestört, ohne dass etwas dagegen getan werden könnte. Wie der Tod eines geliebten Menschen, so konfrontiert uns auch jeder andere Verlust mit der Erkenntnis: Leben ist endlich. Heftige Emotionen können mit Trauer einhergehen: Angst, Wut, Verzweiflung und viele andere mehr. Trauernde erleben häufig auch körperliche Symptome, die das Leben stark beeinträchtigen können.

Analog zu Jörgs Verlusterfahrungen erleiden auch die An- und Zugehörigen einen Trauerprozess von Beginn des Krankheitsprozesses an. Wenn Jörg nicht mehr »der Alte« ist, so ist auch aller Leben nicht mehr das, was es vorher war.

Als Jörg ein halbes Jahr später die Diagnose einer ALS erhält, ist Trauer schon zu einem ständigen Begleiter geworden. Mit dem Fortschreiten der Erkrankung sind immer weitere Verluste zu beklagen. Und die Trauer darüber wird multikausal. Ihre Ursachen sind nicht allein körperlicher Natur: Soziale Kontakte nehmen ab, aus Scheu oder weil die Organisation von Besuchen komplizierter wird. Auch die Beziehung von Jörg und Petra verändert sich. Die frühere Unbeschwertheit wird von Ängsten überschattet, das Sexualleben verändert sich, was sich als Verlust von Lebensfreude auswirkt. Improvisation wird zur Notwendigkeit so wie das Überwinden von Ekelgefühlen angesichts des unkontrollierbaren Speichelflusses. Trauer berührt auch das Versorgungsteam, in das mehr und mehr Berufsgruppen eintreten wie z. B. Ärzt:innen, Pflegekräfte, Physiotherapeut:innen, Logopäd:innen. Zwar können sie vieles tun und Symptome lindern, das Fortschreiten der ALS aber können sie nicht aufhalten.

Trauerprozesse verlaufen auch zeitlich parallel und im gesamten Umfeld des unheilbar erkrankten und sterbenden Menschen. Wann aber enden diese seelisch und/oder körperlich mehr oder weniger manifesten Prozesse? Die heutige Psychologie geht davon aus, dass Trauer den Menschen ein Leben lang begleitet. Die betrauerten Verluste bleiben durchlebte Erfahrung und die damit verbundenen Empfindungen und Gefühle können lebendig bleiben. Viele, die den Tod eines Menschen erleiden mussten, berichten, dass für sie ein Leben »danach« ein anderes ist. Trauer endet nicht. Sie verändert sich (Müller & Schnegg 2016).

Mit dem Tod Jörgs endet für Petra die Trauer der Patientenangehörigen und geht über in die Trauer der Hinterbliebenen, etwa um Jörgs nicht mehr gelebtes Leben und darum, dass er das Heranwachsen seiner Kinder nicht erleben wird. Die Trauerforschung beschreibt ein »Oszillieren« zwischen verlustbezogenem Verarbeiten und vermeidendem wiederherstellungsorientierten Bewältigen (Stroebe & Schut 1999; Müller & Willmann, 2016). Petra wird vermutlich um das Ende ihrer liebevollen und langjährigen Partnerschaft trauern; vielleicht um den nicht möglich erschienenen natürlichen Tod, an dessen Stelle der (Aus-)Weg der aktiven Sterbehilfe im Ausland trat. Auch die übrigen Familienmitglieder und der Freundeskreis werden weiterhin trauern, jetzt ebenfalls als Hinterbliebene, als Zurückbleibende.

Was bedeutet Trauer angesichts einer unheilbaren Erkrankung für alle Beteiligten?

Die Diagnose und der fortschreitende Krankheitsverlauf wirken sich auf alle Bereiche des Lebens aus. Krankheits- und therapiebedingte Veränderungen betreffen den Körper, das Körperbild und das Körperbewusstsein. Belastende Symptome wie Schmerzen, Fatigue, Appetitlosigkeit und Übelkeit, Obstipation, hormonelle Veränderungen und anderes führen zu einem Verlust des Leibbewusstseins. Der Körper kann im Krankheitsprozess als zunehmend fremd empfunden werden.

Von nicht zu unterschätzender Bedeutung ist dabei die Trauer um die eigene »Schönheit«. Die Leibphänomenologie geht von einer Dualität von »Körper haben und Leib sein« aus, wobei mit »Leib sein« das In-der-Welt-Sein des Menschen, einschließlich seines Selbstverhältnisses und der Beziehung zu anderen Menschen, gemeint ist (Merleau-Ponty, 1966; Fuchs, 2013). Körperliche Veränderungsprozesse wirken sich damit auch auf psychisches Befinden und auf soziale Bereiche aus. Der Sterbewunsch von Jörg ist verbunden mit einer über den gesamten Krankheitsverlauf vorhandenen und reflektierten Wahrnehmung seiner körperlichen Einschränkungen, die einerseits als Kontrollverlust und andererseits als den Blicken und Ekelgefühlen der anderen »ausgesetzt« erlebt werden. Die Entscheidung für die Inanspruchnahme von der in Deutschland strafrechtlich verbotenen Euthanasie (Tötung auf Verlangen) kann in diesem Sinne als aktives Copingverhalten durch Kontrollgewinn gedeutet werden.

In der Behandlungs-, Betreuungs- und Begleitbeziehung ist darauf zu achten, dass Maßnahmen am Körper der Patient:in stets deren Leiblichkeit im Blick haben, sich durch Anerkennung als Person, Respekt vor der Würde der Betroffenen und Anerkennung der Trauer um körperliche Fähigkeiten und Unversehrtheit auszeichnen. Pflegende und sensible Maßnahmen am Körper – von Pflege und Physiotherapie bis hin zu kosmetischen Maßnahmen – können zu einem verbesserten Leibempfinden beitragen.

In sozialer Hinsicht ist Trauer mit einem Verlust an sozialer Anerkennung verbunden, etwa durch Beeinträchtigung der Leistungsfähigkeit. Die behördlichen Akten der ›Krankmeldung‹, ›Krankschreibung‹ oder ›Verrentung‹ bzw. ›Pensionierung‹ bedeuten neben finanziellen Einbußen auch Statusverluste (Roser, 2020). Im Privat- und Familienleben wird das Verständnis und die Fähigkeit zur Übernahme gewohnter sozialer Rollen beeinträchtigt, weil die Ausübung der damit verbundenen Handlungsformen (Sexualität, Haushaltsverrichtungen, Vater-/Mutterrolle, ehrenamtliche Tätigkeit in Vereinen, Sport etc.) nicht mehr möglich ist. In diesem Sinn trauert Petra möglicherweise um ihren Lebens- und Liebespartner, die beiden

Kinder um den Vater, mit dem sie tollen konnten, die Radler-Freunde um den Sportsfreund. Die Mitarbeitenden im SAPV-Team trauern um Jörg als Bezugsperson bei der Planung der weiteren Behandlung und Versorgung, denn Jörg entzieht sich durch seinen selbstbestimmten Tod dieser Rolle als Patient.

In spiritueller Hinsicht gehen durch die Krankheit, deren Unheilbarkeit und die gewisse Endlichkeit (bei der lediglich der Zeitpunkt ungewiss ist), ein existenzielles Sicherheitsgefühl, möglicherweise das bisherige Weltbild, ein Urvertrauen in das Leben sowie das Gottvertrauen verloren. Empfindungen wie Zorn und Wut, Hadern mit dem Schicksal, Aufbäumen gegen das Unabänderliche und Akzeptanz sind Ausdruck von Gefühlen, die mit Trauer verbunden sind und eine spirituell-religiöse Komponente haben können. Sie können in unterschiedlicher Intensität bei allen Beteiligten auftreten.

Wie äußert sich Trauer?

Wer trauert, ist nur manchmal traurig. Verluste lösen eine Vielfalt von Gefühlen aus, die vom »Eingefroren sein« über ein »In Tränen sich auflösen« bis hin zu einer »lauten Wut« reichen können. Diese Reaktionsbreite gibt es nicht nur zwischen verschiedenen Menschen. Derselbe Mensch kann im Verlauf eines Trauerprozesses durch sehr unterschiedliche Gefühlszustände gehen, ohne dass es dafür eine vorhersehbare Abfolge gäbe.

Trauer ist nicht immer sichtbar. Die manchmal heftig erlebte Bewegung, die ein Verlust auslösen kann, bleibt manchmal verborgen (Grützner, 2018). Es gibt Trauernde, die nach außen »so wie immer« wirken, was im Umfeld für Verunsicherung sorgen kann, da nur vermutet werden kann, was die oder der Betreffende gerade durchlebt. Deutlich vernehmbaren Gefühlen, die sich körpersprachlich oder verbal äußern, kann hingegen begegnet werden. Entscheidend ist, dass Menschen dazu ermutigt werden, ihre individuelle (Ausdrucks-)Form der Trauer zu leben. Wo Trauernde sich selbst nicht mehr kennen, weil sie in zuvor unbekannte Gefühlszustände geraten, bedarf es der Versicherung: Alles ist möglich und erlaubt.

Trauer bringt häufig körperliche Symptome mit sich. Sie kann wie andere seelische oder körperliche Traumata extremen Stress auslösen. Physiologische Reaktionen erstrecken sich u. a. auf die Atmung, auf Blutdruck, Herzfrequenz und Muskeltonus. Wird das traumatische Geschehen des Verlustes auch nach längerer Zeit plötzlich und intensiv wieder erinnert, können die Akutreaktionen erneut auftreten. Viele trauernde Menschen berichten von Appetitverlust und Antriebslosigkeit, Müdigkeit am Tag und Schlaflosigkeit in der Nacht, von schmerzenden oder empfindungslosen Körperpartien. So kann sich die Tragweite des Verlustes psychosomatisch zeigen, wo Verstand und Gefühl das Geschehen nicht erfassen können.

24.4 Trauer aus einer multidimensionalen Perspektive

Was hilft in der Bearbeitung der Traueraufgaben?

Trauer fordert alle Betroffenen zur Bewältigung verschiedener Entwicklungsaufgaben heraus, die mit einem Verlust verbunden sind. Der Psychologe und Trauerforscher William Worden (2011) beschreibt vier Traueraufgaben, deren Reihenfolge nicht linear aufeinander aufbaut, sondern dynamisch und in Zirkeln verläuft. Seinem Trauermodell zufolge ist es notwendig,

- den Verlust als Realität (an-)zuerkennen,
- den Schmerz der Trauer durchzuarbeiten,
- sich in einer Wirklichkeit zurechtzufinden, in der der Verstorbene oder das verloren Gegangene fehlt, und
- den Verstorbenen innerlich neu zu verorten, mit ihm eine dauerhafte Verbindung inmitten des Aufbruchs in ein neues Leben zu finden.

Die Aufgaben stellen sich im Verlauf der Trauer jeweils neu und anders dar. Manche Reaktionen und Verhaltensweisen einschließlich von Entscheidungen im Umgang mit Behandlungsmaßnahmen finden Akzeptanz in einem bestimmten Milieu, während sie auf Skepsis und Ablehnung in einem anderen stoßen. Die Prägung durch die eigene Community spielt zusätzlich eine Rolle für die Trauerbewältigung.

Im Fallbeispiel findet Jörgs Entscheidung für Sterbehilfe Akzeptanz und Unterstützung durch den Freundeskreis und letztlich auch durch die Familie. Die Folgen für den Trauerprozess der Hinterbliebenen sind dabei aber selten Thema. Auch für das SAPV-Team ist Jörgs Entscheidung eine Herausforderung, denn Palliative Care und Hospizbegleitung wollen Leben bis zuletzt ermöglichen, Symptome lindern und Lebensqualität für alle Beteiligten erhalten. Deshalb arbeiten sie im Sinne der Suizidprävention und beraten umfassend, medizinisch-pflegerisch, psychosozial und seelsorglich, bei Fragen eines ausgeprägten Sterbewunsches über alternative Wege. Begleitende können durch professionellen und achtsamen Umgang mit der Situation Belastungen und Konflikte, aber auch Ressourcen identifizieren und darauf eingehen.

Große Bedeutung kommt dabei dem Abschiednehmen vom Verstorbenen selbst zu, wofür es ausreichend Zeit und einen von Ruhe geprägten Raum braucht. Die Unterstützung durch eine Person, die Sachinformationen geben kann und »einfach da ist«, ist sinnvoll; Pflegende, die die verstorbene Person waschen und kleiden, können Angehörige einladen, sich zu beteiligen.

Gerade dann, wenn der Tod sich unter besonderen oder gesellschaftlich tabuisierten Umständen ereignet hat, ist es sinnvoll, einen Abschied zu ermöglichen und dabei – soweit erwünscht – auf individuell positiv besetzte, kulturell bewährte und/oder religiöse Rituale zurückzugreifen. Ein ritueller Abschied am Leichnam, der körperlich noch immer für die verstorbene Person steht, aber bereits verändert ist und den Verlust physisch erfahrbar macht, erfolgt in Gemeinschaft und bewirkt die soziale Anerkennung des Verlusts. Die Rituale des Abschiednehmens zwischen

Verabschiedung am Sterbebett über die Bestattung bis hin zu Gedenkfeiern strukturieren den Prozess des Übergangs in eine andere, noch ungewisse Wirklichkeit (sowohl der verstorbenen Person als auch der Trauernden) bis hin zu einer Neuorientierung. Nicht zuletzt werden Perspektiven für eine veränderte Welt angeboten (Wünsche, Segenshandlungen, gemeinsames Essen und Trinken etc.), die den Übergang in eine Welt ohne die verstorbene Person markieren.

Dem rituellen Umgang mit dem Tod kommt im Fallbeispiel eine wichtige Bedeutung zu: die Durchführung der Trauerfeier durch die Pastorin hilft, dass die Trauer öffentlich anerkannt und das Weiterleben sowohl der Trauernden als auch – je nach Glaubensvorstellung – des Verstorbenen der Fürbitte der Gemeinde empfohlen und unter den Segen Gottes gestellt wird.

Auch säkulare Bestattungen erfüllen diese Aufgaben. Das betreuende Team könnte deshalb dabei unterstützen, den Kontakt zur Gemeindepastorin herzustellen und die besonderen, mit einer ALS-Erkrankung verbundenen Umstände zu erläutern. Ein (assistierter) Suizid oder die Inanspruchnahme von aktiver Sterbehilfe (Tötung auf Verlangen) sind kein Grund für den Ausschluss von einer kirchlichen Bestattung.

Wenn Kinder betroffen sind, gilt es diese einzubeziehen. Kinder leben und erleben Trauer anders als Erwachsene; berichtet wird von abrupten Stimmungswechseln. Abhängig von der Altersstufe und Bewusstseinsentwicklung haben Kinder unterschiedliche Verarbeitungsfähigkeiten und Strategien. Es gibt Erfahrungen von Schuldempfinden, bei dem sie ihr eigenes Verhalten verantwortlich machen für Krankheitsverläufe und Ereignisse. Die Signale und Fragen von Kindern sollten aufmerksam wahrgenommen werden. Kindern sollte so viel an Information gegeben werden, wie sie verlangen. Hilfreich ist es, Kindern Ausdrucksmöglichkeiten anzubieten wie malen, spielen, Musik machen etc.

Trauerbegleitung findet einzeln oder in Gruppen statt, manchmal gezielt bezogen auf Gender-Identität oder Alterszugehörigkeit; ehrenamtliche und professionelle Angebote ergänzen einander. Studien zeigen, dass Trauerbegleitung effektiv ist, sowohl bei erschwerter als auch bei natürlicher Trauer, wenn die Betroffenen selbst darüber entscheiden, ob sie das Angebot wahrnehmen (Wissert et al., 2009).

Wie geht man mit Trauer in einem multidisziplinären Team um?

Der Umgang mit Trauer zeigt sich auf unterschiedlichen Ebenen: Bei den Patient:innen, den Zugehörigen wie auch den Mitarbeitenden im betreuenden Team. In den Begegnungen mit Betroffenen sollte allen Teammitgliedern bewusst sein, dass ein unerwartetes oder sogar inadäquates Verhalten eine Reaktion auf ein schweres Verlusterlebnis sein kann. Hilfreich ist es hier, dies nicht als persönlichen Angriff zu erleben, sondern als Trauerreaktion eines verzweifelten Menschen.

In Systemen wie der Familie verlaufen Trauerreaktionen und ihre Äußerungen nicht synchron, sondern viel häufiger divergierend: hier die Verzweiflung, dort die Wut oder die Leugnung. Auch zeitlich weichen die Verläufe voneinander ab. Dies verlangt ein hohes Maß an Aufmerksamkeit und reflektiertes, der aktuellen Situation angemessenes Handeln.

Doch auch »Professionelle« erleben Trauer in der Begleitung sterbender Menschen. Wir sind ständig mit der Balance zwischen Berührung (Nähe) auf der eine Seite und dem Wahren einer professionellen Distanz beschäftigt. Es gibt viele Situationen, in denen diese Balance gefährdet ist, beispielsweise wenn das Lebensalter, die Lebenssituation eine der unsrigen ähnliche ist, die Kinder im gleichen Alter sind, oder weil man sich bestimmten Menschen verbunden fühlt.

Das können auch Begleitungen sein, in denen uns ein Mensch von seinem Sterbewunsch berichtet und wir diesen nachvollziehen können. Andererseits wollen wir den uns Anvertrauten Alternativen aufzeigen und gehen vielleicht sogar davon aus, dass unsere Beratung, unsere Angebote einem Menschen eine Perspektive zum Weiterleben eröffnen könnte. Wenn man dann erfährt, dass man sich geirrt hat, stellt sich die Frage des »Warum?«. »Waren wir nicht gut genug?«, fragt die Ärztin im Beispiel.

Das Gefühl zu ertragen, ein vorzeitiges Sterben nicht verhindert zu haben und damit vielleicht Schuld auf sich geladen zu haben, ist Bestandteil der Trauer im Team.

Wir sollten akzeptieren, dass auch wir um »unseren« Patienten trauern, nicht zuletzt aufgrund einer Kränkung unseres beruflichen Selbstbildes als Helfer:in und Heiler:in. Es ist wichtig, dass wir uns unserer Gefühle sowie dem daraus resultierenden Verhalten bewusstwerden und um Hilfestellung und Unterstützung nicht nur wissen, sondern diese auch in Anspruch nehmen.

2009 identifizierten Monika Müller und David Pfister in ihrer Studie »Wie viel Tod verträgt das Team?« als Schutzfaktoren neben dem Privatleben und der eigenen Familie Rituale, Humor und vor allem die Unterstützung im eigenen Team. Erst an achter Position stand die Supervision. Supervisionen sind sicher ein wichtiges Angebot, sie ersetzen aber nicht den alltäglichen Austausch. In den Besprechungen sollte es ausreichend Raum und Zeit geben, um das Erlebte gemeinsam im Team zu reflektieren und zu teilen. »Gelebte« Rituale können hilfreich sein, ebenso Gedenktage oder ein kurzes Innehalten in den Besprechungen zum Gedenken an die Verstorbenen. Mitarbeitende müssen in Aus-, Fort- und Weiterbildung auf diese Situationen vorbereitet werden, denn »Qualifizierung vermittelt Sicherheit, Kompetenz erhöht den Umgang mit Anspruch und Ohnmachtsgefühlen« (Karin Dlubis-Mertens, Benno Bolze, 2014, S. 36).

Literatur

Duden. Art. »Trauer«: https://www.duden.de/node/184763/revision/184799 (Abruf: 15.03.2024).

Dlubis-Mertens K, Bolze B (2014) Charta zur Betreuung schwerstkranker und sterbender Menschen in Deutschland. Was kann die Charta zur Entlastung der in der Hospiz-und Palliativversorgung Tätigen beitragen? In: Müller M, Pfister D (Hrsg.) Wie viel Tod verträgt das Team? Belastungs- und Schutzfaktoren in Hospizarbeit und Palliativmedizin, 3. Aufl., Göttingen: Vandenhoeck & Ruprecht, 35–42

Fuchs T (2013) Zwischen Leib und Körper. In: Hähnel M, Kaup M (Hrsg.) Leib und Leben. Perspektiven für eine neue Kultur der Körperlichkeit. Darmstadt: WBG, 82–93.
Grützner F (2018) Trauer und Bewegung. Von der Kraft der Körperlichkeit. Göttingen: Vandenhoeck & Ruprecht.
Hülshoff T (2006) Emotionen. München/Basel, 2006.
Merleau-Ponty M (1966) Phänomenologie der Wahrnehmung, Berlin.
Müller H, Willmann H (2016) Trauer: Forschung und Praxis verbinden. Zusammenhänge verstehen und nutzen. Göttingen: Vandenhoeck & Ruprecht.
Müller M, Pfister D (Hrsg.) (2014) Wie viel Tod verträgt das Team? Belastungs- und Schutzfaktoren in Hospizarbeit und Palliativmedizin, 3. Aufl., Göttingen: Vandenhoeck & Ruprecht.
Müller M, Schnegg M (2016) Unwiederbringlich. Von der Krise und dem Sinn der Trauer. Göttingen: Vandenhoeck & Ruprecht.
Roser T (2020) Angewiesen und verletzlich. Zur Spiritualität des Hilfeempfangens. WzM 72: 395–407.
Stroebe M, Schut H (1999) The Dual Process Model of Coping with Bereavement: Rationale and Description. Death Studies 23: 197–224.
Wissert M, Müller S, Pfister D, Müller M (2009) Wirkt Trauerbegleitung überhaupt? Und wenn ja, wie bzw. wodurch? https://alpha-nrw.de/wp-content/uploads/2014/05/wirkt-trauerbegleitung-ueberhaupt.pdf (Zugriff 25.01.2024)
Worden WJ (2011) Beratung und Therapie in Trauerfällen, 5. Aufl. Bern u.a.: Hogrefe.

25 Palliative Sedierungstherapie

Stephanie Stiel, Thomas Joist und Tatjana Zielke

25.1 Fallvignette

Herr Günzel ist ein 60-jähriger, geschiedener und alleinlebender Mann mit einem engen Verhältnis zu seinem einzigen 30-jährigen Sohn. Gemeinsam pflegen sie ihr Hobby »an Autos zu schrauben«. Kontakt zu seiner Ex-Frau besteht nicht mehr. Herr Günzel ist angestellter Elektriker.

Herr Günzel stellt sich bei seinem Hausarzt wegen starker Müdigkeit, Appetitlosigkeit und Gewichtsverlust vor. Essen und Trinken bereite ihm zunehmend Schwierigkeiten, da das Schlucken mühevoll sei. Er hätte erst gedacht, das würde mit einem Magengeschwür zusammenhängen, welches er vor Jahren einmal gehabt habe. Jetzt aber – durch den Gewichtsverlust – wolle er »der Sache doch mal auf den Grund gehen«.

Der Hausarzt ist erschrocken über den körperlichen Zustand des Patienten, den er bislang nur gelegentlich in seiner Sprechstunde gesehen und als sehr autonom und belastbar erlebt hat. Der Hausarzt veranlasst eine Krankschreibung und eine Einweisung ins Krankenhaus zur weiteren Abklärung der Symptome. Dort wird Magenkrebs im Sinn eines fortgeschrittenen inoperablen Kardiakarzinoms festgestellt, welches pulmonal und peritoneal metastasiert ist.

Herr Günzel wird über verschiedene Behandlungsmethoden informiert und entscheidet sich gegen weiterführende Therapien. Seine Sorge ist, seine Kraft nur für diese Therapien aufzubrauchen und die verbleibende Lebenszeit im Krankenhaus zu verbringen. Bereits in der Vorgeschichte hat er sich intensiv mit dem Thema »Leben und Sterben« beschäftigt, als sechs Jahre zuvor bei ihm ein Bronchialkarzinom bei kurativer Unterlappenresektion rechts diagnostiziert wurde.

Nach Entlassung aus dem Krankenhaus wird Herr Günzel zunächst weiter durch seinen Hausarzt behandelt. Innerhalb kurzer Zeit nehmen die Beschwerden jedoch stark zu und Hausbesuche werden notwendig. Bei einem Hausbesuch berichtet der Sohn, dass bei seinem Vater nach anfänglich »großer Sicherheit« über die Zukunft jetzt eine konstante latente Angst spürbar sei. Sein Vater verliere seine Autonomie und alle Kräfte. Aufgrund der starken Beschwerdezunahme bittet der Hausarzt vier Monate nach Diagnosestellung um eine Übernahme von Herrn Günzel auf eine Palliativstation. Dort verschlechtert sich sein Zustand rasch. Schwäche, Müdigkeit und Atemnot stehen im Vordergrund. Herr Günzel betont in mehreren Gesprächen, dass er unter dem jetzigen Zustand extrem leide und nicht noch weiter körperlich und seelisch verfallen wolle. Er bittet darum, sein Leiden zu beenden.

25.2 Multiprofessionelle Lösungsansätze

Wie geht es Ihnen mit der Aussage des Patienten?

Der Wunsch eines leidenden Patienten, das als unerträglich empfundene Leid durch eine palliative Sedierungstherapie zu behandeln, wirft viele Fragen auf.

- Kann ich das Leid, welches das Leben für ihn unerträglich macht, spüren und verstehen?
- Warum gibt er uns als Team nicht die Chance, seine Situation zu bessern?
- Besteht ein Todeswunsch unabhängig von seiner akuten Erkrankung?
- Ist der Einsatz einer palliativen Sedierungstherapie ethisch, juristisch und moralisch gerechtfertigt?

Die Beantwortung dieser Fragen ist schwer mit sich allein auszumachen. Es besteht oft große Unsicherheit im Team bei der Bewertung solcher Situationen. Als ein Lösungsansatz haben sich multiprofessionelle Fallbesprechungen bewährt. Hier sind alle an der Behandlung direkt beteiligten Berufsgruppen eingebunden, aber auch Vorbehandelnde wie z. B. Haus- und andere Fachärzte und Ehrenamtliche können eingeladen werden.

Inwiefern kann hier an eine palliative Sedierungstherapie gedacht werden? Bei welchen Indikationen kann und darf eine palliative Sedierungstherapie durchgeführt werden? Welche Grenzen müssen dabei beachtet werden?

Herr Günzel betont, er würde unter dem jetzigen Zustand leiden und er »wolle nicht noch weiter körperlich verfallen.« Diese Aussagen gilt es im multiprofessionellen Team aus unterschiedlichen Perspektiven zu klären:

- Liegt gemäß der Definition der palliativen Sedierungstherapie eine medizinische Indikation für diese Maßnahme vor?
 → Im Gespräch mit seinem Stationsarzt und der zuständigen Pflegekraft macht Herr Günzel sein unerträgliches Leiden deutlich, das im Zuge seiner Zustandsverschlechterung entsteht. Er befürchtet, dass sich sein Zustand im Verlauf seiner Erkrankung weiter verschlechtern wird. Existenzielles Leid, das nicht nur körperliches Leid bedeutet, kann eine Indikation für eine palliative Sedierungstherapie sein. Die häufigsten Indikationen für eine palliative Sedierungstherapie sind Atemnot, Unruhe und Schmerzen oder Akutereignisse wie Blutungen.

- Sind die Symptome und Probleme von Herrn Günzel, die zu einer Indikation führen könnten, tatsächlich therapierefraktär und mit keiner uns zur Verfügung stehenden Behandlung ausreichend zu lindern?
  → Herr Günzel betont und empfindet ein existenzielles Leid. Mit allen Berufsgruppen sollte im Team besprochen werden, was wir dem Patienten bislang angeboten haben, wie der Effekt dessen war und was wir ihm als multiprofessionelles Team noch alternativ anbieten könnten, um sein Leiden zu lindern.
- Sollte er weitere Angebote unseres multiprofessionellen Teams ablehnen und auf uns entscheidungsfähig wirken, müssen und dürfen wir das nach verständnisvoller und deutlicher Aufklärung akzeptieren.
- Welches Verständnis hat Herr Günzel von der palliativen Sedierungstherapie und welches Ziel verfolgt er damit?
  → Sollte Herr Günzel den Wunsch und das Ziel haben, dass seine Behandelnden sein Sterben beschleunigen oder den Tod herbeiführen, so wäre das eine missbräuchliche Sedierung. Dies ist nach aktueller Gesetzgebung berufsrechtlich verboten und ein Team muss sich davon deutlich abgrenzen.

Wie kann das Team den Patientenwunsch bestmöglich explorieren?

Alle Berufsgruppen eines palliativmedizinischen Teams können sich in die Exploration des Patientenwunschs einbringen. Hier geht es um die Herstellung einer Vertrauensbeziehung zum Patienten, innerhalb derer sein Wunsch besprochen werden kann. Wichtig ist, diese Situation wertfrei zu thematisieren, dankbar für seine Offenheit zu sein und sein Anliegen ernst zu nehmen. In Gesprächen über seinen Wunsch sollte von W-Fragen Gebrauch gemacht werden, um die Gedanken der Betroffenen offen zu explorieren:

- Welche Gedanken gehen Ihnen gerade durch den Kopf?
- Was bedeutet diese Situation für Sie? Wie fühlen Sie sich?
- Mit wem haben Sie schon darüber gesprochen?
- Was können wir für Sie tun, um dieses Leid zu lindern?
- Was erhoffen Sie sich von einer palliativen Sedierungstherapie?
- Was wissen Sie bereits über die palliative Sedierungstherapie?

Die Erkenntnisse aus diesen Gesprächen sollten transparent in Teambesprechungen kommuniziert werden, damit alle das gleiche Wissen teilen.

Was gilt es vor der Einleitung einer Sedierungstherapie zu klären und wer bespricht was mit wem?

Das multiprofessionelle Team sollte mindestens durch eine Ärzt:in und eine Pflegefachperson vertreten sein und bestenfalls mit Herrn Günzel und seinem Sohn zusammen ein Familiengespräch führen, sofern Herr Günzel einwilligungsfähig ist. Das Familiengespräch sollte mit Herrn Günzel abgestimmt und Teilnehmende sowie der Zeitpunkt explizit geplant werden. Sollte Herr Günzel nicht einwilligungsfähig sein, ist sein vorausverfügter Wille oder sein mutmaßlicher Wille heranzuziehen bzw. eine Zustimmung durch seinen Sohn als Vorsorgebevollmächtigter/Betreuer zu prüfen. Im Familiengespräch sollten folgende Themen adressiert werden:

- Ziele der Sedierungstherapie: Sedierungstiefe und Symptomlinderung
- Zu erwartende Einschränkungen der Kommunikationsfähigkeit unter Sedierung
- Zeitpunkt des Beginns der Sedierungstherapie, Sedierungsdauer und geplante Aufwachphase zur Re-Evaluierung des Patientenwillens
- Wirkungen und Nebenwirkungen des Medikaments zur Sedierung und die Applikationsart
- Verzicht auf Nahrungs- und Flüssigkeitszufuhr und Anlage einer Urinableitung während der Sedierung als Behandlungsstandard
- Fortführung weiterer Begleittherapien zur Symptomlinderung

Herrn Günzel sollte selbstverständlich die Option geboten werden, jederzeit von seinem Wunsch nach einer palliativen Sedierungstherapie zurücktreten zu können und erneute Gespräche über seine Situation einzugehen (Abarshi et al. 2017).

Was muss hinsichtlich der Entscheidungsfindung beachtet werden?

Eine palliative Sedierungstherapie gehört zu den wirksamsten Therapien in der Versorgung sterbender Menschen. Herausforderungen sind uneinheitliche klinische Vorgehensweisen, aber auch unterschiedliche Begrifflichkeiten: Neben dem von uns favorisierten Begriff der palliativen Sedierungstherapie in Anlehnung an die Leitlinie der österreichischen Palliativgesellschaft (Weixler et al. 2017) werden auch die Begriffe »palliative Sedierung« oder »terminale Sedierung« benutzt (Twycross 2019, S. 1–16). Folgt man den Definitionen des Forschungsverbundes SedPall, so sind diese Sedierungstherapien im weitesten Sinne als Untergruppe einer »gezielten Sedierung« zu sehen (Ostgathe 2021).

Zu unterscheiden ist die palliative Sedierungstherapie von einer Sedierung, die sich notwendigerweise aus einem insbesondere am Lebensende auftretenden deliranten Zustand mit großer Unruhe ergibt. Hier wird die Behandlung i. d. R. ohne erneute Befragung der Patient:in durchgeführt und ist eine direkte Reaktion auf schwer belastende Symptome. Sobald die Symptome gemildert sind, wird die Sedierungstherapie angepasst und ggf. beendet.

Bei der palliativen Sedierungstherapie wird zur Linderung des Leidens der Tod billigend in Kauf genommen. Das Leid von Herrn Günzel war so groß, dass er nicht mehr mit wachem Geist am Leben teilhaben wollte, aber kein Anhalt für ein Delir. Während der eingeleiteten Therapie darf zu keinem Zeitpunkt eine Änderung der Dosierungen mit der Intention vorgenommen werden, das Sterben zu beschleunigen. Hierzu gibt es umfangreiche Empfehlungen (Cherny 2009).

Bei unserem Patienten Herrn Günzel wurde die palliative Sedierungstherapie zunächst allein und dann auch mit seinem Sohn besprochen. Diesem fiel es sehr schwer, dem Wunsch des Vaters zu folgen. Der Sohn hat dann aber mit Hilfe seiner

Freundin die letzten Tage am Bett seines ruhig liegenden Vaters verbracht. Er war sicher, dass dies dem Wunsch seines Vaters entsprach. Zusätzlichen Rückhalt erhielt der Sohn durch den Hausarzt seines Vaters, zu dem er ein vertrauensvolles Verhältnis über viele Jahre hinweg gepflegt hat und der während des stationären Aufenthalts von Herrn Günzel durch das Stationsteam aktiv in Entscheidungsprozesse eingebunden wurde.

Wie wird eine palliative Sedierungstherapie eingeleitet und was ist das Therapieziel?

Herr Günzel besprach im Verlauf seines stationären Aufenthalts bei der Visite mit seinem behandelnden Arzt, wann seine Sedierungstherapie beginnen soll. Zuvor hat er sich von seinem Sohn verabschiedet und dem Team gesagt, dass er keine weiteren Anliegen oder offenen Fragen habe. Er versicherte, dass er überzeugt sei, dass dies der »richtige Weg« für ihn sei und er mit sich »im Reinen« sei.

Es muss ein Umfeld geschaffen werden, in dem eine Zufuhr von feinsten Dosierungen der Medikation erfolgen kann. Orale oder dermale palliative Sedierungstherapien sind in der Regel eher schwer umsetzbar, so dass diese Applikationen nur ausnahmsweise z. B. im ambulanten Setting durch SAPV-Teams in Anbetracht der vorhandenen technischen Möglichkeiten erfolgen sollten. Regelmäßige und bedarfsadaptierte Applikationen von subkutanen Injektionen sind in der Regel an eine enge kontinuierliche persönliche Betreuung durch Fachpersonal gebunden und können in Anbetracht der vorhandenen technischen Möglichkeiten auch mit Hilfe einer Pumpentherapie ergänzt werden.

Bei der Berechnung der Dosis ist das Ziel, das Leid durch die Sedierungstherapie zu lindern und nicht den Tod herbeizuführen. Die Vormedikation ist hierbei ein entscheidender Faktor. Welche Medikation ist vorhanden? Wie weit ist der Körper an die Medikamente gewöhnt? Zum Einsatz kommen primär Benzodiazepine wie Midazolam, um das Bewusstsein zu mindern. Auch Therapien mit Ketamin, Barbituraten und Propofol werden, wenn auch deutlich seltener, eingesetzt. Insbesondere bei bestehender Vormedikation hat sich die Kombination mit einem starken Opioid wie Morphin bzw. Hydromorphon bewährt.

Die intermittierende versus kontinuierliche Sedierung

Es gibt Konzepte, die vorsehen, dass Patient:innen nach einer vorher vereinbarten Zeit aus der Sedierung erweckt werden, um zu erfragen, ob die Behandlung noch ihren Wünschen entspricht und fortgeführt werden soll. Falls die Lebenserwartung im Bereich von wenigen Stunden bis Tagen geschätzt wird und eine sehr hohe Symptomlast besteht, kann darauf verzichtet werden. Bei der kontinuierlichen Sedierung wird die Therapie bis zum Eintritt des Todes ohne geplante Unterbrechung fortgesetzt.

Die leichte versus tiefe Sedierung

Bei der leichten Sedierungstherapie wird angestrebt, dass die Patient:innen noch erweckbar sind, und dennoch ihr Leid reduziert ist. Diese Art stellt besondere Herausforderung an die Zugehörigen und das Team, da eine engmaschige Überwachung sicherstellen muss, dass es im Rahmen einer unzureichenden Therapie zu keinen leidhaften Zuständen kommt. Bei der tiefen Sedierung ist die Patient:in i.d.R. nicht oder nur schwer erweckbar (▶ Abb. 25.1).

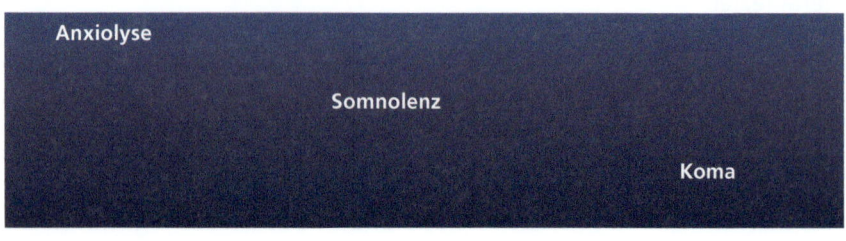

Abb. 25.1: Formen der palliativen Sedierungstherapie (adaptiert nach Ostgathe, 2021)

Etablierte Instrumente zum Monitoring

Das intendierte Ziel einer palliativen Sedierungstherapie ist per Definition »eine verminderte oder aufgehobene Bewusstseinslage (Bewusstlosigkeit), um die Symptomlast in anderweitig therapierefraktären Situationen in einer für Patient:innen, Angehörige und Mitarbeitende ethisch akzeptablen Weise zu reduzieren« (Alt-Epping et al., 2010). In der Praxis können zwei Teilziele definiert und als Behandlungsstandard kontrolliert werden:

1. Reduktion der Bewusstseinslage: Das Ausmaß der Reduktion der Bewusstseinslage kann in der Behandlungspraxis z.B. über Erfassungsinstrumente für die Sedierungstiefe geprüft werden. Ein Beispiel ist die Richmond Agitation-Sedation Scale (RASS) (▶ Abb. 25.2).
2. Reduktion der Symptomlast: Erhebungsinstrumente zu Symptomen und Problemen können analog dazu die Schwere der Symptomlast abbilden und als Kontrolle der Sedierungstherapie dienen. Hier kann z.B. das Critical-Care Pain Observation Tool (CCPOT) verwendet werden, was Beobachtungen von Gesichtszügen, Körperbewegungen und Muskelspannung als Anhalt für Schmerzen berücksichtigt.

Vor Einleitung einer palliativen Sedierungstherapie kann die Unterscheidung dieser zwei Ziele mit Patient:innen, Angehörigen und im Team diskutiert werden.

+4	Streitlustig	Offene Streitlust, gewalttätig, unmittelbare Gefahr für das Personal
+3	Sehr agitiert	Zieht oder entfernt Schläuche oder Katheter; aggressiv
+2	Agitiert	Häufige ungezielte Bewegung, atmet gegen das Beatmungsgerät
+1	Unruhig	Ängstlich, aber Bewegungen nicht aggressiv oder lebhaft
0	Aufmerksam und ruhig	
-1	Schläfrig	Nicht ganz aufmerksam, aber erwacht anhaltend durch Stimme (>10s)
-2	Leichte Sedierung	Erwacht kurz mit Augenkontakt durch Stimme (<10s)
-3	Mäßige Sedierung	Bewegung oder Augenöffnung durch Stimme (aber keinen Augenkontakt)
-4	Tiefe Sedierung	Keine Reaktion auf Stimme, aber Bewegung oder Augenöffnung durch körperlichen Reiz
-5	Nicht erweckbar	Keine Reaktion auf Stimme oder körperlichen Reiz

Abb. 25.2: Richmond Agitation-Sedation Scale (RASS) (Twycross, 2019)

1. Sedieren wir bis zu einer vorab definierten Tiefe (z. B. leicht sediert, auf Ansprache erweckbar) und prüfen, ob die Symptomlast darunter ausreichend gelindert ist?
2. Sedieren wir sukzessive tiefer, bis ein gewünschtes Maß an Symptomlastlinderung erreicht ist?

Für die Einschätzung beider Kriterien während der Durchführung der palliativen Sedierungstherapie ist die Wahrnehmung des multiprofessionellen Teams und von Angehörigen bedeutsam. Über individuelle Beobachtungen sollte sich im Team regelmäßig ausgetauscht werden, um die palliative Sedierungstherapie effektiv zu steuern.

Anhand vieler Vorgespräche des Teams mit Herrn Günzel und seinem Sohn konnte eine tiefe, kontinuierliche Sedierung als bestmögliche Therapieform aus ärztlicher und pflegerischer Sicht im Konsens durchgeführt werden.

Wie sollte mit Begleittherapien, der pflegerischen Grundversorgung und anderen therapeutischen Angeboten umgegangen werden?

Herr Günzel ist während der tiefen Sedierung nicht kontaktfähig. Er verlor erwartungsgemäß die Kontrolle über seine Körperlichkeit. Es ist nicht klar, wie viel sedierte Patient:innen wahrnehmen. Es gelten weiterhin die Kriterien, die auch bei anderen – wachen und nicht kontaktierbaren Patient:innen – angewandt werden. Diese Situation fordert eine besondere Sensitivität des multiprofessionellen Teams. Pflegerische Handlungen wurden Herrn Günzel verbal und nonverbal (z. B. »basale Stimulation«) angekündigt. Die Körperpflege wurde sorgfältig und mit Achtsamkeit durchgeführt. Grundpflege, Augenpflege, Mundpflege und Lagerung sind Tätigkeiten, die weiterhin umgesetzt und individuell in der Situation angepasst werden sollten.

Der Sohn von Herrn Günzel wurde ermutigt, weiter mit seinem Vater zu kommunizieren. Zuwendung und Wärme kann, darf und muss auch in diesem Stadium des Lebens gespendet werden. Die Unsicherheit – gerade bei Angehörigen – bedarf einer empathischen Einführung in pflegerische Handlungen, die ggf. perspektivisch von diesen übernommen werden können. Es kann in dieser emotionalen Situation für den Sohn tröstlich sein, zu sehen, wie sorgfältig und persönlich Pflegende mit seinem Vater umgehen. Letztendlich sind auch in dieser Lebensphase der Mitgestaltung und Einbindung der Familie und Pflegenden keine Grenzen gesetzt.

Im Fall von Herrn Günzel kann vielleicht sein ursprüngliches Hobby mit dem Sohn eingebaut werden. Gibt es eine Autozeitschrift, die vielleicht als temporäre Vorleselektüre gelten kann? Oder sind es doch musikalische Hintergründe über ein Radio, was Herrn Günzel entspannt? Vielleicht ist es auch Stille, wohin es Herrn Günzel in Stresssituationen immer hingezogen hat?

Ergänzende Maßnahmen wie Physiotherapie oder Aromapflege können abgewogen werden und ggf. zum Komfort von Herrn Günzel beitragen.

Wie können Angehörige bestmöglich begleitet und unterstützt werden? Welche Ängste könnten bei Angehörigen aufkommen?

Das multiprofessionelle Team sollte darauf vorbereitet sein, dass der Sohn von Herrn Günzel die palliative Sedierungstherapie im Verlauf in Frage stellen könnte:

- Verhungert und verdurstet mein Vater jetzt nicht?
- Hört er mich noch? Hat er vielleicht doch noch Schmerzen?
- Vielleicht würde mein Vater sich jetzt doch anders entscheiden?
- Er quält sich nur, geht das nicht schneller?

Es gilt, den Sohn mit all seinen schwankenden Emotionen aufzufangen und zu begleiten. Es bedarf der regelmäßigen Bestätigung, dass die Entscheidungen dem Wunsch seines Vaters und den medizinischen Kriterien einer Sedierung entsprechen. Seine Fragen sollten klar und ehrlich aus dem Selbstverständnis des Teams zur Thematik palliative Sedierungstherapie und Sterben heraus beantwortet werden.

Was können wir für den Sohn von Herrn Günzel tun?

- therapeutische Angebote von Psycholog:innen oder Seelsorgenden anbieten
- ehrenamtliche Begleitung empfehlen
- alle Teammitglieder für Bedarfe des Sohnes sensibilisieren
- komplementäre Behandlung von Herrn Günzel und seinem Sohn gleichzeitig anbieten, um ein starkes mentales Gefühl der Verbundenheit zu erzeugen
- Broschüren aushändigen, die den Sterbeprozess beschreiben

Sollte der Sohn die Teamangebote ablehnen, ist das zu respektieren. Er kann jederzeit darauf zurückkommen und sich frei dafür oder dagegen entscheiden.

Teammitglieder, die ein vertrauensvolles Verhältnis zu dem Sohn aufgebaut haben, sollten ihm die »Erlaubnis« geben, auch von der Seite seines Vaters weichen zu dürfen. Frische Luft, Betätigung daheim, Gespräche außerhalb des Krankenzimmers etc. können unterstützend wirken, um das eigene, mögliche Gedankenkarussell zu unterbrechen und nochmal Kraft zu tanken.

Wie wird die palliative Sedierungstherapie dokumentiert?

In der klinischen Praxis verwenden viele Einrichtungen der Hospiz- und Palliativversorgung ihre eigenen, hausintern entwickelten Vorlagen zur Dokumentation der palliativen Sedierungstherapie. Es besteht große Einigkeit über die Dokumentation von Kerninhalten:

- *Vor einer palliativen Sedierungstherapie:*
  Darstellung der klinischen Situation, Indikation, Einwilligung der Patient:innen, Entscheidungsprozess
- *Während einer palliativen Sedierungstherapie:*
  Sedierungstiefe, Medikation, aktuelle Symptomlast

Die Erfassung und Dokumentation von Vitalparametern wie z. B. Blutdruck und Puls bleibt besonderen Situationen vorbehalten und ist nicht in allen stationären Einrichtungen der Hospiz- und Palliativversorgung oder in ambulanter Versorgung möglich.

Eine praktische, wissenschaftlich fundierte Dokumentationsvorlage steht zum kostenfreien Download bereit: https://www.palliativmedizin.uk-erlangen.de/forschung/downloads/dokumentationsvorlagen-palliative-sedierung/

Was ist beim Ausfüllen der Todesbescheinigung zu beachten?

Eine der wichtigsten Fragen beim Ausstellen der Todesbescheinigung ist die Entscheidung, ob es sich um einen natürlichen oder einen unnatürlichen Tod handelt.

Rein theoretisch könnte bei einer palliativen Sedierungstherapie unterstellt werden, dass durch die Anwendung hochwirksamer Medikamente die Fähigkeit des Menschen zur Nahrungs- und Flüssigkeitsaufnahme aktiv eingeschränkt wurde und dadurch der Tod nicht mehr als natürlich zu betrachten ist. Diese Frage ist seit Jahren eindeutig in rechtlicher und ethischer Hinsicht entschieden: Wenn die Indikation der palliativen Sedierungstherapie medizinisch gerechtfertigt ist, die notwendigen Vorgaben vor der Einleitung einer solchen Therapie eingehalten wurden und die Therapie mit adäquaten medikamentösen Dosierungen durchgeführt wurde, dann gilt der Tod in rechtlicher Hinsicht als natürlich. Dies ist bei der Leichenschau zu überprüfen.

Zur vollständigen Dokumentation gehört es sicher, im Feld »Epikrise« in der Todesbescheinigung einen Hinweis auf die palliative Sedierungstherapie zu geben, um die Punktion durch die Nadeln oder den körperlichen Zustand durch die nicht erfolgte Flüssigkeits- oder Nahrungszufuhr zu erklären. Dies erspart Rückfragen bei einer zweiten Leichenschau. Wenn dies alles sorgfältig erfolgt ist, kann ein natürlicher Tod attestiert werden.

Wie kann das Team die Begleitung des Patienten und seines Angehörigen abschließen?

Wie bei jedem Menschen, der verstorben ist, hat das multiprofessionelle Team den Anspruch, die Begleitung von Herrn Günzel und die seines Sohnes würdevoll abzuschließen. Hierbei können individuell erwünschte und kultursensibel ausgeübte Rituale helfen, wie z. B.:

- eine gemeinsame Waschung des Toten (inkl. Rasur, Haarpflege), damit der Sohn seinen Vater berühren und begreifen kann, dass er verstorben ist
- das gemeinsame Ankleiden des Vaters mit Kleidung nach Wunsch, um einen schönen letzten Anblick für den Sohn von Herrn Günzel zu schaffen
- das Gestalten des Bettes mit Gegenständen wie Blumen
- Einladung von weiteren Angehörigen, Freunden etc. zum Abschiednehmen
- ein spirituelles Abschiedsritual, wie z. B. eine Aussegnung für Herrn Günzel mit Zustimmung seines Sohnes
- den Sohn eine Erinnerungsecke oder eine Seite in einem Erinnerungsbuch mit Eintragungen zu seinem verstorbenen Vater gestalten lassen
- eine elektrische Kerze im Zimmer oder im Stationsbereich anzünden etc.

Diese Rituale können dem Angehörigen als auch dem multiprofessionellen Team helfen, ihrer Trauer Raum zu geben und Abschied zu nehmen.

»Je nach Bundesland kann ein Verstorbener (Auskunft über das städtische Friedhofsamt) ohne Genehmigung bis zu 72 Stunden daheim, in einem kühlen Raum, aufgebahrt werden« (Kränzle, 2018, S. 370). Je nach Bettensituation ist eine Aufbahrung (in Abschiedsräumen) auf Palliativstationen/in Hospizen ebenfalls für Stunden bis Tage nach dem Versterben möglich.

Herr Günzel ist am 4. Tag während einer palliativen Sedierungstherapie verstorben. Wegen der Besonderheit einer solchen Therapie ist eine Nachbesprechung der Begleitung innerhalb des gesamten Teams zu empfehlen – als interne Teambesprechung, Fallbesprechung oder möglicherweise als professionell geleitete Intervision/Supervision. Jede Person, die Herrn Günzel mitbetreut hat – unabhängig von der Profession – sollte die Möglichkeit bekommen, daran teilzunehmen. Folgende Fragen können beispielsweise besprochen werden:

- Wie geht es dem multiprofessionellen Team/den einzelnen Mitgliedern?
- Wie wurde die Betreuung empfunden?
- Wie denken wir heute über unsere Entscheidungen?
- Was würden wir beim nächsten Mal anders machen?
- Welche offenen Fragen gibt es noch?

Literatur

Abarshi E, Rietjens J, Robijn L on behalf of EURO IMPACT, et al. (2017) International variations in clinical practice guidelines for palliative sedation: a systematic review. BMJ Supportive & Palliative Care 7: 223–229.

Alt-Epping B, Sitte T, Nauck F, Radbruch L (2010) Sedierung in der Palliativmedizin: Leitlinie für den Einsatz sedierender Maßnahmen in der Palliativversorgung. European Association for Palliative Care (EAPC) Schmerz. Aug;24(4):342–54. doi: 10.1007/s00482–010–0948–5. PMID: 20661593.

Cherny NI, Radbruch L and Board of the European Association for Palliative C. (2009) European Association for Palliative Care (EAPC) recommended framework for the use of sedation in palliative care. Palliat Med. 23: 581–93.

Kränzle S, Schmid U, Seeger C (Hrsg.) (2018) Palliative Care. Praxis, Weiterbildung, Studium. 6. Auflage. Berlin: Springer Verlag.

Ostgathe C für die Forschungsgruppe SedPall (2021) Handlungsempfehlung Einsatz sedierender Medikamente: https://www.dgpalliativmedizin.de/dgp-aktuell/handlungsempfehlung-zum-einsatz-sedierender-medikamente-in-der-spezialisierten-palliativversorgung-erschienen.html (Zugriff 15.03.2024).

S3-Leitlinie Analgesie, Sedierung und Delirmanagement in der Intensivmedizin (DAS-Leitlinie 2020)

Twycross R (2019) Reflections on palliative sedation. Palliative Care: Research and Treatment. https://doi.org/10.1177/1178224218823511 (Zugriff am 15.03.2024).

Weixler D, Roider-Schur S, Likar R et al. (2017) Leitlinie zur Palliativen Sedierungstherapie (Langversion). Ergebnisse eines Delphiprozesses der Österreichischen Palliativgesellschaft (OPG). Wien Med Wochenschr 167:31–48.

26 Kultur- und migrationssensibler Umgang – kulturelle Sicherheit

Yvonne Adam, Piret Paal und Tania Pastrana

Hinführung

In einer Einwanderungsgesellschaft sind Auseinandersetzungen mit Befremdung und Vielfalt Grundvoraussetzung für ein gelingendes Zusammenleben. Auch Beschäftigte im Gesundheitswesen werden mit Herausforderungen konfrontiert, die die Versorgung von Menschen mit Migrationserfahrung mit sich bringt. Da diese Herausforderungen jede und jeden Einzelnen des multiprofessionellen Teams gleichermaßen betreffen, werden die Fragen und Antworten hier ohne Spezifizierungen für die unterschiedlichen Berufsgruppen skizziert.

26.1 Fallvignette

> Herr Saied wird ohne vorherige Rücksprache mit seinen Angehörigen von der Onkologie auf die Palliativstation verlegt. Während der ganzen Behandlungszeit weicht seine Frau nicht von seiner Seite. Herr Saied ist 30 Jahre alt, wurde in Tunesien geboren und lebt seit zehn Jahren in einer Großstadt in Nordrhein-Westfalen zusammen mit seiner 27-jährigen Frau. Sie haben keine Kinder. Über Herrn Saieds Ausbildung und berufliche Tätigkeit ist nichts bekannt.
> Das Personal weiß, dass der Patient arabisch, französisch und ganz gut deutsch spricht. Seine Frau hat geringe Deutschkenntnisse, die Kommunikation ist schwierig. Zwei ältere Brüder wohnen in der Nähe und sind sehr mit Herrn Saied verbunden. Die ganze Familie gehört dem Islam an und praktiziert ihren Glauben.
> Herr Saied leidet an einem Bronchialkarzinom. Er ist in schlechtem Allgemeinzustand und bettlägerig. Zudem ist er kachektisch und klagt über Dyspnoe. Auf der Palliativstation wird die Medikation überprüft und optimiert. Trotzdem verschlechtert sich sein Allgemeinzustand rapide. Er ist immer weniger ansprechbar und antwortet kaum auf Fragen.
> Frau Saied wird über das baldige Sterben ihres Ehemanns informiert. Sie reagiert mit heftigem Weinen, bleibt bei ihrem Mann und hält dessen Hand. In der Nacht nehmen die Atemgeräusche zu und es scheint, als hätte Herr Saied große Schwierigkeiten beim Luftholen. Aus diesem Grunde ruft die Pflege-

fachkraft die diensthabende Ärztin, die eine weitere Bedarfsmedikation anordnet. Zusätzlich erhält Herr Saied Sauerstoff und wird mit erhöhtem Oberkörper gelagert. Die Atemnot scheint sich zu bessern.

Inzwischen hat Frau Saied die Brüder von Herrn Saied angerufen, die kurz darauf in Herrn Saieds Zimmer treten. Sie sind informiert, dass der Patient bald versterben könnte. Rasch stellen sie das Bett flach, drehen Herr Saied seitlich, falten seine Hände zusammen und beten.

Die Pflegefachkraft versucht, die Hochlagerung des Oberkörpers wiederherzustellen, aber die Brüder lassen dies nicht zu. »Er ist unser«, »jetzt gehört er zu uns«, sagen sie – das Personal müsse das Zimmer verlassen. Herr Saied selbst ist nicht mehr bei Bewusstsein und deshalb nicht in der Lage, seine Wünsche zu äußern. Der sich entwickelnde Konflikt zwischen der Familie von Herrn Saied und dem Personal ist hoch aufgeladen.

26.2 Multiprofessionelle Lösungsansätze

Welche Gefühle löst diese Fallgeschichte in Ihnen aus?

Wenn Sie selbst einer Gesundheitsprofession angehören, werden Ihnen beim Durchlesen des Fallbeispiels wahrscheinlich einige Gedanken durch den Kopf gegangen und vermutlich auch das ein oder andere Gefühl aufgekommen sein: vielleicht Unverständnis, Ungeduld oder auch Wut. Sie werden das Beispiel womöglich mit selbsterlebten Situationen in Verbindung gebracht haben. Wie kommen diese Gefühle zustande? Wir wissen von Disziplinen, die sich mit Kultur, Herkunft und Integration beschäftigen, dass die Begegnung von Menschen unterschiedlicher Werte mit Befremdung und Unsicherheit einhergeht. Zygmunt Bauman beschreibt das Zusammentreffen wie folgt: »*Fremde bedeuten das Fehlen von Klarheit, man kann nicht sicher sein, was sie tun werden, wie sie auf die eigenen Handlungen reagieren würden; man kann nicht sagen, ob sie Freunde oder Feinde sind – und daher kann man nicht umhin, sie mit Argwohn zu betrachten*« (Bauman, 2000, S. 39). Unbekanntes löst also eine gewisse Vorsicht aus.

Welche sozioökonomischen bzw. lebensweltlichen Aspekte sind bekannt?

Am Fallbeispiel ist auffällig, dass sehr wenig Hintergrundinformationen über Herrn Saied bekannt sind: dokumentiert wurde lediglich das Alter, der Familienstand und die Herkunft. Auch über die Familienangehörigen liegen nur wenige Informationen vor. Dies ist wahrscheinlich – wie so häufig – der Situation geschuldet, dass in der Alltagspraxis auf Station wenig Zeit für eine ausführliche Anamnese bleibt. Wie zu zeigen sein wird, wäre es hilfreich zu wissen, welche Werte für Herrn Saied eine Rolle in seinem Leben und dem der Angehörigen spielen und welche Auswirkungen diese auf seine Vorstellungen eines »guten Sterbens« haben. Oder wie es um die sozioökonomische Situation bestellt ist und auf welche Unterstützung er zurückgreifen kann. Daten in diesem Zusammenhang bleiben anekdotisch und fließen nicht in die Dokumentation mit ein.

In der Pflege sind im Rahmen von Untersuchungen zu Migration und Gesundheit einige Handlungsempfehlungen entstanden, den lebensweltlichen Kontext von Patient:innen zu berücksichtigen. So wurde in der Schweiz beispielsweise die Transkulturelle Pflegeanamnese eingeführt, die ganzheitlich und Biografie zentriert die Sichtweise der zu Versorgenden erfasst (Domenig et al., 2007). Es werden Fragen gestellt zur Migrations- bzw. Lebensgeschichte, zum Krankheitsverständnis und Körperkonzept, zu ihrer Krankengeschichte und dem Weg durchs Gesundheitssystem, zu Erwartungen an die ärztliche Versorgung und Pflege, zum sozialen Netzwerk und zur Religion. Dabei können die Fragen auf die spezifische Situation und die Möglichkeiten der Umsetzung angepasst werden.

Welche medizinischen und pflegerischen Aspekte sind bekannt?

Aus somatischer medizinischer Perspektive sehen wir einen sterbenden Patienten mit eingeschränktem Bewusstsein und stark spastischen Atemgeräuschen, die auf Atemnot hindeuten. Dyspnoe ist ein häufiges – subjektives – Symptom am Ende des Lebens, das sehr belastend für die Betroffenen, die Angehörigen und auch für das Gesundheitspersonal ist (▶ Kap. 7 und Kap. 14).

In unserer Vignette wurden pharmakologische Maßnahmen und eine Änderung der Körperposition mit dem Ziel eingesetzt, den Patienten zu entlasten und ein friedvolleres Sterben zu gewährleisten, was den Zielen von Palliative Care entspricht. Die »Intervention« der Angehörigen von Herrn Saied konterkariert die Bemühungen des Gesundheitspersonals hinsichtlich der Linderung der Atemnot.

Allerding ist Dyspnoe ein subjektives Symptom. Da in unserem Fallbeispiel Herr Saied nicht mehr bei Bewusstsein ist, kann die Frage, ob bzw. inwieweit die Atemnot bei ihm zu mehr oder minder starkem Distress (Belastetheit) führt, letztlich nicht eindeutig beantwortet werden. Für alle Beobachtenden erscheint die Atemnot meist dramatisch. In diesem Fall zeigt Herr Saied jedoch zumindest keinen Ausdruck von Angst oder Unruhe. Die Versuche des Gesundheitspersonals zur Symptombekämpfung unterstellen dabei im Endeffekt erfahrungsbegründet, dass die Atemnot bei Herrn Saied auch tatsächlich Leid verursacht.

In der Vignette bemüht sich die Familie auf ganz andere Weise um das Wohl von Herrn Saied: Sie haben die optimale Lagerung des Sterbenden für den Eintritt ins Jenseits im Blick.

Wodurch entsteht der (interkulturelle) Konflikt?

In der dargestellten Situation stößt die Pflegefachkraft bei den Brüdern des Sterbenden auf Widerstand beim Ausführen der Lagerung gegen die Dyspnoe. Die Situation eskaliert regelrecht zu einem Streit, in dem sich zwei scheinbar unvereinbare Standpunkte gegenüberstehen. Da die Beteiligten aus unterschiedlichen

Herkunftsregionen stammen, liegt es nahe, diesen Konflikt als einen »interkulturellen« zu bezeichnen. Diese Begrifflichkeit kann irreführend sein, denn es geht nicht um einen Streit zwischen zwei »Kulturen«. So ist es wichtig, sich zunächst bewusst zu machen, dass der Konflikt zwischen zwei oder mehreren Individuen liegt und erst in zweiter Linie auf mögliche kulturelle Zusammenhänge hin zu überprüfen ist. Häufig sind Vorurteile und Stereotype, Machtungleichheiten, unterschiedliche Auffassungen der Gender- und Berufsrollen, unterschiedlicher Umgang mit Emotionalität und auch unterschiedliche Kommunikationsstile bzw. Sprachbarrieren der Grund für interkulturelle Konflikte. Auch das Erleben eines Konflikts und die Auseinandersetzung damit können kulturell erlernt sein (Mayer, 2019).

In unserer Vignette fällt auf, dass eine Kommunikation mit der Familie von Herrn Saied sowohl über die Entscheidung der Verlegung des Patienten auf die Palliativstation als auch das in der weiteren Betreuung des Patienten unterstellte Palliativkonzept ausblieb. Der Patient und die Angehörigen wurden aus dem bisherigen Behandlungskonzept (Chemotherapie) entlassen und auf sehr abrupte Weise mit der Palliativmedizin konfrontiert. Es ist denkbar, dass dies von der Familie als eine Art »Abschiebung« verstanden wurde – der Mangel an Kommunikation lässt solche Mutmaßungen zu. Im Fallbeispiel fehlen darüber hinaus auch grundsätzlich Informationen über Erwartungen, Wünsche, Ängste und Prioritäten für das Ende des Lebens aus der Sicht des Patienten und seiner Familie.

Wie hätte der Konflikt vermieden werden können?

Ein erster Schritt zur Lösung eines Konfliktes kann sein, sich dessen Ursachen bewusst zu werden. Wir kennen Beziehungs-, Sachverhalts-, Interessens-, Struktur- (Macht- und Ressourcenverteilung) und Wertekonflikte. Bezogen auf das vorliegende Beispiel lassen sich folgende Fragen stellen:

- Welche Beziehung besteht zwischen dem Gesundheitspersonal und den Brüdern des Sterbenden? Liegt hier eine Genderrollen-Thematik vor, dass beispielsweise die männlichen Angehörigen nicht auf die weibliche Pflegefachkraft hören wollen? Gibt es gegenseitiges Vertrauen?
- Sind die Sachverhalte zur Linderung von Dyspnoe/Distress verständlich kommuniziert worden? Hat das Gesundheitspersonal verstanden und ist interessiert daran, was der Familie von Herrn Saied wichtig ist?
- Welche Interessen hinsichtlich eines »guten Sterbens« verfolgen die einzelnen Beteiligten?
- Welche Rolle könnten Frau Saied und die Brüder des Sterbenden in der Pflege/Versorgung einnehmen?
- Welche unterschiedlichen Werte geraten hier in Widerspruch?

Die (interkulturelle) Konfliktlösung/Mediation basiert auf der Annahme, dass die Beteiligten über unterschiedliche Wertesysteme verfügen. Nun gilt es, diese meist unbewussten Werte offenzulegen und darin eine Begründung für das Verhalten zu suchen. Sind die Hintergründe bekannt, ist die Bedrohlichkeit meist entschärft und es kann gemeinsam eine Lösung zum Wohl des Patienten gefunden werden. In unserem Beispiel wäre es denkbar, dass die Pflegefachkraft mit den Angehörigen zusammen erörtert, ob und wie sich der Oberkörper auch in der Seitenlage erhöhen ließe oder die von den Brüdern gewünschte Lagerung (erst) beim Eintreten rasselnder Atemgeräusche bzw. anderer Anzeichen der finalen Sterbephase durchzuführen.

Welche Haltung können wir einnehmen?

In Schulungen zum professionellen Umgang mit Vielfalt wird empfohlen, sich eine gewisse Haltung anzueignen. Dagmar Domenig (2007) entwickelte dafür das Modell der Transkulturellen Kompetenz, das von der Interaktion zweier Individuen ausgeht, die sich jeweils des anderen, aber auch ihres eigenen lebensweltlichen Kontextes bewusst sein sollen. Das bedeutet, das eigene Verhalten immer auch auf individuelle (eigene kulturelle) Orientierungen und Prägungen hin zu überprüfen, die bestimmte (Normal-)Erwartungen erzeugen. Diese Selbstreflexion kann dazu anregen, auch das Verhalten des Gegenübers in seinen lebensweltlichen Bezügen zu begründen. Um das Verhalten anderer zu verstehen, ist es hilfreich, Hintergrundwissen und Erfahrungen zu analysieren und diese in die Kommunikation einzubringen. Dieser kommunikative Austausch ist neben der Selbstreflexion und Hintergrundwissen/Erfahrungen die dritte Säule der Transkulturellen Kompetenz und wird von Domenig als »narrative Empathie« bezeichnet.

Auf das Fallbeispiel angewendet bedeutet dies, dass die Situation bei Herrn Saied nicht hätte eskalieren müssen, wenn alle Interaktionspartner:innen eine offene Haltung eingenommen hätten, indem sie sich unterschiedlicher Wertesysteme bewusst sind (Selbstreflexion) und sich gesammelte Erfahrungen mit – hier muslimischen – Patient:innen ins Gedächtnis rufen. Auch kann es von Vorteil sein, sich Hintergrundwissen über unterschiedliches Krankheitserleben oder verschiedene Vorstellungen eines »guten Sterbens« anzueignen. Diese beiden Säulen sind Voraussetzung dafür, in die Interaktion zu gehen. Zugleich soll hier jedoch ebenfalls betont werden, dass es sich bei Hintergrundwissen stets um ein – mal mehr, mal weniger differenziertes – Allgemeinwissen (z. B. über »die« Muslime, »die« Menschen mit einem spezifischen Migrationshintergrund etc.) handelt, das nur eine erste Orientierung liefern kann. Ob bzw. inwieweit das konkrete Gegenüber dann auch diesem »Typus« entspricht, muss immer erst in der persönlichen Interaktion bestimmt werden. In der tatsächlichen Begegnung kann dann mittels narrativer Empathie kommuniziert werden, welche gegenseitigen Vorstellungen bestehen (Paal, 2021).

In unserem Fallbeispiel hätte dieser Prozess viel früher beginnen sollen. In der Notsituation bei Herrn Saied musste jedoch akut gehandelt werden und es bestand kaum Zeit für (Selbst-)Reflexion oder Gespräche. Um auch in Notsituationen gemäß dem vorgestellten Modell transkulturell kompetent handeln zu können, muss es zunächst gelernt, trainiert und internalisiert werden.

Allgemein lässt sich sagen, dass für eine erfolgreiche Behandlung die Einbeziehung der Patient:innen und der Familie zu einem möglichst frühen Zeitpunkt des

Krankheitsverlaufs empfehlenswert sind. Für die Zusammenarbeit auf der Palliativstation sollten dabei Betroffene und deren Angehörige frühzeitig über das Palliativkonzept informiert werden und – jedenfalls idealerweise – alle Beteiligten mit dem Konzept einverstanden sein, so dass die gegenseitigen Erwartungen und therapeutischen Ziele sich decken.

Kultur- und migrationssensible Handlungsaspekte: Anwendung des SENS-Modells auf den Fall des Herrn Saied

In der Betreuung von Patient:innen mit Migrationserfahrung kann es nützlich sein, gängige Dokumentationsvorlagen um diversitätssensible Aspekte zu erweitern. Die Beschäftigung mit den lebensweltlichen Zusammenhängen eines jeden Individuums kommt allen zu Versorgenden zugute, denn sie öffnet unseren Blick und trägt zu einer differenzierten Verständigung und bedürfnisorientierten Versorgung bei.

Das SENS-Modell soll helfen, »*das Erzählte, das Narrativ des Patienten in verschiedene Aufgabenbereiche einzuordnen, womit einerseits eine Priorisierung und andererseits eine klare Aufgabenteilung im Team sowie eine Verlaufsevaluation möglich ist*« (Eychmüller, 2012, S. 87). Dieses Dokumentationsmodell gibt folglich einen raschen Überblick über Probleme und Ressourcen und fördert die Kommunikation und interdisziplinäre Zusammenarbeit. Die Patient:innen und gegebenenfalls die Angehörigen haben dabei eine aktive Rolle. Das SENS-Modell umfasst die Ebenen **S**ymptommanagement, **E**ntscheidungsfindung, **N**etzwerk und **S**upport und kann im interprofessionellen klinischen Alltag genutzt werden.

Das Bundesamt für Gesundheit (BAG) der Schweiz hat eine »Migrationssensitive Checkliste in Palliative Care« mit »Fragen an die Angehörigen« und »Fragen an die Patient:innen« herausgegeben, die entlang des SENS-Modells abgearbeitet werden können (BAG, 2015). Viele der hier zusammengestellten Fragen sind auf den ersten Blick nicht kultur- oder migrationsspezifisch, sondern sollten allen Patient:innen und ihren Angehörigen gestellt werden. Andere Fragen nehmen direkt Bezug auf die Situation von Menschen mit Zuwanderungsgeschichte. Sie werden im Folgenden exemplarisch auf den Fall von Herrn Saied angewendet.

Zunächst einmal ist auffällig, dass in der Vignette kaum lebensweltliche Kontextinformationen dokumentiert sind. Dies unterstreicht die Notwendigkeit, ein praktikables Dokumentations-Modell wie SENS einzuführen.

Symptome und Symptommanagement

Neben der Erfassung der körperlichen und psychischen Symptome sind hier besonders die sozialen Auswirkungen der Erkrankung und spirituellen bzw. individuellen Bedürfnisse in den Fokus zu nehmen. In unserem Fallbeispiel wurde nichts dokumentiert, was Herr Saied selbst dazu geäußert hat. Die Angehörigen könnten allerdings auch in dieser finalen Phase noch danach gefragt werden, welche sinn- und haltgebenden Bereiche ihnen wichtig sind, welche spirituellen Bedürfnisse Herr Saied und sie als Familie haben, welche Werte sie vertreten und was sie unter einem würdevollen Sterben verstehen. Sicherlich haben die Angehörigen auch eine Antwort auf die Frage, über welche persönlichen Ressourcen der Patient verfügt, um seine Symptome zu lindern oder was die Familie tun kann, um eine Erleichterung herbeizuführen. Vielleicht ist die Atemnot kein Hauptthema für den Patienten in diesem Moment.

Entscheidungsfindung und Erwartungen

Diese Ebene dokumentiert Wünsche und Ziele für die nächsten Tage, gegebenenfalls Wochen und Monate. Dabei geht es einerseits um medizinische und pflegerische Entscheidungen, aber auch um die persönliche Biografie. Welche berufliche oder familiäre Situation muss abgeklärt werden, bestehen finanzielle Verpflichtungen oder anderweitige Verantwortungen, die geregelt werden müssen? Nachdem eine Vertrauensbasis geschaffen worden ist, sollten hier auch Fragen bezüglich des Testaments, letzter Wünsche, Sterbeort oder der Beerdigung geklärt werden. Solche Erwartungen und Wünsche wurden bei Herrn Saeid ebenfalls nicht dokumentiert. Es bleibt, die Angehörigen zu befragen, z.B., ob eine Rückführung ins Herkunftsland nach dem Tod vorgesehen ist. Da dies eine umsichtige Organisation und wahrscheinlich auch hohe Kosten verursacht, wäre es ratsam, den Sozialdienst um Mithilfe zu bitten.

Netzwerkorganisation

Es wird das professionelle Netzwerk erfasst sowie die Lebensumstände und ein Notfallplan. Besonders wichtig ist hier, den spezifischen Situationen zuzuordnen, wer aus dem Netzwerk der Fachpersonen die Leitung übernimmt. Für Herrn Saied könnte es in Absprache mit seiner Familie beispielsweise hilfreich sein, in der Sterbephase einen muslimischen Seelsorger hinzuzuziehen.

Support für das Umfeld

Die Belastung und Belastbarkeit der Angehörigen stehen im Mittelpunkt dieser Ebene. Sorgen, Befinden und Stressoren sollten dokumentiert und möglichen Entlastungs- bzw. Unterstützungsoptionen gegenübergestellt werden. Hier wäre die migrationssensitive Frage interessant, ob Verwandte aus dem Herkunftsland anreisen möchten. Die interprofessionelle Zusammenarbeit ist hier besonders wichtig, da bei finanziellen Sorgen beispielsweise erneut der Sozialdienst aushelfen könnte. Zu Herrn Saied haben wir diesbezüglich keinerlei Informationen.

Was könnte für das multiprofessionelle Team wichtig sein?

Das multiprofessionelle Team ist in Haltung und Kompetenzen in sich nicht homogen. Jedes Mitglied bringt verschiedene Ressourcen wie Hintergrundwissen, Erfahrungen und eine individuelle Prägung mit ein. Diese sollten im Team genutzt werden. Für die Arbeitssituation der Gesundheitsberufe kann es sinnvoll sein, durch

Aktivitäten wie Supervision und gemeinsame Fortbildungen Erfahrungen zu reflektieren und neue Kompetenzen zu erwerben. Auch die Netzwerke mit anderen Berufsgruppen, wie z. B. aus Spiritual Care, Bestatter:innen usw. sind wichtige Referenzen.

Die Vignette zeigt, wie die medizinische/somatische Ansicht dominant ist und in der Konfrontation schnell zu einer Front zwischen dem Gesundheitspersonal und den Angehörigen werden kann. Im Rahmen des patientenzentrierten Ansatzes von Palliative Care sollte das interprofessionelle Team sich gemeinsam bemühen, herauszufinden, welches die primären Patientenwünsche sind und welche Entscheidungen getroffen werden, um den Erwartungen aller Beteiligten entsprechen zu können. Grundvoraussetzung hierfür sind die eben beschriebene empathische Haltung aller Teilnehmenden des Teams sowie aktives Zuhören.

Eine hohe Kommunikationsfähigkeit ist für das gesamte Team unverzichtbar. Unterschiedliche Techniken bzw. Modelle zur Kommunikation wurden beschrieben, wie z. B. SPIKES, das auch bei Familienkonferenzen angewendet werden kann (▶ Kap. 18). Die patientenzentrierte Kommunikation stellt dabei keinen Selbstzweck dar, sondern dient letztlich dem gemeinsamen Ziel, das Wohl der Patient:innen wie auch der Angehörigen in der schwierigen Situation am Lebensende zu fördern.

Kulturelle Sicherheit

Es wird häufig argumentiert, dass jeder Mensch – ganz gleich welchen kulturellen Hintergrundes – denselben Anspruch auf eine gleichwertige gesundheitsbezogene Versorgung hat (Arbeitskreis Migration und öffentliche Gesundheit, 2015). Richardson und Williams (2008) weisen darauf hin, dass die Anbietenden von Gesundheitsdienstleistungen ihr Tun auf ihre individuellen und professionellen Definitionen von »angemessener« Versorgung begründen. Es existiert die tief verwurzelte Annahme, dass Fachkräfte des Gesundheitswesens aufgrund ihrer Expertise allein dafür verantwortlich sind. Während auf der einen Seite über Patientenautonomie, Partnerschaft und informierte Zustimmung diskutiert wird, gibt es auf der anderen Seite wenige Hinweise auf eine gleichberechtigte Zusammenarbeit zwischen Patient:innen und den Gesundheitsprofessionen. So muss letztlich hinterfragt werden, wer eigentlich bestimmt, was die beste Versorgung ist.

Aus der Sicht von Herrn Saied und seiner Familie wurde sein Recht auf ein selbstbestimmtes Sterben gemäß seines religiösen Glaubens und damit seine Patientensicherheit bedroht. Unter Patientensicherheit werden dabei Maßnahmen zur Vermeidung unerwünschter Ereignisse verstanden, die zum Schaden der Patient:innen führen können. Patientensicherheit ist eng mit der Verbesserung der Lebensqualität, aber auch des Sterbeprozesses verbunden. Dabei sollen die jeweils betroffenen Menschen im Mittelpunkt der Entscheidungen und Handlungen stehen und befähigt werden, aktiv an Entscheidungsprozessen teilzunehmen.

Ende der 1980er entstand das Konzept der kulturellen Sicherheit *(cultural safety)* im Gesundheitswesen. Kulturelle Sicherheit bezieht sich auf die Erfahrung der Nutzenden von Gesundheitsdienstleistungen und geht über das kulturelle Bewusstsein und die kulturelle Sensibilität hinaus, indem es ihnen die Möglichkeit bietet, sich zu Praktiken zu äußern und zur Erzielung positiver Gesundheitsergebnisse und Erfahrungen beizutragen. Es eröffnet ihnen auch, sich an der Veränderung von negativ wahrgenommenen oder erfahrenen Diensten zu beteiligen. Kulturelle Sicherheit befasst sich folglich explizit mit Machtverhältnissen zwischen Gesundheitspersonal und den Pflegebedürftigen und lässt offen, wer die »beste Versorgung« definiert. Bisher wurde der Begriff der kulturellen Sicherheit im deutschen Sprachgebrauch kaum verwendet (Pirhofer et al., 2022).

Die kulturelle Sicherheit wird dadurch geprägt, dass Pflegebedürftige und pflegende Angehörige entscheiden, was kulturell sicher oder unsicher ist. Dadurch erfolgt eine Machtverlagerung von den Gesundheitsdienstleistenden hin zu den Nutzenden. Die einzigartige kulturelle Identität eines Menschen muss dabei anerkannt, respektiert, Bedürfnisse gefördert und Erwartungen und Rechte sicher erfüllt werden. Im Umkehrschluss entsteht ein Risiko für eine fehlende Akzeptanz und damit auch die bestmögliche Versorgung, wenn die kulturelle Identität und das Wohlbefinden eines Individuums gemindert, herabgesetzt und entmachtet wird. Das Konzept der kulturell sicheren Kommunikation und Sprache ist dabei ebenfalls von enormer Bedeutung. Sie beinhaltet die persönliche Reflexionspraxis als Mittel zum Erkennen von Werten.

In unserer Fallvignette treffen moderne Palliativ-Versorgungskultur (»ohne Leid ruhig Sterben«), pflegewissenschaftliches Fachwissen (Hochlagern wegen Atemnot) und religiöse Tradition (Hände-Zusammenfalten und Beten) aufeinander. Wie in diesem Kapitel herausgearbeitet wurde, beruhen viele Probleme auf unreflektierter Kommunikation, Vorannahmen und unausgesprochenen Erwartungen. Dieses Kapitel soll Anregungen zur Selbstreflexion und lösungsorientiertem Denken geben, aber auch Fragen der Entscheidungsmacht aufwerfen. Jedes Mitglied eines multiprofessionellen Teams ist für die Patientensicherheit ebenso wie für die kulturelle Sicherheit verantwortlich.

Literatur

Arbeitskreis Migration und öffentliche Gesundheit (2015) Das kultursensible Krankenhaus. Ansätze zur interkulturellen Öffnung. (https://www.publikationen-bundesregierung.de/pp-de/publikationssuche/das-kultursensible-krankenhaus-729126, Zugriff am 15.07.2024).
Bauman Z (2000) Vereint in Verschiedenheit. In: Berghold J, Menasse E, Ottomeyer K (Hrsg.) Trennlinien. Klagenfurt: Drava. S. 35–46.
Bundesamt für Gesundheit (BAG) (2015) Migrationssensitive Checkliste in der Palliative Care. Fragen an die Angehörigen. Fragen an den Patienten, die Patientin. https://www.migesplus.ch/publikationen/migrationssensitive-checkliste-in-der-palliative-care, Zugriff am 05.06.2024).
Domenig D (2007) Transkulturelle Kompetenz. Lehrbuch für Pflege-, Gesundheits- und Sozialberufe. Bern: Verlag Hans Huber.
Domenig D, Stauffer Y, Georg J (2007) Transkulturelle Pflegeanamnese. In: Domenig D (Hrsg.) Transkulturelle Kompetenz. Bern: Verlag Hans Huber. S. 301–310.

Eychmüller S (2012) SENS macht Sinn – Der Weg zu einer neuen Assessment-Struktur in der Palliative Care. In: Therapeutische Umschau 69(2): 87–90.

Mayer C-H (2019) Trainingshandbuch Interkulturelle Mediation und Konfliktlösung. Didaktische Materialien zum Kompetenzerwerb. 3. Aufl. Münster: Waxmann.

Paal P (2012) Interkulturelle Begleitung. In: Wasner & Pakofer (Hrsg.) Soziale Arbeit in Palliative Care. 2. Aufl. Stuttgart: Kohlhammer.

Pirhofer J, Bükki J, Vaismoradi M, Glarcher M, Paal P (2022) A qualitative exploration of cultural safety in nursing from the perspectives of Advanced Practice Nurses: meaning, barriers, and prospects. BMC Nurs 21, 178 (2022). https://doi.org/10.1186/s12912-022-00960-9

Richardson S, Williams T (2008) Why is cultural safety essential in health care? In: Medicine and Law 26(4): 699–707.

Schlusswort der Herausgebenden

Am Schluss gilt unser Dank Ihnen, den Leserinnen und Lesern dieses Buches, das für Sie mehr sein möchte als ein Fachbuch. Wir hoffen, dass Sie Denkanstöße und fachliche wie auch menschliche Inspiration mitnehmen konnten. Unsere Wertschätzung gilt Ihnen ebenso wie den schwerstkranken Menschen, die Sie vielleicht in Ihrer täglichen Arbeit oder als Angehörige betreuen. Dieses Buch ist Ihnen allen gewidmet!

Unser Dank gilt auch dem Kohlhammer Verlag, der unsere Vision für das vorliegende Buchkonzept aufgegriffen hat. Besonders Frau Anita Brutler möchten wir auf Verlagsseite für ihre immer wieder geduldige und umsichtige wie zielführende Begleitung danken, ebenso Dr. Ruprecht Poensgen für die strategische Initiierung. Ein spezieller Dank gebührt unserem Lektor bei Kohlhammer, Herrn Dominik Rose, für seine inspirierende und punktgenaue Bearbeitung unseres Buchprojekts.

Wir danken als Herausgebende auch unseren Familien für deren liebevolle Geduld, Zuspruch, manche hilfreiche Eingebung, Vertrauen und Verzicht auf gemeinsame Zeit in den abendlichen Stunden oder an den Wochenenden, die wir in dieses Buchprojekt eingebracht haben.

Von Herzen möchten wir uns bei allen Autor:innen dieses Werks bedanken! Es war eine große Freude, mit allen gemeinsam dieses Projekt umzusetzen. Die spontane Zusage von den Autor:innen sowie der große Zuspruch zu unserem Konzept, in Autor:innenteams zusammen zu reflektieren und zu schreiben, hat unsere anfängliche Freude schon bei der Entwicklung der Buchidee sehr beflügelt. Uns war sehr bewusst, dass es eine Herausforderung ist, nicht nur eine Problemstellung aus verschiedenen Perspektiven und Professionen zu betrachten, sondern am Ende in jedem Team jedes einzelne Kapitel gemeinsam zu formulieren. Das gemeinsame Ziel war es, die Synergien und den Mehrwert der multiprofessionellen Teamarbeit für die einzelnen Berufsgruppen sowie für die Betroffenen beim Schreiben zu transportieren.

Während dieser gemeinsamen Reise gab es Phasen, wie bei einer realen Reise, die gut vorangingen und Phasen, die auch Herausforderungen mit sich brachten. Nichtsdestoweniger ist die Freude der Autor:innen-Teams, gemeinsam Themenstellungen zu bearbeiten und sich dabei auch als Gruppe näher zu kommen, immer wieder zurückgespiegelt worden. Für manche war es sogar der Beginn einer wunderbaren Freundschaft…

Die Autor:innen, die dieses Buch erst möglich gemacht haben, haben wir zu Beginn sorgfältig ausgesucht. In jedem Fall waren wir von ihrer individuellen Kompetenz in ihrem Fachgebiet überzeugt. Eine Gruppe von Autor:innen in der Theorie zusammenzudenken, die dann in der Praxis zu einem möglichst wertschätzenden Miteinander finden und eine Offenheit für die Perspektive der jeweils anderen mitbringen sollten, barg auch ein gewisses Risiko. Das Ergebnis in Form von 24 fachlich hoch qualifizierten Kapiteln hat uns komplett überzeugt. Wir sind dankbar für Ideen zu 24 wunderbaren fiktiven Fallvignetten, die sich oft ganz nah an sehr realen Situationen im Leben von schwerstkranken Patient:innen anlehnen. Es ist uns dabei wichtig zu sagen, dass Menschen keine Fallvignetten sind. Diese Skizzen erlauben es aber, in Form eines Scherenschnitts die wesentlichen Probleme und Herausforderungen auf Seite der Patient:innen und Angehörigen zu benennen, um nach Lösungen Ausschau zu halten, die oft am besten im Team gelingen. Aus unserer Sicht ist der jeweilige wissenschaftliche, praxisrelevante und brandaktuelle Inhalt der Kapitel dabei für jede Berufsgruppe in der palliativen Versorgung auch aufgrund der fachlichen Schwerpunkte enorm bereichernd.

Am Ende des Buches angelangt, möchten wir erneut auf den innovativen multiperspektivischen sowie multiprofessionellen Blick der unterschiedlichen belastenden Symptome einer nicht heilbaren Erkrankung hinweisen.

In den ▶ Kap. 3–16 steht die Mikro-Ebene in der direkten Versorgung von Patient:innen im Vordergrund. Hier werden zentrale Symptome thematisiert, die am Lebensende eine wichtige Rolle spielen. In den weiteren Kapiteln folgen weitere grundsätzliche Themen, die in der Palliativmedizin existenzielle Bereiche berühren: Familiengespräche führen, Therapiezieländerung besprechen, Trauer begleiten, Angehörige in den Blick nehmen. Am Ende des Buches werden übergreifende Aspekte aus verschiedenen Perspektiven beleuchtet und strukturelle Inhalte beschrieben. Die Charta zur Betreuung schwerstkranker und sterbender Menschen in Deutschland umfasst an dieser Stelle Themen wie die regionale Vernetzung und weitere gesellschaftspolitische Aspekte wie eine migrationssensible Palliativversorgung in Deutschland.

In allen Kapiteln wird aus Team-spezifischer und berufsfachlicher Perspektive auf Koordination, Beratung und Behandlungsoptionen für die Praxis geschaut. Ein Schwerpunkt lag dabei auf der ärztlichen und pflegefachlichen Sicht. Je nach Kapitelthema setzen sich die Autor:innen-Teams dann aus den unterschiedlichsten anderen Professionen zusammen, die für eine gelingende Palliativversorgung von Bedeutung sind. Dabei wiederholen sich aus gutem Grund Empfehlungen, die in verschiedenen herausfordernden medizinischen, pflegerischen, psychologischen, sozialen, spirituellen oder auch in strukturellen Situationen angewendet werden und praxisrelevant sind.

Zusammenfassend möchten wir daher noch einige Aspekte hervorheben, die immer wieder neben den medizinisch-pflegerischen Inhalten in multiprofessionellen Fallbesprechungen als zentrale Themen benannt werden: Die Kommunikation in herausfordernden Situationen, angemessene multiprofessionelle Interventionen bei Symptomen wie z. B. der Angst oder Trauer bzw. die sektorenübergreifende Vernetzung mit potenziellen Kooperationspartner:innen.

Ein zentrales Thema in vielen Beiträgen ist das Thema einer professionellen und zugleich empathischen Kommunikation in krisenhaften Prozessen mit Betroffenen und ihren An- und Zugehörigen. Entscheidend für die multiprofessionelle Reflexion ist zu Beginn häufig die Frage: Was löst die Beratung und Versorgung dieser Patient:innen mit ihren schweren Erkrankungen und ihren evtl. hochbelasteten

Angehörigen emotional in den Teams aus? Daher taucht diese Frage bei vielen Kapiteln direkt zu Beginn nach der Fallvignette auf.

Ein frühzeitiger multiprofessioneller Austausch und die Reflexion über die eigene innere Reaktion auf scheinbar misstrauisches Verhalten von Betroffenen und Angehörigen hilft, um mögliches Konfliktpotenzial zu minimieren oder auch dem Scheitern einer guten professionellen Beziehung vorzubeugen. Wie kommt ein multiprofessionelles Team in eine angemessene und vertrauensvolle Kommunikation? Indem ein vertieftes Verständnis dafür entsteht, wie Krisen individuell bewältigt werden und wie eine stärkende und ressourcenorientierte Kommunikation Menschen darin unterstützt, ihren Weg selbstwirksam zu gehen.

Krisenbewältigung gehört von Geburt an zum Leben dazu. Das »Trotzalter«, die Pubertät, Umbrüche, Abschiede und Neubeginne, hormonelle Veränderungen im Körper usw., verursachen immer wieder neue Krisen, die gleichzeitig auch als Wachstums- und Reifeprozesse verstanden werden können. Menschen durchschreiten dabei immer wieder ähnliche Prozesse, die in ihrer Ausprägung durchaus individuell sind. Zu Beginn einer Krise steht häufig das Nicht-Begreifen-Können des Neuen. Das bisherige Leben steht auf dem Kopf. So empfinden es Betroffene und drücken es auch so aus, z. B. bei Verlusterfahrungen. Dann geht es um das allmähliche Begreifen der neuen Lebensrealität. Übertragbar ist dieser Prozess auf alle existenziellen Lebens- und Trauerkrisen, nicht erst am Lebensende. Dabei sind es nicht selten die frustrierten, vorwurfsvollen, verzweifelten oder gar aggressiven Emotionen der Betroffenen und ihrer Angehörigen, die eine große Herausforderung in angespannten Gesprächssituationen mit den professionellen Fachkräften in der Versorgung und Betreuung während der letzten Lebensphase darstellen. Ein unerwartetes und nicht angemessenes Verhalten kann auf eine individuelle Krisenbewältigung in Abschiedsprozessen und Überlastungssituationen hinweisen. Manches Mal folgt daraufhin ein Rückzug von allen Bezügen, die sonst wichtig sind. In dieser Phase setzen sich Patient:innen innerlich häufig mit wesentlichen Fragen auseinander wie z. B.: Was ist jetzt noch wichtig? Was möchte ich anderen sagen? Möchte ich noch einmal Kontakt zu Menschen aus Beziehungen aufgreifen, die verloren gegangen sind? Möchte ich mich entschuldigen oder bedanken? Mitten in der Krise überwältigen Betroffene häufig starke Emotionen, die an dieser Stelle gleichzeitig ihre größte Ressource sind. Emotionen helfen, Krisen in unser Leben zu integrieren und weiterzugehen.

Nicht selten taucht die Frage auf: Was trägt jetzt bzw. was gibt Halt? Diese Frage wird erwartungsgemäß individuell unterschiedlich beantwortet. Möglich ist auch, dass eher die eigenen Fragen umtreiben, als dass schon Antworten gefunden werden. Wichtige Bezugspersonen, so es sie gibt, sind häufig Teil dieser Antwort. Die vierte Säule der hospizlichen und palliativen Versorgung, eine offene Haltung gegenüber spirituellen Bedürfnissen und Fragestellungen mitzubringen, kann an dieser Stelle hilfreich sein.

Gegen Ende einer Krise ist oft ein Bilanzziehen zu beobachten: Was war bislang wichtig? Wovon möchte ich mich verabschieden? Wie möchte ich weitergehen? Krisen im Verlaufe des Lebens bereichern den individuellen Erfahrungsschatz. Sie prägen die eigene Haltung dem Leben gegenüber und erweitern die Handlungsoptionen in der Gegenwart und bei möglichen zukünftigen Herausforderungen. In diesen besonderen Lebenszeiten von Umbrüchen oder auch Abschiedszeiten werden manches Mal neue, bisher unerkannte Seiten in Menschen sichtbar. Die Fähigkeit der Psyche durch Krisen zu gehen, ist eine enorme archaische Leistung, die individuell nach dem eigenen Vermögen und innerem Rhythmus durchlebt wird. Eine wesentliche Rolle übernimmt an dieser Stelle ein stabiles soziales Netz, in das Patient:innen eingebunden sind.

Ein weiteres zentrales Thema in der palliativen Versorgung und auch in diesem Buch, das häufig im Mittelpunkt von multiprofessionellen Fallbesprechungen steht, ist der Umgang mit der Emotion Angst. Sie ist als einzelnes belastendes Gefühl bzw. Symptom zu beobachten oder auch als Begleitsymptom bei körperlichen Beschwerden wie Atemnot oder starken Schmerzen. Sie wird dann behandlungsbedürftig, wenn sie das gesamte Leben oder zumindest einen beträchtlichen Teil davon überschattet. Übereinstimmend berichten Teams, dass das Erleben von existenzieller Angst und auch Depression am Lebensende ein häufiges Phänomen darstellt und häufig auch eine belastende Grenzerfahrung für alle an der Versorgung Beteiligten. Patient:innen äußern ihre Angst nicht immer direkt. Sie kann sich z. B. auch durch die Verstärkung von körperlichen Symptomen wie Übelkeit, Erregung, Unruhe, Herzklopfen, Atemnot oder von Schmerzen zeigen. In vielen Situationen tragen eine ruhige und angstreduzierende Anwesenheit von professionellen Personen oder auch Angehörigen zu einer spürbaren Entlastung bei. Angstzustände treten nicht selten auch in der Nacht auf, ein häufiges Klingeln in einer stationären Einrichtung kann hier ein zusätzlicher Hinweis sein. Basierend auf Empfehlungen in Leitlinien sowie Erfahrungswissen werden konkrete Strategien gemeinsam mit dem interprofessionellen Team besprochen. Zusätzlich wird vereinbart, dass die konkrete Situation und die Reaktion des multiprofessionellen Teams regelmäßig ausgewertet werden sollten. Wesentliche Elemente können die Festlegung auf eine Bezugsperson sein, die in besonderer Weise für die Patient:innen zuständig ist. Die Selbstwirksamkeit der Betroffenen wird gestärkt, indem die Art und Weise der Behandlung konkret abgestimmt wird und ressourcenorientierte Elemente in die Tagesstruktur integriert werden. Gespräche über die Hintergründe der Angst sind zusätzlich ein wichtiger Aspekt zur Entschärfung der Situation. Im Umgang mit Ängsten ist die Erfahrung wertvoll, dass nicht-medikamentöse Verfahren manches Mal nachhaltiger und auch schneller wirken können. In einer anderen Situation braucht es aber unbedingt die medikamentöse Behandlung und zusätzlich ein abgestimmtes multiprofessionelles Handeln.

Wäre jede einzelne Berufsgruppe auf sich allein gestellt, würden andere und offensichtlich weniger hilfreiche Behandlungsoptionen möglicherweise im Vordergrund stehen, die weniger erfolgreich sind und mehr Belastung für alle Beteiligten zur Folge haben. Auch an diesem Beispiel wird deutlich, wie wirksam, effektiv und gleichzeitig entlastend multiprofessionelles Arbeiten sein kann.

Nicht nur die multiprofessionelle Zusammenarbeit im Team, sondern auch die sektorenübergreifende bzw. die regionale palliative Vernetzung wichtiger Kooperationspartner spielt am Ende eine große Rolle und kann darüber entscheiden, ob eine gemeinsame Sorge bis zum Schluss gelingen kann. Die Rolle des Ehrenamtes ist an dieser Stelle nicht hoch genug wertzuschätzen. Gelingt der Aufbau eines Vertrauensverhältnisses zu den Patient:innen und Angehörigen, führt das nicht nur zur

Entlastung aller Beteiligten, sondern häufig auch dazu, dass über das Abschiednehmen leichter und direkter gesprochen wird. Genauso häufig steht nun auch die Frage im Vordergrund, was jetzt für die Betroffenen eine bestmögliche Lebensqualität bedeutet und wie sie möglichst nah an den sich möglicherweise schnell ändernden Bedürfnissen und Symptomen sterbender Menschen erkannt und umgesetzt werden kann.

Einmal geht es um das persönliche Netz der Patient:innen. Dazu zählen die An- und Zugehörigen, die hausärztliche Versorgung, ambulanter Pflegedienst, evtl. stationäre Einrichtung der Altenhilfe bzw. Eingliederungshilfe, das Krankenhaus etc. Darüber hinaus gibt es die ambulante Palliativversorgung (SAPV – spezialisierte ambulante Palliativversorgung, AAPV – allgemeine ambulante Palliativversorgung). Sie sind alternativ oder manches Mal gemeinsam sequenziell für die Versorgung in unterschiedlichen Settings für schwersterkrankte Menschen zuständig. Damit das möglichst reibungslos und eng verzahnt funktioniert, braucht es regional bestenfalls abgestimmte, vertrauensvolle und gut kooperierende Schnittstellen und ein strukturiertes Überleitungsmanagement. Dazu benötigt die regionale Versorgung ein gutes systemisches Netzwerk, in dem die einzelnen Institutionen möglichst gut verzahnt miteinander arbeiten, damit ein persönliches Netz um die Patient:innen herum vertrauensvoll kooperiert.

Dies fordert schon die Charta zur Betreuung schwerstkranker und sterbender Menschen in Deutschland. Sie wurde 2010 von allen maßgeblichen gesundheitspolitischen und gesellschaftlichen Organisationen konsentiert. Die nicht selten komplexe Situation am Lebensende braucht ein multiprofessionelles Team sowie ein sektorenübergreifendes Netzwerk, um auf die individuellen Bedürfnisse von schwererkrankten Menschen eingehen zu können. Es braucht dabei Koordination, um das notwendige persönliche Netz für Patient:innen zu organisieren, das sogenannte Case Management. Darüber hinaus braucht es ebenfalls Koordination, um das regionale Netzwerk darin zu unterstützen, zu einem funktionstüchtigen und sektorenübergreifenden System zu werden, das sogenannte Care Management. Am Ende ist eine gute Vernetzung zwischen beiden Ebenen notwendig, damit die Versorgungssicherheit und Versorgungsqualität gewährleistet werden können.

In unterschiedlichen Regionen auf der Welt haben sich sogenannte Caring-Community/Compassionate-Community-Bewegungen auf den Weg gemacht, um neue und meist lokale Sorge-Initiativen zu begründen. Auch in manchen Städten in Deutschland haben sich solche Initiativen entwickelt, die der Vision »sorgender Gemeinschaften« folgen, um bürgerschaftliches Engagement, kommunale Unterstützung sowie professionelle Strukturen zusammen zu bringen. Das Ziel ist es, den aktuellen Herausforderungen der Gegenwart auch noch in Zukunft gewachsen zu sein.

Das Leitthema des 15. Kongresses der Deutschen Gesellschaft für Palliativmedizin in Aachen, »Wert(schätzung). Selbst(Für)sorge. Gemeinsam«, ist von diesem Gedanken inspiriert und wurde in diesem Sinne bewusst von uns als Kongresspräsidium gewählt. Das Palliative Netzwerk in der Region Aachen hat es sich, ebenso wie auch viele andere Netzwerke in anderen Regionen Deutschlands, zum Ziel gesetzt, eine abgestimmte Vernetzung untereinander anzustreben und umzusetzen im Sinne der zu versorgenden Patient:innen. Darüber hinaus möchte es für die in der Region lebenden Bürger:innen, Institutionen sowie der Kommune, da wo es sinnvoll ist, hilfreich zur Seite stehen.

Somit ist jetzt am Ende dieses Buches ein weiter Bogen gespannt von der Versorgung einzelner Patient:innen und ihrem persönlichen Umfeld bis hin zu einer umfassenden gesellschaftspolitischen Idee von einer Caring Community, die anstrebt, uns da, wo wir leben, arbeiten und lieben, füreinander verantwortlich zu fühlen.

Der Fokus dieses Buches ist das multiprofessionelle strukturierte Zusammenarbeiten in Teams und Institutionen, in denen schwerstkranke Menschen ihre letzten Wochen erleben. Bestenfalls gibt dieses Buch mit seinen vielen hochkompetenten Autor:innen Anregungen für den Einzelfall, für die multiprofessionelle Kommunikation im Team und zusätzlich noch Inspirationen für die eigene sektorenübergreifende regionale Vernetzung.

Veronika Schönhofer-Nellessen und Roman Rolke

Stichwortverzeichnis

5

5-HT3-Antagonisten 103
5-HT4-Rezeptoren 103

A

AAPV 56
Abhängigkeitspotenzial 116
Ablenkung 78
Abschied 273
Abschiedsritual 286
Abwehrmechanismen 216, 217
Achtsamkeit 97
Advance Care Planning 35, 53
Aggravieren 218
μ-Agonist 68
Akkupunktur 95
Aktives Zuhören 45, 107, 206
Akzeptanz 160, 230, 258, 272, 273
Akzeptanzstrategie 108
Allodynie 62, 67
Allparteilichkeit 208
Altenhilfe 156
Altruismus 218
Amnesie 177
Amyotrophe Lateralsklerose (ALS) 267, 268, 270, 274
Analgosedierung 251
Anerkennung
– soziale 271
Anfall 149
Angehörige 37, 173, 236, 251, 253, 263, 270
Angehörigengruppe 228
Angst 36, 57, 58, 63, 77, 125, 133, 138, 143, 158, 171, 173, 177, 201, 209, 211, 214, 216, 225, 226, 232, 264
– Angststörung 159, 227
– Angstsymptomatik 161
– Angstzustände 118
– existenzielle 138, 227
– organische 227
– situative 227

Anhedonie 228
Anorexie 256
Anorexie-Kachexie-Syndrom 257, 259
Anpassungsstörung 46
Antiarrhythmische Medikamente 54
Antibiotika 130, 176
Anticholinergika 176
Antidepressiva 46, 59, 114, 261
Antiemese 92, 103
Antiemetika 227
Antikoagulation 53
Antikörper-Therapie 147
Antipsychotika 170, 177, 232
Antizipation 154
Antriebslosigkeit 58, 79, 272
Aortenklappenstenose 54
Apomorphin-Therapie 47
Appetit 58, 262
– Appetitlosigkeit 271
– Appetitminderung 227
– Appetitverlust 272
Applikationsform 151
Aromaöl 131
Aromapflege 85, 174, 177, 231, 263, 284
Arrosion von Gefäßen 127
Arzneimittel 227
Arzneimittelreaktion
– unerwünschte 150
Aspiration 260
Aspirationsrisiko 154
Assessment 90
Assist Devices 54
Astrozytom 146, 150
Aszites 52, 89, 93, 103
Ätherische Öle 131
Atmung 252, 272
– Atembeschwerden 263
– Atemdepression 117
– Atemerleichternde Körperpositionen 82
– Atemfrequenz 162, 165
– Atemgeräusche 253
– Atemhilfsmuskulatur 165

- Atemnot 51, 52, 55, 74, 139, 158, 162, 170, 223, 224, 227, 229, 232, 249, 269, 277, 278, 290
- Atemnotattacke 75, 77
- Atemqualität 165
- Atemtherapie 94
- Atemtyp 165
- Atemübungen 76, 82
- Atemwegsobstruktion 253

Aufklärung 197, 205
Aufmerksamkeitsstörung 175
Auftragsklärung 211
Ausdauertraining 59
Aussegnung 286
Autonomie 101, 128, 220, 228, 240, 277
- Verlust 179

B

Badewannenlifter 81
Barbiturate 281
Barriere 63
Basale Stimulation 231, 284
Beatmung 246, 248, 249, 251, 269
Behandlung
- intensivmedizinische 246

Behandlungsplan 139
Behandlungsverzicht 249
Behandlungsziele 113
Belastbarkeit 41
Belastung 204, 222, 226, 246, 269, 290
- Belastungsgrenze 179
- Belastungsreaktion 57
- körperliche 159

Benefizienz 250
Benzodiazepine 76, 114, 151, 153, 163, 170, 177, 232, 281
Beobachtung
- familiensystemische 209

Beratung
- klientenzentrierte 264

Berührungsängste 131
Bestrahlung 170, 203
Beta-2-Mimetikum 76
Bevollmächtigte 36
Bewältigungsmechanismus 226, 228
Bewältigungsstile 218
Bewältigungsstrategie 133, 142, 173
Bewegungsschmerzen 66
Bewegungsstörungen 177
Bewusstsein 149
Bewusstseinslage 282
Bewusstseinsstörung 153, 174
Beziehungsgeflecht 210
Bindung 96

Biografie 138, 196, 290
Blutdruck 56, 272, 285
Blutdruckentgleisung 172
Blutgasanalyse 165
Blutung 139, 140, 261, 278
Body-Mass-Index 258
Bradypnoe 165
Bronchialkarzinom 277, 288
Bronchospasmolyse 163
Brustkrebs 224
buccal 153
Buchstabentafel 269
Bürgerbewegung 238
Butylscopolamin 104
Bypass-Operation 50

C

Cannabinoide 34, 93
Cardiac Resynchronisation Therapy (CRT) 54, 55
Caring Community 239
Case Management 32, 149, 173
Charta zur Betreuung schwerstkranker und sterbender Menschen in Deutschland 238
Chemotherapie 63, 88, 92, 99, 170, 213, 221, 227
- Unterbrechung 221

Chemotherapie-induzierte Übelkeit 92
Chronisch obstruktive Lungenerkrankung (COPD) 74, 79, 158, 160, 232, 245, 252
Clinical Reasoning 44
Compassionate Communities 239
Compliance 94, 133
Confusion Assessment Method 172
Coping 218, 271
Critical-Care Pain Observation Tool 282

D

D2-Dopaminrezeptoren 103
Darmkrebs 235
Defibrillator
- Schockfunktion 55

Defizite
- sensorische 176

Dehydratation 45, 256
Dekompensation 52
- kardiale 50

Dekonditionierung 82, 159
Delir 118, 171, 177
Demenz 70, 111, 174

Depression 57, 72, 77, 79, 159, 226, 228, 247
- Depressive Symptomatik 132
- Depressivität 63, 72, 132
Desorientierung 170, 172–174, 177
Dexamethason 104
Diagnose 39
Diagnosestellung 42
Diarrhoe 105, 227
Diätetische Maßnahmen 95
Digitale Gesundheitsanwendungen 229
Dissimulieren 214, 218
Distress 204, 290, 291
Diuretische Therapie 57
Dokumentation 285
Dokumentationsvorlage 285
Dopamin 175
Dopamin-Antagonisten 177
Dopaminerge Therapie 46
Dsypnoe 253
Dualität 271
Dünndarmkrebs 170
Durst 91, 93
Durstgefühl 35, 260
Dyscomfort 253
Dysphagie 46
- Facio-Oraler Trakt 46
Dyspnoe, siehe auch Atemnot 214
Dyspnoe-Assessment 165

E

Edmonton Symptom Assessment Scale 90
EEG 150
Ehrenamtlich 236, 237
Eingliederungshilfe 149, 155
Einwilligungsfähigkeit 221, 261, 279, 285
Einzelfallkoordination 242
Ekel 36, 94, 101, 124, 125, 131, 133, 271
Elektrolytstörungen 150
Elektrolytverschiebungen 175
Emotionen 40, 45, 125, 226, 252, 270, 284
- Emotionale Belastung 40
- Emotionale Entlastung 218
- Emotionale Labilität 171
Empathie 32, 40, 216, 263
- narrative 292
End-of-Life 247
Enterale Ernährung 99
Entlassungsplanung 70
Entlastung 238
Entscheidungsfindung 204, 205, 221, 247, 294
- partizipative 247
Entscheidungsprozesse 246

Entspannung 79, 218, 229
- Entspannungsmaßnahmen 91, 95
- Entspannungsverfahren 169, 229
Entzugsdelir 175, 232
Enzephalitis 175
Epilepsie 148, 151, 175
Erbrechen 30, 88, 101, 102, 141, 227, 263
Erkrankungsverlauf 44
Ernährung 45
- Ernährungsbedarf 258
- Ernährungsprobleme 263
- künstliche 260
Ersticken 78
Essen auf Rädern 33
Essen und Trinken 34, 97
- Freiwilliger Verzicht auf 257
Essstörung 232
ETHICUS-Studie 249
Ethikberatung 250, 253
Ethikkomitee 222, 250
Ethische Fallberatungen 250
Ethische Prinzipien 221
Exazerbation 74
existenziell 198, 206, 227, 272, 278
Exsikkose 47, 257
Extubation
- terminale 253
Exulzerierender Tumor 123

F

Fallberatung
- medizinethische 246
Fallbesprechung 112, 222
- interprofessionelle 225
- multiprofessionelle 225
Familie 142
- Familie als System 41
- Familiengespräch 204–206, 210, 279
- Familienkonferenz 205
- Familienmitglieder 41
- Familienrat 205
- Familiensystem 204
Fatigue 259, 271
Fäulnisgeruch 130
Finale Phase 177
Fluchtreaktion 167
Flüssigkeitsaufnahme 285
Flüssigkeitszufuhr 252, 280
Formale Denkstörung 171
Fürsorge 101, 263
Fürsorge-Verantwortlichkeit 239
Fürsorgepflicht 101

G

GABA 175
Gangtraining 46
Gastroparese 42, 47
Gastroskopie 260
Gedächtnisstörungen 172
Gedankenkreisen 228
Generationenversprechen 112
Gerechtigkeit 220, 250
Geruchsbildung 94, 124, 125
Gesprächsführung
– authentische 201
Gesundheit 63
Gesundheitliche Versorgungsplanung 35
Gewichtsverlust 258, 277
Gewichtszunahme 45, 57
Grimassieren 253
Grübeln 228

H

HADS 58
Halluzinationen 68, 118, 172, 175
Haltung 230
Handlungsempfehlungen
– Nationale Strategie 238
Handlungsunfähigkeit 228
Handmassage 44
Handventilator 75, 79, 164, 231
Heart-Failure-Nurse 56
Hebe-Senk-Einläufe 106
Herzerkrankung 58
Herzfrequenz 272
Herzinfarkt 50, 56
Herzinsuffizienz 51, 245
– Entwässerung 52
– terminale 55
Herzinsuffizienz-Zentren 54
Herzkatheteruntersuchung 50, 51
Herzklappe 54
Herzrasen 171
Herzrhythmusstörungen 53, 54
Herzstolpern 227
High-Flow-Sauerstoff 214
Hilflosigkeit 72, 159
Hilfsbedürftigkeit 74
Hilfsmittel 76, 178
Hirndruck 92
Hirnmetastasen 61, 203
Hoffnung 43, 80, 179, 193, 197, 205, 217
Hoffnungslosigkeit 132
Homöopathie 95
Hörbücher 230
Hospitalisierung 56

Hospiz 77, 178, 242, 285
Hospiz- und Palliativgesetz 156
Hospiz- und Palliativversorgung 238
Hospizdienst 142, 173, 178, 236, 237
– ambulanter 242
Hospizversorgung 222
Hunger 262
Husten 61
Hydrierung 260
Hyperalgesie 62
Hyperkalzämie 93
Hypoglykämie 150
Hypoxie 163, 175

I

ICD 50, 57, 226
– Schockabgabe 51
Identität 81, 228
Idiopathisches Parkinsonsyndrom 39
Immuntherapie 127, 192
Implantierbarer Cardioverter-Defibrillator 50
Inappetenz 258, 261
Indexereignis 56
Indikation 261, 278
informed consent 35
Integration 289
Integrität 155
Intensivbehandlung 246
Intensivpatient 249
Intensivstation 246
Interaktionspotenzial 151
interkulturell 291
Interpretative Fallarbeit 225
interprofessionell 252
Intervention 227, 248, 290
Intestinale Obstruktion 93
Intimsphäre 46, 90
intramuskulär 153
intranasal 153
Intrusionen 228
Invasives Wachstum 127
Irritabilität 227
Irrtumswahrscheinlichkeit 252
Isolation
– soziale 159

J

Jucken 125
Juristisch stellvertretende Person 35

K

Kachexie 256, 258, 260, 262
Kardiologie 54
kardiovaskulär 57
Karzinom 99
Katastrophisieren 228
Katecholamintherapie 249
Ketamin 281
Kinästhetik 236
Knochenmetastasen 89, 203
Kognitive Defizite 70
Kognitive Umstrukturierung 107
Kognitive Verhaltenstherapie (KVT) 59
Kolik 91, 102
Kolonmassage 106
Kolorektale Karzinome 102
Koma 153
Kommunikation 31, 34, 41, 66, 101, 137, 154, 160, 193, 196, 198, 205–207, 215, 216, 230, 247, 269, 291
- Kommunikationsfähigkeit 280
- Kommunikationsstörungen 31
- patientenzentrierte 206
Kompensation 218
Komplementäre Maßnahmen 95
Komplexität 241
Konditionierung 97
konfliktvermeidend 216
kontaktfähig 284
Kontrollverlust 132, 219, 232
Konzentrationsstörungen 232
Koordination 70, 241
Koordinierungsaufgaben 178
Körperbild 132
körperlich 215
Körperliche Integrität 125
Körperpflege 81
Körperwahrnehmung 178
Kortikosteroide 103, 227, 231
Krampfanfälle 115, 154
Krankheitsgeschichte 240
Krankheitsphase 206
Krebserkrankung 36, 204, 213, 224, 226, 259
Krise 193
Kultur 289
- Kulturelle Identität 296
- Kulturelle Sensibilität 296
- Kulturelle Sicherheit 295, 296
- kultursensibel 286
Künstliche Ernährung 258
Kunsttherapie 132, 198
Kurative Behandlung 93, 215
Kurzzeitpflege 178
Kutschersitz 75, 164

L

L-Dopa 47
Lavendelöl 44
Laxantien 106
Lebensbedrohlichkeit 217
Lebenserwartung 53, 235, 240, 269
Lebensgeschichte 81
Lebensperspektive 248
Lebensqualität 36, 58, 69, 75, 90, 195, 201, 215, 217, 248, 262, 273
Lebenssinn 265
Leberinsuffizienz 88, 175
Lebermetastasen 89, 235
Leiblichkeit 271
Leichenschau 286
Leichte Sprache 156
Leidensdruck 203
Leitlinie Demenzen 117
Libido 228
Lippenbremse 164
Logopädie 270
Logotherapie 229
Lokaltherapie 126
Lungenerkrankung 77
Lungenfunktionstest 159
Lungenkarzinom 203
Lungenödem 57
Lungenstauung 245
Lymphknotenmetastasen 123

M

Magenkarzinom 99
Magenkrebs 277
Magnet 55
Maligne intestinale Obstruktion (MIO) 100, 102
Malnutrition 45
Mammakarzinom 124
Mangelernährung 260
Massage 66, 263
Medikamentenanamnese 91
Medikamentenüberdosierung 175
Medikamentöse Therapie 91
Melanom 192
Meningitis 175
Menschenbild 239
Metoclopramid 104
Metronidazol 130
Migration 290
- Migrationserfahrung 288
- Migrationssensitive Checkliste in Palliative Care 293
Minderjährige 43

Mindfulness Based Stress Reduction 229
Minimales Dokumentationssystem (MI-DOS) 90, 142, 230
Minimalinvasiver Eingriff 54
Miserere 91, 105
Mitgefühl 90
Mitralklappe 54
mixed pain 67
Moderation 208, 250
Moralvorstellungen 250
Morbidität 58
Morphin 114
Mortalität 58
Mortalitätsrisiko 252
Müdigkeit 58, 227, 272, 277
Multidimensionalität 241
multimodal 59
Multiorganversagen 246
Multiprofessionalität 66, 75, 154, 161, 171, 204, 208, 216, 236, 241, 252, 278, 279, 283
- multiprofessionelle Fallbesprechung 278
- Multiprofessionelles Palliativteam 143
- Multiprofessionelles Team 43
Mundpflege 35, 94, 104, 260, 262, 263, 284
Mundtrockenheit 227, 249
Musiktherapie 198
Muskeltonus 272
Muskelverspannungen 227
Muslime 292
Mutmaßlicher Wille 280
Myoklonien 175

N

Nahrungsaufnahme 45, 89, 256
Nahrungszufuhr 280
Nasogastrale Sonde 104
Nebenwirkungen 68, 151
Netzwerk 32, 41, 210, 238, 241, 294
- multiprofessionelles 238
- regionales 243
- soziales 211
Neurodegenerative Erkrankung 47, 268
Neurogene Schädigung 102
Neuroleptika 114
Neurolyse 69, 235
neuropathisch 67
Nicht-medikamentöse Maßnahmen 70
Niereninsuffizienz 245
Nierenversagen 52, 175
Nierenwerte 53
NMDA-Rezeptor 68

Non-Malefizienz 220, 250
Notaufnahme 162
Notfallbogen in einfacher Sprache 53, 140
Notfallknopf 84
Notfallplan 75, 83, 140, 148, 161, 173, 178
nozizeptiv 67
NSAIDs 68
Numerische Ratingskala 62
NYHA-Klassifikation 52

O

Obstipation 47, 102, 105, 117, 263, 271
Octreotid 104
Ödem 52
Off-Label 114, 151
Ohnmacht 193
Ohnmachtsgefühl 270, 275
Ondansetron 104
Operation 99
Opioide 68, 76, 103, 163, 170, 227, 281
Opioidgabe 222
Opioidrezeptor 68
Opioidwechsel 68
Organdysfunktion
- Grad der 252
Ösophagitis 105
Outcome
- neurologisches 252
Ovarialkarzinome 102

P

Palliative Care 155, 215, 236, 238, 241, 242, 257
- Palliativdienst 267
- Palliative-Care-Team 138, 141, 154, 205, 253
- Palliative Sedierungstherapie 140, 154, 278–280, 284
- Palliatives Fallgespräch 139
- Palliativlotsin 238
- Palliativmedizin 291
- Palliativsituation 232, 261
- Palliativstation 77, 89, 100, 178, 203, 235, 241, 242, 277, 286, 291, 293
- Palliativversorgung 76, 242
Panik 77, 148, 232
Panikkontrolle 76
Patientenautonomie 250
Patientenorientierung 35
Patientenverfügung 53, 77, 81, 139, 140, 160, 166, 245
Patientenwille 55, 152, 197, 248, 280

Patientenwohl 222
Patientenzentrierte Behandlung 75
PCA (patient controlled analgesia) 67
PD-L1-Antikörper 127
PEG-Sonde 104, 267
Peritonealkarzinose 93, 99, 102, 170
Persönlichkeitsveränderung 173
Perspektivgespräch 205
Pflegebedarf 44
Pflegebedürftigkeit 230, 269
Pflegediagnose 44, 229
Pflegedienst 198, 267
Pflegefachperson 44
Pflegegrad 236
Pflegehilfsmittel 237
Pflegeprozess 44, 215
Pflegerische Handlungen 284
Pflegeversicherung 81, 178
PHQ-9 58
physiologisch 162
Physiotherapie 106, 126, 140, 270, 271, 284
Phytotherapie 95
Plötzlicher Herztod 54
Pneumonie 175, 245
Posttraumatische Belastungsreaktion 58
Posttraumatische Belastungsstörung (PTBS) 232, 247
Pregabalin 68
Prinzipien mittlerer Reichweite 250
Prognose 194, 195, 198, 217, 247, 252
Progress 146
Progressive Muskelrelaxation 36
Prophylaxe 91
Propofol 281
Pseudohalluzinationen 232
Psyche 58
Psychische Belastung 132
Psychische Faktoren 71
Psychoanalyse 217
psychodynamisch 143
Psychoedukation 97, 168
psychoedukativ 36, 162
Psychokardiologie 57
Psychologie 94, 264, 270, 285
Psychologische Unterstützung 37
Psychoonkologie 142, 144, 214, 231
Psychoonkologische Begleitung 140
Psychopharmaka 58
Psychose 232
psychosomatisch 272
psychosozial 149, 203, 215, 273
Psychosoziale Anamnese 37
Psychosoziale Belastung 91
Psychosoziale Unterstützung 76
Psychotherapeutische Unterstützung 37

Psychotherapeutisches Erstgespräch 138
Psychotherapie 58
psychotisch 47
Pulsoximetrie 165
Pumpfunktion
– kardiale 51

Q

QT-Zeit-Verlängerung 59
QTc-Verlängerung 115
Qualitätskriterien 262

R

Radiatio 69
Rasseln 253
Ratingskala 64
Reanimation 245, 252
Reflexzonenmassage 106
Reframing 211
Religiosität 227
Resignation 219
Ressourcen 62, 107, 162, 207, 211, 216, 237, 251, 291
– spirituelle 80
Rettungsdienst 162
Reue 81
Rezidiv 124
Richmond Agitation-Sedation Scale 283
Risikofaktor 53
Rituale 275, 286
Rollenverlust 230
Rotigotin 47
Ruheschmerzen 66
Rumifizieren 218

S

S3-Leitlinie Palliativmedizin 226, 232
SAPV 40, 56, 138, 170, 214, 241, 242, 268, 272, 273, 281
Sauerstofflangzeittherapie 245
Sauerstoffpflichtigkeit 214
Sauerstoffsättigung 162
Sauerstofftherapie 161, 164
Schädel-Hirn-Trauma 150
Scham 94, 125, 132, 133, 154
Schamkompetenz 109
Schlaf 161, 225
– Schlaflosigkeit 272
– Schläfrigkeit 68
– Schlafstörung 47, 57, 63, 227
Schlaganfall 150

Schleifendiuretika 52
Schluckstörung 47
– neurogene 260
Schmerzen 47, 61, 91, 125, 129, 170, 173, 215, 223, 224, 226, 235, 240, 249, 271, 278
– Magenschmerzen 227
– neuropathische 66
– nozizeptive 67
– Schmerz-Assessment 64
– Schmerzausbreitung 64
– Schmerzcharakter 63
– Schmerzdeskriptoren 64
– Schmerzdynamik 64
– Schmerzerleben 71
– Schmerzfreiheit 62, 66
– Schmerzintensität 69
– Schmerzmanagement 70
– Schmerzmittel 61, 137, 172, 224
– Schmerzstärke 63, 65
– Schmerztagebuch 70
– Schmerztherapie 65, 76
– Schmerzverhalten 71
– Schmerzzeichnung 64
Schock 176, 201
Schönheitsideal 133
Schuld 72, 81, 274
Schülersitz 164
Schulungsmaßnahmen 70
Schutzbedürfnis 43
Schutzfaktoren 275
Schutzsystem 71
Schwäche 173, 252, 277
Schwitzen 171, 227
Screening 45, 166, 230, 259
– painDETECT 64
Sedierungstiefe 280, 285
seelisch 57
Seelsorge 79, 94, 264, 285
Sektion Pflege 262
Selbstachtung 133
Selbstbestimmtheit 220
Selbstbestimmung 133
Selbstbestimmungsrecht 35
Selbstfürsorge 133, 168
Selbsthilfegruppe 81
Selbstlimitierung 258
Selbstmanagement 66
Selbstständigkeit 62, 209
Selbsttranszendenz 80
Selbstvertrauen 132
Selbstwertgefühl 42
Selbstwertschutz 96
Selbstwertstabilisierung 132
Selbstwirksamkeit 179
SENS-Modell 293

Sensible Minuszeichen 67
Sensible Pluszeichen 67
Serotonin-Noradrenalin-Wiederaufnahmehemmer (SNRI) 233
Serotonin-Wiederaufnahmehemmer (SSRI) 59, 163, 233
Sexualität 42, 271
Sexualleben 270
SGLT-2 Inhibitor 54
shared decision-making 199, 247
Sialorrhoe 41
Sicherheitsempfinden 81
Single Question in Delirium 172
Sinnhaftigkeit 64, 107
Sinnlosigkeit 248
SOFA-Score 252
Somatostatinanalogon 104
Sondenernährung 260
Sonografie 260
Sorgeethik 239
Sorgende Gemeinschaft 238
Sorgepraxis 240
Sozialdienst 149, 198, 236
Soziale Arbeit 237
Soziale Isolation 44, 47, 63, 79
Soziale Teilhabe 79
Sozialer Rückzug 218
Sozialisation 240
Spastiken 269
Speichelfluss 270
Spezialisierte ambulante Palliativversorgung 40
SPIKES 195, 295
Spinal Cord Stimulation (SCS) 69
Spiritual Care 295
Spiritualität 75, 80, 149, 195, 227
spirituell 63, 215, 293
Sport 59
Sprachcomputer 269
Sprache
– einfache 196
SQiD 172
Stabile Seitenlage 154
Status epilepticus 148, 152
– nonkonvulsiver 153
Statusverlust 271
Stauung 52
Sterben 40, 42, 43, 209, 237, 240, 247, 290
– Sterbefasten 257
– Sterbehilfe 273
– Sterbehilfe, aktive 271
– Sterbephase 40, 55, 153, 172, 252
– Sterbeprozess 258
– Sterbewunsch 271, 273
– Sterbewünsche 256
– Sterblichkeit 249

Stimulation
– basale 178
Stomatitis 105
Strategieklärung 205
Stress 159, 219, 272
Stressanalgesie 72
Stressreaktion 72
Stridor 253
Stürze 177
– Sturzneigung 232
– Sturzprophylaxe 45
Suizidprävention 273
superrefraktär 152
Supervision 112, 179, 275
Symptomatik 269
Symptome 142, 227, 259, 262, 279, 290
– Symptombehandlung 199
– Symptomkontrolle 55, 75, 76, 153, 197, 215, 221, 241, 253
– Symptomlast 30, 90, 281
– Symptomlinderung 200, 232, 280
– Symptommanagement 293
Systemische Methoden 210
Systemische Therapie 127

T

Tachykardie 51
Tachypnoe 165
Tag-/Nachtrhythmus 176
Taubheitsgefühl 62, 67
Teilhabe 173
– soziale 160
Teufelskreis 167
Therapie
– anfallssupprimierende 150
– Therapiealgorithmen 152
– Therapieansätze 198
– Therapiebegrenzung 249, 251
– Therapiekonzept 162
– Therapielimitierung 249
– Therapiemotivation 213
– Therapieoptionen 30, 196, 248
– Therapieplan 166
– Therapierückzug 249
– Therapieziel 103, 248
– Therapiezieländerung 246, 247, 249, 251
Tiefe Hirnstimulation 69
Tod 42, 43, 213, 217, 249, 259, 280, 285
Todesbescheinigung 285
Todeswunsch 278
Toilettenstuhl 81
Torwartstellung 164
Total Pain 63

Tötung auf Verlangen 274
Tracheostoma 139
Tracheotomie 269
transkulturell 290, 292
Transkulturelle Kompetenz 292
Trauer 44, 66, 79, 80, 173, 193, 200, 210, 259, 264, 270–274
– Traueraufgaben 273
– Trauerbegleitung 274
– Trauermodell 273
– Trauerphasen 34
– Trauerprozess 270, 273
– Trauerreaktion 46, 274
Traumatisierung 154
Traurigkeit 63
Tremor 175
Trikuspidalklappe 54
Tumordiagnose 213
Tumorerkrankung 88, 127
Tumorinfiltration 102, 127
Tumorkonferenz 192
Tumorschmerzen 63
Tumortherapie 33
Tumorwunde 127
Tyrosinkinaseinhibitor 89, 203

U

Übelkeit 30, 68, 88, 99, 102, 141, 227, 263, 271
Überbringen schlechter Nachrichten 193
Überdiagnostik 58
Überforderung 112
Überleben 59
Überlebenswahrscheinlichkeit 252
Überleitungsbogen 166
Übertherapie 55
Überwachung 54
Unheilbarkeit 199
Unruhe 68, 114, 170, 173, 227, 278

V

Valorisieren 218
Verbandswechsel 129
Verdrängung 133, 217
Vergebung 81
Vergesslichkeit 174
Verleugnung 133, 217
Verlust 264, 270, 272–274
Vermeidungsreaktionen 168
Versorgung
– palliative 243
Versorgungsplanung 77
– gesundheitliche 156

Verstehbarkeit 107
Vertrauen 80
Vertrauensverhältnis 101
Verwirrtheit 171, 203, 252, 257
Verzicht auf künstliche Ernährung 261
Verzicht auf lebensverlängernde Maßnahmen 257
Vigilanz 259
Visuelle Analogskala 138
Vitalzeichen 159
Völlegefühl 263
Vorausplanung 101
Vorsorgebevollmächtigte 140, 245, 249
Vorsorgevollmacht 81, 139, 140, 160, 166

W

Wahnvorstellungen 118, 175
Weaning 253
– terminales 253
Weglauftendenzen 203

Weichteilmetastasierung 124
Werte 246, 248
Wertneutralität 208
Wertschätzung 96, 201, 206, 237
Wiesbadener Palliativpass 53
Wundexsudation 129
Wundgeruch 130, 131
Würde 155, 179, 196, 271
würdebewahrend 174
Würdeverlust 226
Würdezentrierte Therapie 80, 229
Wut 259

Z

Zirkadiane Rhythmik 171
ZNS-Infektion 150
Zugehörige 173
Zukunftsplanung 148
Zuwendung 218